MFT를 시작하자! 깊이 있게!
구강근기능훈련 실전 가이드

MFT를 시작하자! 깊이 있게!

구강근기능훈련 실전 가이드

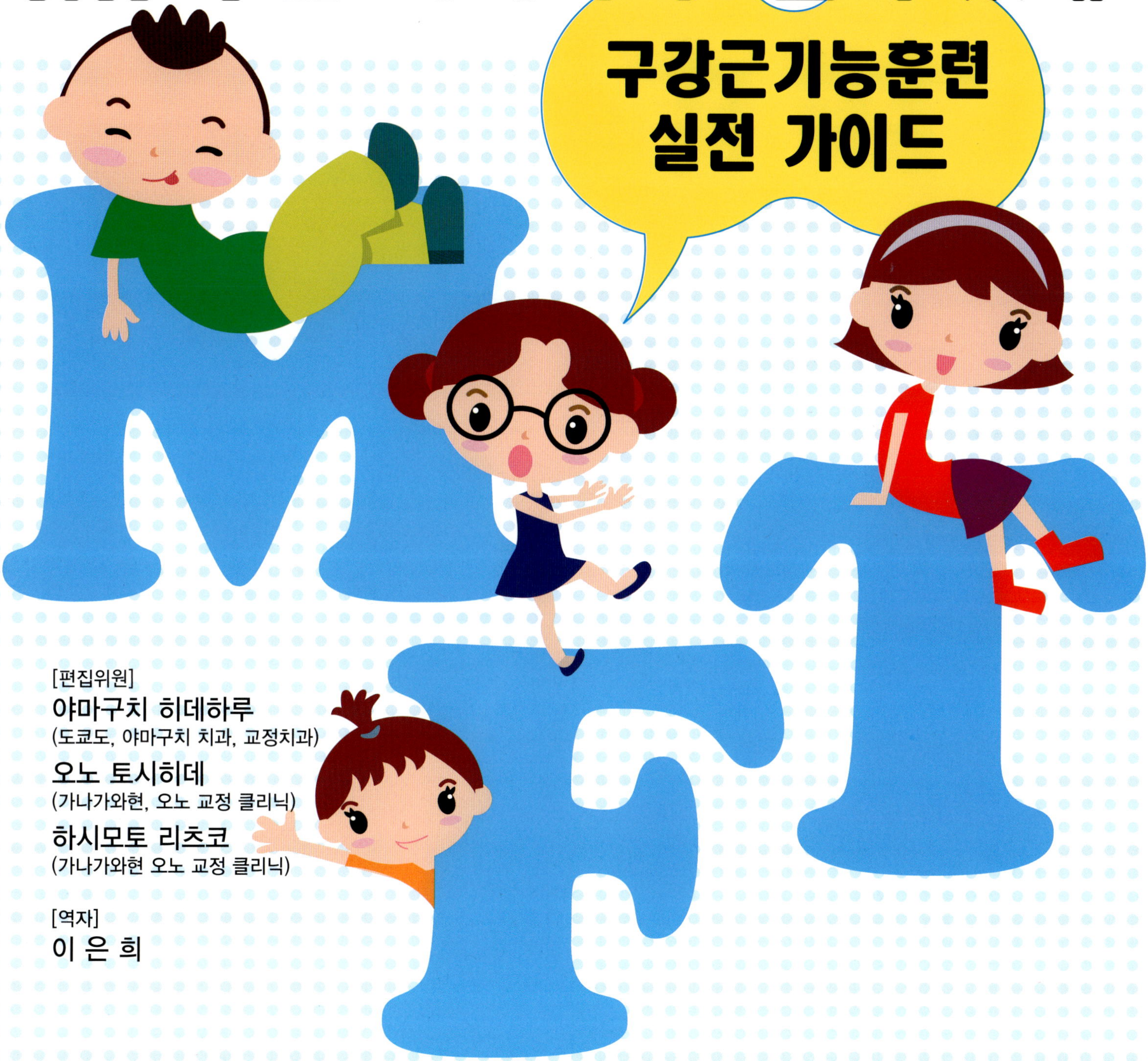

[편집위원]

야마구치 히데하루
(도쿄도, 야마구치 치과, 교정치과)

오노 토시히데
(가나가와현, 오노 교정 클리닉)

하시모토 리츠코
(가나가와현 오노 교정 클리닉)

[역자]

이 은 희

dh 대한나래출판사

DaehanNarae Publishing, Inc.

#1507 SK V1 Tower
Younmujang 5 gagil 25, Sungdong-gu,
Seoul 04782, Korea
TEL: +82-2-922-7080
FAX: +82-2-922-0841
E-mail: nrpub@naver.com
Website: www.dhpub.com

Printed in Korea

MFT를 시작하자! 깊이 있게!—구강근기능훈련 실전 가이드

발행일　　2019년 6월 3일
저자　　야마구치 히데하루
역자　　이은희
발행인　　최용원
편집디자인　　김지현
표지디자인　　김지현
교정·교열　　김경미
발행처　　**대한나래출판사** (등록 제2012-000051호/1994.6.10)
주소　　서울시 성동구 연무장 5가길 25, SK V1 Tower 1507호 (성수동 2가 315-61)
전화　　(02) 922-7080
팩스　　(02) 922-0841
이메일　　nrpub@naver.com
홈페이지　　www.dhpub.com

ISBN 978-89-5741-657-0

정가 70,000원

서문

경험이 풍부한 치과위생사들이 중심이 되어 MFT(구강근기능요법)에 관한 다양한 화제에 대해 2014년 "DHstyle" 7월호부터 1년간에 걸쳐 연재하였습니다. 연재에서 주목해야 할 새로운 테마를 추가하고 '임상증례'와 'Q&A' 등을 포함시켜 "MFT를 시작하자! 깊이 있게! —구강근기능훈련 실전 가이드"를 간행하게 되었습니다.

이 책에는 MFT에 대한 지식 및 집필자들의 활용법이 잘 씌어 있기 때문에, MFT에 대해 흥미가 있어 지금부터 배워 보고 싶은 분들에게는 그 개요를 잘 파악할 수 있을 것입니다. 또한 이미 MFT를 배우신 분들에게는 한층 더 지식이나 기술을 깊게 할 수 있는 힌트를 얻을 수 있다고 생각합니다. MFT를 지도하면서 '이럴 때에는 어떻게 하지?'라고 고민하는 경우가 있습니다. 이러한 고민을 해결하는 데 이 책이 도움이 될 것이라고 생각합니다.

일본에 MFT가 도입된 지 37년이 경과되어 치과계의 여러 분야에서 활용되고 있습니다. 또한 이제는 MFT의 본가인 미국을 능가하여 일본에서는 폭넓은 분야에서 활용되고 있습니다.

현대인은 운동부족이나 식사에 의한 영양의 치우침으로 인해 생활습관병이 많이 생기게 되었습니다. 치과 분야에서도 '씹는 방법이 이상하다', '잘 씹지 않는다', '삼킬 때 혀가 전치 사이로 나온다', '혀 짧은 소리가 난다', '입을 늘 벌리고 있다' 등 저작·연하·발음·호흡이라는 구강기능의 저하가 많이 보이기 시작하였습니다. 이러한 징후는 생활습관병과 유사하게 혀와 구강주위근이 운동부족 상태가 되어 근육 본래의 일하는 기능을 잃고 있기 때문입니다.

현대 사회는 어린이부터 고령자까지 구강기능 훈련이 필요한 시대가 되었다고 할 수 있습니다. 일본치과의사회에서는 8020운동의 다음 주제로서 '오랄 프레일(구강기능저하증)의 예방'을 국민에게 홍보하고 있습니다. 앞으로는 구강기능의 육성이나 개선에 치과위생사의 활약이 기대됩니다.

이 책이 MFT를 배우는 모든 분들에게 활용되어 조금이라도 구강기능 개선에 도움이 된다면 좋겠습니다.

2016년 1월

편집위원 일동

약력

● 편집위원 약력

야마구치 히데하루

1967년	도쿄 치과대학 졸업
1971년	동 대학 대학원(교정학 전공) 수료
1972년	동 대학 강사(치과교정학 강좌)
1982년	동 대학 조교수
2001년	동 대학 교수
2007년	동 대학 정년퇴임
2008년	도쿄도에 교정치과 개원

오노 토시히데

1962년	일본 치과대학 졸업
1966년	동 대학 대학원(교정학 전공) 수료
1967년~1978년	동 대학 교정과 비상근 강사
1970년	요코하마시에 교정치과 개원
1993년~2011년	일본 치과대학 비상근 강사
1996년~	베이징 수도의과대학 객원교수
2002년~	가나가와현 치과의사회 [치아 박물관] 관장
2011년~	일본 치과대학 생명치학부 객원교수

하시모토 리츠코

1990년	쇼와 의료기술전문학교 치과위생사과 졸업
1990년	오노 교정 클리닉 근무
1999년~	요코하마시 다치오 중학교 난청언어통급지도교실 임상진단지도
2002년~	일본 구강근기능요법연구회 이사
2013년~	일본 구강근기능요법학회 이사

● 역자 약력

이 은 희

단국대학교 치과대학 졸업
일본 TSURUMI 대학 교정과 수련 및 박사 취득
분당제생병원 교정과 과장 역임
이대목동병원 외래교수 역임
(현) 대한치과교정학회(KAO) 학술위원, 평의원
(현) 한국임상교정치과의사회(KSO) 정회원, 국제이사
(현) 한국구강근기능연구회(KSOMFT) 회장
(현) 바른해치과 원장

역자 서문

4차 산업혁명과 함께 '세상이 참 빠르게 바뀌고 있구나' 하고 느낄 때가 참 많습니다. 이러한 흐름은 어김없이 의료현장의 모습도 바꾸어 원격진료니 인공지능(AI)이니 하는 말들이 등장하기 시작하였고, 인공관절 수술 로봇, 문진 로봇 등 인공지능을 접목한 신의료기술들이 개발되고 있습니다. 의료계의 진화는 치과 분야에도 예외 없이 확산되어 디지털을 포함한 새로운 첨단 치과의료 기술이나 장비 들이 최근 진료에 많이 도입되고 있습니다. 하지만 이러한 현실과 달리, 구강 관련 근육 분야에 관해서는 아직까지 많이 알려져 있지 않을뿐더러, 아날로그 의료 현실에서 벗어나지 못한 것이 아닌가 싶습니다.

뼈, 치아의 경조직에 반해 입술, 뺨, 혀 등 치아를 둘러싼 연조직은 항상 움직임을 동반한 동적인 부분이고, 객관화된 측정치 등이 없다는 이유로 어떻게 조절하고 접근해야 하는지에 대해 잘 알려져 있지 않습니다. 치아를 가지런하게 하는 교정치과 의사들뿐 아니라, 성장하는 아이들을 치료하는 소아치과 의사들, 또는 보철치료를 하는 의사들을 포함해 임상에서 진료하는 많은 치과 의사들이 대부분 치아를 둘러싼 연조직의 중요성에 대해 공감은 하지만, 그 접근법에 관해서는 명확히 알지 못하는 경우가 많습니다.

이 책에는 구강 관련 분야에 관한 다양한 접근법이 실려 있습니다. 구강근기능이 안정되지 못했을 때 생기는 치아교합의 불안정과 보철치료 후에도 지속적으로 발생하는 문제에 대한 효과적인 접근법 등이 수록되어 있습니다. 따라서 MFT에 관심이 있는 분들에게는 좀 더 다양한 관점으로 바라볼 수 있게 해주고, 반면에 MFT를 처음 접하는 분들에게는 개론적인 내용을 접하기에 좋은 책이라고 여겨집니다.

일본에서는 2018년부터 '구강기능발달부전증', '구강기능저하증'을 새로운 질환명으로 정하여, 모든 국민의 의료를 위해 국민건강보험에 도입하였습니다. 즉 교정이나 보철을 통해 좋은 형태를 만들어준다 하더라도 좋지 않은 기능으로 인해 교정치료의 안정성이 떨어지거나 보철물이 잘 사용되지 못한다는 부분에 착안하여, 좋은 형태를 만들어주고 좋은 구강기능을 갖도록 지도한다는 개념으로 치료범위가 넓어지게 되었습니다.

이러한 부분에 주목하여, 형태뿐 아니라 기능적인 회복을 통해 환자의 삶의 질을 한층 더 높여주는 치료법으로 접근하는 것이 의료인의 역할이며 바람직한 의료라고 생각합니다. 이와 같이 유익하고 효과적인 MFT에 대해 관심이 많은 여러 의료인들께서 이 책을 읽고 도움이 된다면 역자로서도 매우 보람 있고 감사한 일일 것입니다.

2019년 5월

이 은 희

CONTENTS

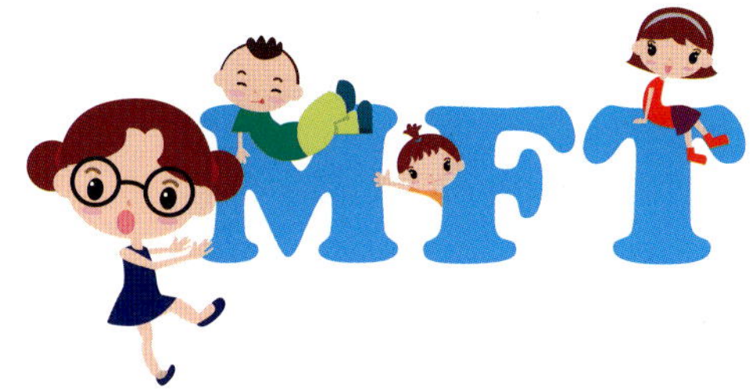
MFT

MFT의 필요성과 전망

제 1 장

오노 토시히데(Ohno Toshihide)
가나가와현, 오노 교정 클리닉
치과 의사

오노 유키토시(Ohno Yukitoshi)
가나가와현, 오노 교정 클리닉
치과 의사

구강기능에 대한 관심이 높아지고 있다

혀 습관은 부정교합의 원인이 되기 때문에 지금까지 주로 소아치과, 교정치과 분야에서 MFT를 하였습니다. 최근 몇 년 사이에 일반 치과 분야에서도 포괄적인 의료의 일환으로 MFT를 도입하는 곳이 늘어나고 있습니다. 그 이유는 일상생활에서 '먹고, 삼키고, 말하고, 호흡하는' 구강의 정상적인 활동이 QOL(생활의 질)이나 ADL(일상생활 활동)에 빠질 수 없기 때문입니다. 고령자의 구강기능이 원활하게 작용하고 있는지가 전신의 건강에 크게 영향을 미치는 것으로 알려져 있습니다. 하지만 일반인들의 구강기능이상에 대한 의식은 아직 낮고, MFT 등의 기능훈련에 대한 환자의 요구는 적다고 할 수 있습니다. 이런 의미로 건강유지를 위해서 구강기능이 관여되어 있다는 인식을 치과계에서 높일 필요가 있습니다.

치과 임상에서도 치과 의사는 수복이나 보철물의 장착을 통해서 구강기능 회복을 기대하고 있지만, 저작훈련 등은 하지 않았습니다. 그 이유는 기능훈련에는 시간과 인력이 필요하지만 지도 시스템이 없고, 구강기능이상에 대한 진단과 평가법도 거의 없었기 때문입니다.

하지만 초고령 사회에 돌입하면서 사회의 요구가 바뀌어 고령자의 섭식·연하 장애에 대한 훈련을 치과 의사와 치과위생사에게 요구하게 되었습니다. 또한 발달지체, 턱 절제 및 혀 절제 후, 뇌혈관질환 등에 의한 후유증으로 섭식기능 장애가 있는 환자에게는 섭식기능요법 등의 구강기능훈련이 건강보험 적용을 받게 되었습니다.

턱관절 치료용 장치를 장착한 환자에 대한 개구훈련이 필요하며, 뇌혈관질환 및 장애자, 암환자의 재활치료 등에는 시설기준이 필수요건이 되어 있지만, 앞으로는 생활기능을 유지하기 위한 여러 가지 구강기능이상에 대해서는 적용범위가 더욱 확대될 것으로 여겨집니다.

기능훈련의 담당에 대해서

고령자에게 저작·연하·발음·호흡의 구강기능 저하가 있으면, 전신의 운동기능 및 균형능력의 저하로 이어진다고 알려져 있습니다. 이것은 혀 및 구강주위근이 쇠약해져 그 근육을 사용할 수 없는 것으로,

전신의 건강에 영향을 주는 악순환이 일어나기 때문입니다.

일본치과의사회 및 섭식·연하에 관련하는 전문 학회에서는 고령자의 구강관리와 구강재활을 중시하게 되었고, 수복과 보철이라는 하드웨어뿐만 아니라 사회의 요구에 따라 구강기능의 육성과 회복이라는 소프트웨어를 요구하게 되었습니다. 의과 분야에서는 재활의료에 언어청각사, 작업요법사, 이학요법사, 간호복지사 등이 신체의 기능훈련에 참가합니다. 하지만 치과 분야에서는 일부 언어청각사가 언어요법과 함께 구강기능훈련에 참가할 뿐입니다. 현재의 치과계 상황에서 소아부터 고령자까지의 구강기능훈련은 치과 의사 및 치과위생사가 담당하는 방법밖에 없으므로, 환자의 치아나 구강기능을 유지시키기 위해 구강관리 및 구강재활에도 힘을 쏟아야 합니다. 그런 의미에서 장래에는 MFT가 더욱 중시되어 여러 분야에서 활용되기를 기대하고 있습니다.

구강기능이상에 대한 계몽활동 필요

보호자나 아이들의 상당수는 학교의 치과검진이나 치과의원에서 구강기능이상이 부정교합의 원인이 된다는 것을 처음으로 알게 됩니다. 즉 부정교합이라는 형태적인 결과를 치과 의사로부터 설명을 듣고, 구강기능의 영향이 크다는 것을 알게 되는 경우가 일반적입니다(그림 1-1). 왜냐하면 일반인들은 연하 시 혀의 움직임, 혀를 포함한 구강주위근의 안정 시 자세(위치), 연하 시의 이근 및 구강주위근의 수축, 혀의 돌출과 같은 동적인 기능은 거의 인지하지 못하기 때문입니다.

교정치과의원에 내원하는 많은 보호자들은 구강기능이상이 부정교합을 촉진시킨다는 설명을 들은 적이 없는 것 같습니다. 그리고 부정교합으로 진전되기 전에 그 영향이나 훈련에 대해 조언을 들었으면 좋겠다고 말하는 경우가 많습니다.

의과분야에서는 생활습관병, 메타볼릭 신드롬(metabolic syndrome: 대사증후군), 로코모티브 신드롬(locomotive syndrome: 운동기능저하증후군) 등 사회에 침투하기 쉽고, 진료와 연관되어 기억하기 쉬운 표현으로 헬스 프로모션을 실시하고 있습니다. 그 결과, 많은 사람들이 흥미를 가지고 건강을 유지

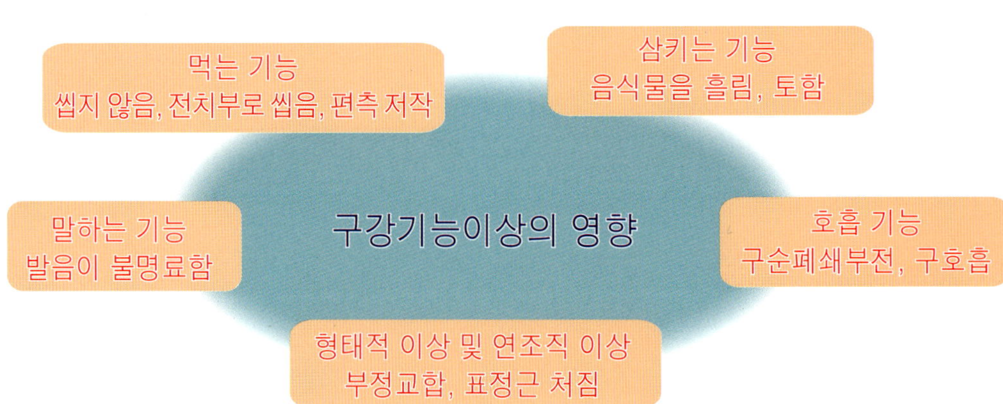

그림 1-1. 구강기능이상의 영향.

하기 위해, 또는 근육이 쇠약해지는 것을 막기 위해 운동요법 및 식사 등의 생활개선을 하고 있습니다.

일본노년의학회에서는 2014년에 '프레일(Frail)'(허약 또는 쇠약)이라는 개념을 제창하였습니다. 일본치과의사회에서도 이를 따라 고령자를 대상으로 '오랄 프레일(구강 근기능의 쇠약)'을 제창하고, '발음이 잘 안 된다', '잘 씹어 삼킬 수 없다', '삼킬 때 숨이 막힌다', '씹을 수 없는 식품이 늘어난다' 등의 지표로 주의를 기울이는 운동을 시작하였습니다.

지금은 널리 국민들에게 알려진 '8020운동'처럼 일본치과의사회는 '오랄 프레일'을 앞으로의 활동을 통해 알릴 예정입니다. 젊은 사람들부터 성인들에게까지 보이는 치열·교합에 악영향을 미치는 혀의 습관(이상연하 습관), 구호흡(mouth breathing)이나 혀근육의 쇠약, 나이를 먹을수록 생기는 저위설, 구순폐쇄부전 등은 '오랄 프레일' 및 '구강기능저하증'의 범주에 들어가는 증상이라고 할 수 있습니다. 일본 후생노동성은 고령자를 대상으로 '오랄 프레일' 대책을 세우기 시작했지만, '프레일'이라는 말 자체가 아직 일반적으로 이해되고 있지 않는 것이 현실입니다.

또한 최근 고령자의 구강기능이상에 대해 관심이 높아졌지만, 반면에 아이들의 구강기능 저하에 대해서는 거의 관심이 없다고 해도 과언이 아닙니다. 유년기 아이들의 구강기능이상을 방치하면 부정교합 발생 및 진행에 영향을 주어 전신건강에도 지장을 줍니다. 우리는 구강기능이상을 조기에 발견하고, '구강기능을 기른다', '구강기능을 단련하고 회복한다', '혀 및 구강주위근을 훈련할 수 있다' 등 구강기능을 최대한 살리는 훈련에 대해 정보를 알릴 필요가 있습니다.

전조를 파악하고 문제를 해결한다

서양의학에서는 인간 독(medical checkup)처럼 예방의학이 질환의 조기발견 수단으로 사용되고 있지만, 실제 어느 쪽인가 하면 병에 걸리고 나서 발견하고 투약이나 수술로 회복시키는 경향이 있습니다. 반면, 동양의학에서는 '미병'이라는 질환의 전조를 찾아 예방과 건강을 유지합니다. 이러한 '미병 단계'인 잠재적인 구강기능이상의 증상을 발견하고 조기에 대처하는 것이 더 바람직하다고 생각합니다. 잘못된 혀의 움직임이나 입술의 상태는 '오랄 프레일', '구강기능부전증(이상)'의 증상이라고 여기고, 나아가 '구강의 건강 만들기'를 위해 혀의 훈련 및 저작훈련 등으로 구강기능의 향상을 꾀할 필요가 있습니다. 즉 현저한 구강기능이상 증상을 전조로 여기고 문제를 해결하겠다는 것입니다.

MFT는 치과 의사와 치과위생사가 협력하여 팀어프로치(team approach)로 대처함으로써 치과의료의 폭을 넓히고 부여가치를 높이는 의료라고 할 수 있습니다. 그리고 '구강기능을 기른다', '구강기능을 정상으로 움직인다', '구강기능을 회복한다' 등은 결과적으로 'QOL의 개정'이나 'ADL의 향상'으로 연결됩니다. 치과 분야에서 행해지고 있는 여러 가지 구강기능훈련은 어린이부터 고령자까지 구강재활의료로 활용되고 있습니다. 이후 MFT만이 아닌 다양한 목적으로 기능회복훈련이 개발되어갈 것입니다.

MFT의 요구가 많다

학교 치과검진에서 우식, 치은염, 부정교합, 턱관절증 등을 확인합니다. 그러나 부정교합이 진전될 수 있는 구강기능이상을 진단하는 경우는 거의 없습니다. 시간적 제약이 있는 가운데 다수를 진단하기 때문에, 형태적인 문제가 생긴 후인 부정교합이 되고 나서야 결국 지적을 받는 경우가 많은 것 같습니다.

학교 치과에서는 검진 후 보건상담을 할 수 있습니다. 치과 의사나 치과위생사는 일상 임상에서 혀나 입술, 저작근의 동적인 움직임에 주목하여 관찰할 필요가 있습니다.

MFT가 널리 활용되는 경우는 다음과 같습니다(그림 1-2).

♣

1) 손가락 빨기 및 혀 습관의 훈련

손가락 빨기를 그만둔 후 2차적으로 생긴 개교증상을 개선하기 위해서는 혀 습관의 개선이 필요합니다. 구강의 전돌 증상 및 구호흡에 의한 구순폐쇄부전으로 이완된 구순의 폐쇄 훈련을 합니다.

2) 교정치료의 원활한 진행과 재발방지

혀 습관은 교정치료 중인 치아의 움직임을 방해하기 때문에 MFT가 활용되고 있습니다. 교정치료 후 재발방지를 위해서도 혀 습관의 개선이 필요합니다.

3) 유·소아의 저작, 연하, 구순폐쇄부전의 지도

유치가 나오면 혀가 전방으로 나오지 않도록 음식물을 어금니로 씹고, 구순을 다물고 연하하도록 합니다. 저작·연하·발음·호흡이라는 구강기능을 기르는 훈련이 필요합니다.

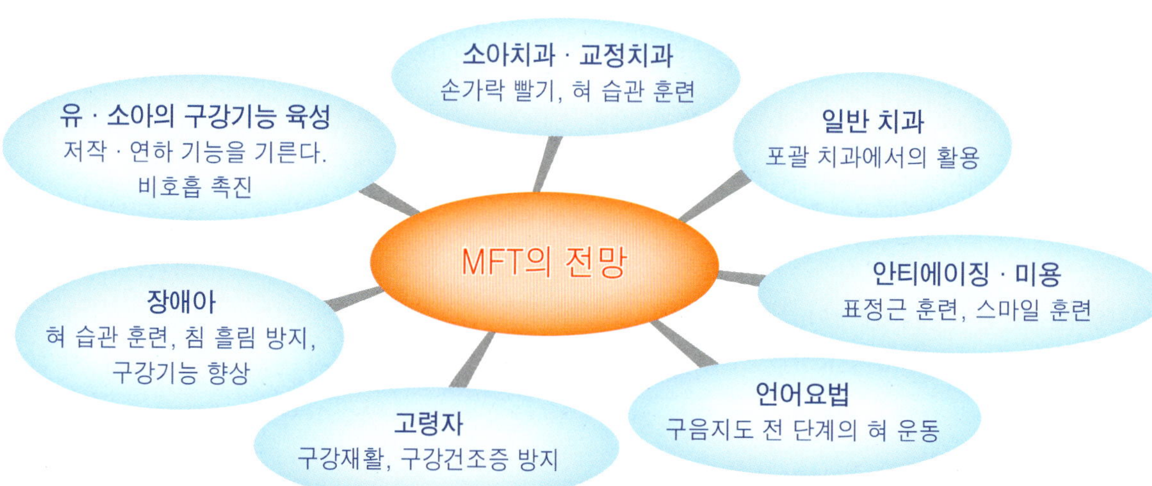

그림 1-2. MFT의 활용 현황과 전망.

4) 장애아 등 침을 많이 흘리는 아동의 지도

다운증후군 등의 장애가 있는 아이들은 안정 시에 혀가 나오면서 침을 많이 흘리는 경우가 있습니다. 또한 연하 시에 혀가 전방으로 나와 개교가 되어 식괴를 후방으로 보내는 것이 어렵고, 식사 중에 음식물이 입에서 흘러나오는 것을 자주 볼 수 있습니다. 목표를 낮게 설정하고 끈기 있게 지도하는 것으로 개선할 수도 있습니다.

5) 안티에이징 대책(심미 목적)으로 혀, 구순, 안면근 훈련

나이가 듦에 따라 눈꼬리나 뺨, 턱 처짐 등 표정근이 쇠약해지는 것에 대해 혀, 입술 및 표정근을 기르는 훈련을 할 수 있습니다.

6) 고령자의 구강재활치료에 응용

섭식·연하 등 구강재활훈련에 MFT의 일부가 활용됩니다. 입의 체조 등 혀와 구순의 움직임을 좋게 하는 기능회복훈련을 할 수 있습니다.

7) 드라이마우스의 타액 분비 촉진, 설통증의 응용

침의 분비를 촉진시키기 위해 타액선의 마사지와 함께 혀 거상훈련 등 MFT의 일부가 활용되고 있습니다.

8) 언어교실에서 구음지도의 전 단계로 혀 운동

요코하마 시립 초·중학교의 언어교실에서는 담당교사가 구음지도의 전 단계에서 MFT를 활용하여 '혀 운동'을 활용하고 있습니다.

♣

그 밖의 효과는 미지수이지만 뇌혈관장애의 후유증에 대해서도 혀 훈련 등이 활용됩니다. 이후에도 MFT는 위와 같은 활용 외에 폭넓게 응용될 것입니다.

무카이 등은 시대의 요구에 따라 "건강 수명의 연장을 목표로 한 구강기능에 대한 염려와 지원, 라이프 스테이지마다의 기능을 지키고 기른다"(의치약 출판)를 발간하여, 유아·학령기·성인·고령자, 그리고 질환이 있는 사람에 이르기까지 각 라이프 스테이지를 고려한 구강기능 지원을 제창하였습니다. 그러기 위해서는 문제 지향형(problem oriented) 치과 건강검진이 필요하다고 서술하였습니다.

후쿠다는 이 책에서, '저학년의 구강기능 지도로 연하나 회화 시에 혀가 나오는 경우가 있어, 혀 돌출 습관의 예방과 지도를 지원하는 것이 필요하니, 입술을 잘 다물고 씹도록 합시다'라며 구강기능훈련의 필요성에 대해 강조하였습니다.

구강기능이상은 그림 1-1과 같이 여러 가지 장애를 일으킵니다. 따라서 어린이부터 고령자에 이르기까지 각 라이프 스테이지에 맞는 구강기능훈련이 필요합니다.

시대는 구강기능을 중시하는 흐름으로, MFT의 전망

미국 국제구강안면근기능요법학회(IAOM)에서는 혀·입술·안면 근육이상을 구강안면근기능장애(oro-facial myofunctional disorders)라고 부릅니다.

MFT의 대가인 Zickefoose 부부는 미국에서는 정상인의 약 30%에서 구강안면근기능장애가 보인다고 합니다. 일본에서는 이러한 자료는 없지만, 구강기능이상이 늘어난다고 여겨집니다. 소아치과 의사 및 교정치과 의사, 아이를 치료하는 일반치과 의사는 혀 습관을 구강기능이상의 증상 및 부정교합의 원인으로 인식하고, 때때로 교정치료 중 치아 이동 방해와 치료 후의 재발 원인으로 인식하고 있습니다.

현대 어린이들은 연식화된 식생활과 생활환경에 의해 씹는 횟수가 감소하여 저작근이 쇠약해지고, 이것이 저작·연하·발음·호흡 등 구강기능이상(장애)에 영향을 주게 됩니다.

음식의 연식화와 씹는 횟수의 감소는 본래 아이들이 일상적으로 생활하면서 습득한 통상의 구강기능이 '정상적으로 습득되지 않는다', '기능하지 않는다'는 등의 상태로 이어집니다. 따라서 근육을 사용하지 않으면 쇠약해지는 현상이 입안에서 현실적인 문제로 일어나는 것입니다.

성인에게서도 운동부족으로 비만이 되어 신체기능이 쇠약해지는 것처럼, 혀와 구강주위근도 충분히 사용하지 않으면 구강기능이 쇠약해지는 것은 당연한 일입니다. 이 때문에 쇠약해진 구강기능의 회복을 위해 운동기능요법이 필요합니다.

2015년 2월, 일본 치과의학회의 스미토모 마사토 회장은 전문분과회, 인정분과회에 5개의 새로운 병명에 대해 검사, 치료법, 기재 등을 제기하였습니다. 예를 들어 구강기능과 관련된 것으로는 소아부터 고령자를 포함하여 '구강기능저하증' 또는 '구강기능발달부전증'이 제기되었습니다. 이것은 표현은 다르지만 '오랄 프레일'과 같은 개념입니다.

그 밖의 새로운 병명으로 '생활습관성 치주병', '스트레스성 턱관절증'(일본턱관절학회로부터 개칭이 요구됨), '구강바이오필름 감염증'이 제안되고 있지만, 각 학회의 의견에 따라 바뀔 수도 있습니다. 일반인들의 의식을 높여 이후의 치과 수요를 늘리기 위해서도 앞에 기술한 '메타보', '로코모'와 같이 약칭하여 기억하기 쉬운 증후군처럼 정보를 알릴 필요가 있을 것입니다. 예를 들어, '혀 로코모'(혀의 로코모티브 신드롬) 및 '입의 기능 로코모' 등은 어떨까요?

"일치광보"(2015년 4월 15일, 제1641호)지에 대의원회의 질문에서도 새로운 치과 병명에 대한 질의·응답이 게재되어 있습니다. 장래에 신병명이 인정되기 위해서는 가이드라인, 진단, 검사기기의 개발 등이 필요하겠지만, 구강기능이상이 주목되면서 조금씩 움직이기 시작한 것 같습니다.

구강기능이 주목받게 된 배경에는 2012년 7월에 '치과 구강 보건의 증진에 관한 법률'의 공포를 들 수 있습니다. 그 목적의 5가지 항목 중 한 부분에 '생활의 질 향상을 위한 구강기능의 유지·향상'이 포함되어 있습니다.

"일치회지"(2014년 2월호)에서 오시마는, "초고령 사회를 맞이하여 앞으로의 의료 방향은 지원하는 의료로 변합니다. 그러기 위해서는 치과의 진료범위를 치아에서 구강 전체로 넓혀 저작·연하 기능을 치료할 수 있는 큰 패러다임으로 변환하지 않으면 안 됩니다"라고 제언하였습니다. 야나가와는 같은 학회지에서 '식사와 회화를 도와주는 구강기능의 건강 만들기', 'QOL·ADL의 유지·향상' 등을 들고 있습니다.

따라서 지금부터는 초고령 사회를 맞이하여 구강기능을 중심으로 한 진료체계로의 전환이 필요하다고 말하였습니다.

어린이에게 구강기능장애로서 구호흡, 혀 습관, 이갈이, 저작장애 등이 있다면 소아기의 성장발육 방해로 이어집니다. 가까운 장래에 새로운 병명으로 정해져 건강보험의 점수화가 검토되고 있다고 들었지만, 고령자만이 아닌 유년기 아이들의 구강기능 육성 및 회복(구강재활)에도 건강보험의 점수화가 기대됩니다. 따라서 구강기능이상을 포함한 건강 체크를 제안하고 싶습니다.

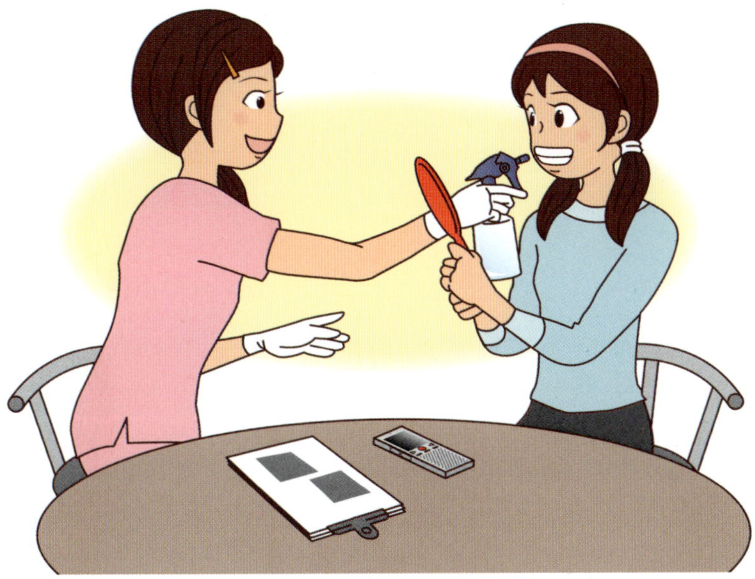

MFT 첫걸음

제 2 장

하시모토 리츠코(Hashimoto Ritsuko)
가나가와현, 오노 교정 클리닉
치과위생사

일상의 치과 임상 중에서 다음과 같이 '조금 신경 쓰이는 증상'이 있는 환자를 만난 적이 있습니까?

- 치아배열이 좋았던 환자가 치주병이 진행되면서 전치가 순측으로 기울어져 공간이 생겼다.
- 잘 교합되었던 전치부 보철물의 상하 치아 사이에 공간이 생겼다.
- 정기적으로 PMTC를 하고 있는데, 전치 순측 면의 일부분에만 착색이 생긴다.
- 입술이 항상 바짝바짝 마르고 거칠다.
- 플라크 컨트롤은 나쁘지 않은데 설태가 쌓여 있다.

이러한 점은 혀 내미는 습관, 저위설, 구호흡(구순폐쇄부전) 등의 구강 습관에 의해서 일어나는 구강안면근기능장애(혀 및 구강주위근의 부조화)와 관련된 증상일 수도 있습니다.

최근 건강 잡지나 NHK의 생활정보 프로그램에서 '저위설' 등이 주제로 다루어집니다. 구강안면근기능장애는 전신의 생활습관병과 마찬가지로 구강의 생활습관병으로 소개되며, 이에 대한 해결책의 하나로서 MFT가 소개되고 있습니다.

MFT란

MFT는 혀나 구강주위근의 부조화를 근육훈련을 통해 균형 잡힌 구강환경으로 개선하는 지도법입니다. 바르게 저작·연하를 하기 위한 훈련 및 안정 시 혀·구순의 바른 자세위를 습관화하는 훈련을 하여 혀나 구강주위근이 저작·연하·발음 및 호흡 시에 바르게 기능하도록 합니다. 표 2-1에 나타낸 사항을 목표로 하여 MFT 지도를 진행합니다.

바른 혀 및 구순의 자세위, 바른 연하

그림 2-1~2-4에서 안정 시의 바른 혀 및 구순의 자세위와 바른 연하를 확인해봅시다.

표 2-1. MFT 지도 시 목표로 하는 사항(참고문헌[11]에서 인용·수정)

1) 혀·구순·저작근·표정근 등의 훈련에 의해 구강주위근의 조화를 도모한다.
2) 저작·연하 훈련으로 올바른 저작·연하 방법을 습득한다.
3) 혀와 입술의 자세위를 학습하여 무의식중에도 올바른 자세위를 유지할 수 있도록 한다.
4) 이러한 패턴을 습관화하여 일상생활에도 반영시킨다.

스팟(절치유두의 후방부)

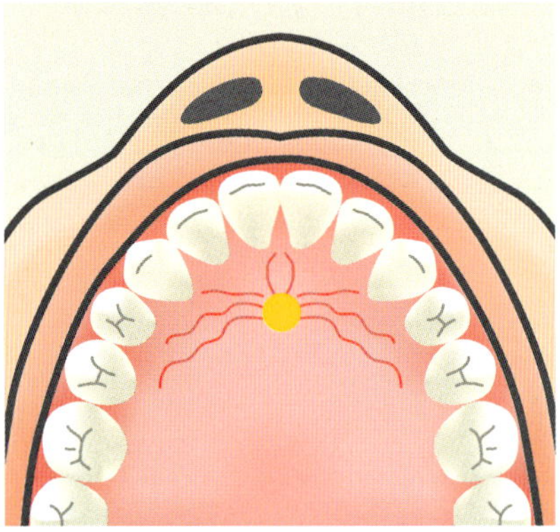

그림 2-1. 안정 시와 연하 시에 설첨이 닿는 위치를 '스팟(spot)'이라고 한다(노란색 동그라미 위치).

안정 시의 바른 혀와 구순의 위치

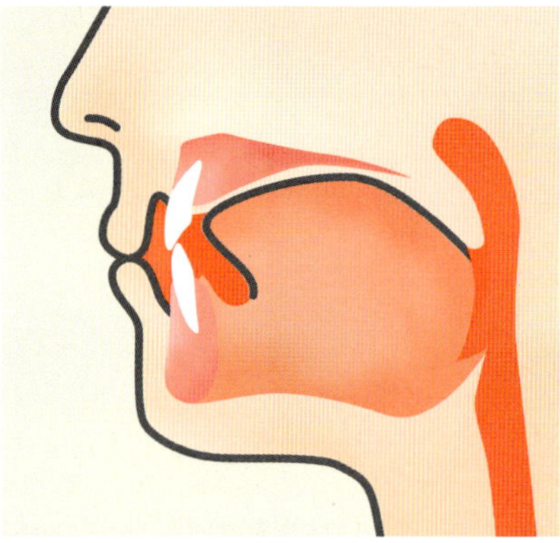

그림 2-2. 설첨이 스팟에 닿고, 혀 전체가 상악 치열궁 내에 들어가 구개에 가볍게 닿아 있다. 안면근은 이완되고 가볍게 구순을 다물고 있다.

구순압과 설압의 균형

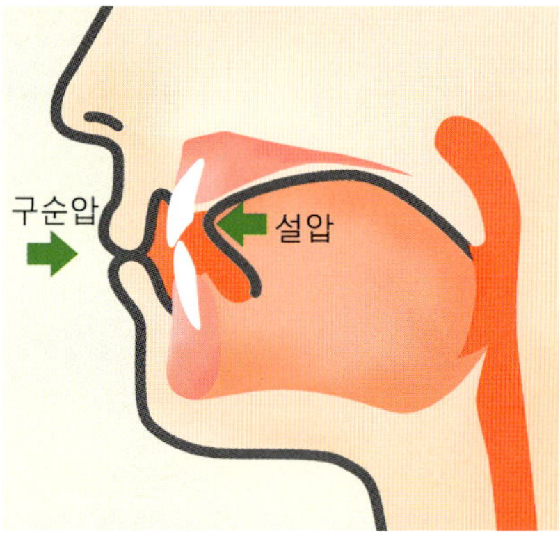

그림 2-3. 치아를 둘러싸는 구순압과 설압의 균형.

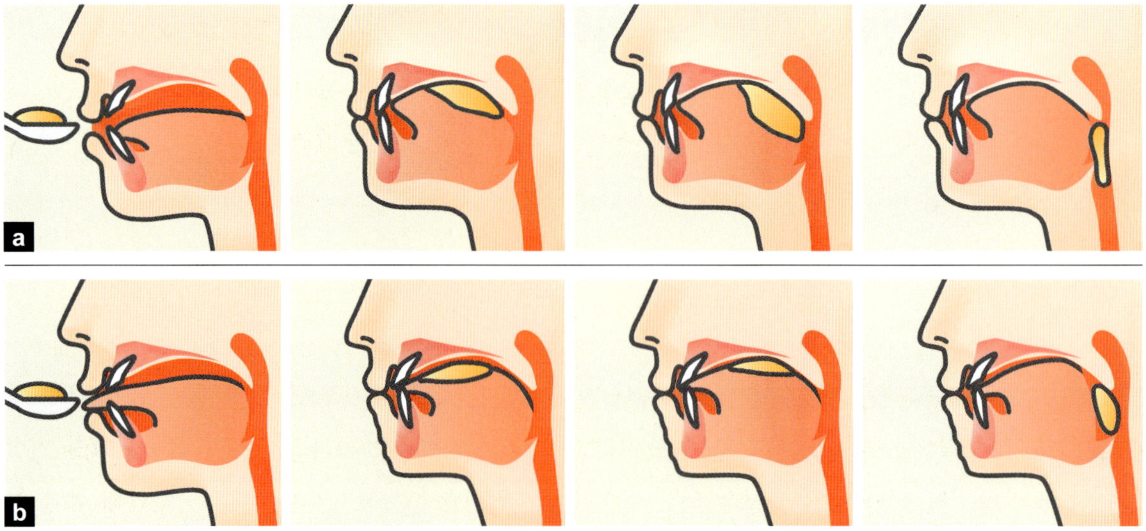

그림 2-4. 바른 연하 패턴과 잘못된 연하 패턴. **a,** 바른 연하 패턴. 연하 시의 상·하악 구치를 교합하고, 혀 전체를 구개에 강하게 누르면서 구륜근을 긴장시키지 않고 삼킨다. **b,** 잘못된 연하 패턴(혀 돌출 연하). 구륜근 및 이근을 강하게 긴장하면서 혀를 상·하악 전치 사이로 돌출시킨다.

잘못된 혀와 구순의 위치

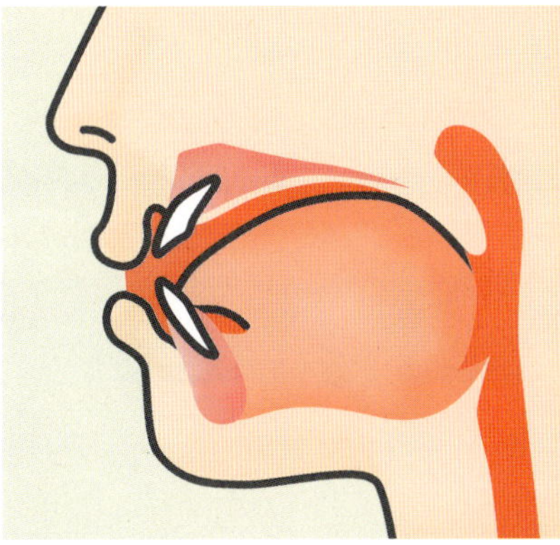

그림 2-5. 혀가 저위에 있어 구개와 설배 사이에 공간이 있다.

표 2-2. 혀 내미는 습관의 관련 인자

1) 구호흡
구개편도비대, 인두편도(아데노이드)비대, 알레르기성 비염 등의 비인두 질환이 있으면 항상 입을 벌리고, 혀는 이완된 상태로 하악 치열 내에 위치하여 구호흡을 하게 된다.
2) 설소대강직증
설소대가 짧으면 혀의 가동 범위가 작고, 연하 및 발음 시 혀의 움직임이 제한된다.
3) 손가락 빨기
손가락 빨기에 의해서 개교나 상악 전돌이 되면, 연하 시에 상·하악 전치 사이를 막는 것처럼 혀를 앞으로 돌출하면서 삼키게 된다.
4) 악안면의 형태
하악 전돌 등의 부정교합은 악안면의 형태에 따라 혀가 저위로 위치하기 쉽다.
5) 기타
거대설, 구강기능의 발달, 각종 구강 습관, 신체적 이상 등이 있다.

혀 돌출 습관

구강안면근기능 장애 중 연하나 발음 시에 혀를 전방으로 내미는 습관을 혀 돌출 습관(또는 혀 습관)이라고 합니다. 혀 돌출 습관을 보이는 환자는 안정 시에 혀가 저위에 있고, 혀끝이 하악 전치에 접촉하고 있거나 설배가 보이는 경우도 있습니다. 이러한 상태를 저위설이라고 합니다(그림 2-5).

연하 시에 혀가 전치를 안쪽에서 누르고, 구륜근 및 이근을 강하게 긴장시키면서 삼킵니다. 치아의 위치는 혀(내측)와 구순·뺨(외측)의 근육 균형에 의해 올바른 위치(뉴트럴 존)로 유지되고 있습니다(그림 2-3). 하지만 혀 돌출 습관이나 저위설이라고 하는 구강 습관이 있으면 치아를 둘러싼 혀나 입술·뺨 근육의 균형이 무너져 결과적으로 부정교합 및 교정치료 후 재발의 원인이 됩니다.

혀 돌출 습관에 관련된 요인은 표 2와 같은 것이라고 여겨지며, 이러한 요인은 단독 또는 중복하여 발생하는 것으로 보입니다.

교정치과와 MFT

교정치과 임상에서는 개교 등의 부정교합에 관련하는 구강 습관에 대해 MFT를 지도하는 경우가 많습니다. MFT 훈련은 모두 50종류 이상 있습니다. 이것을 목적별로 분류하면 '혀의 컨트롤', '혀를 거상하는 근력 강화', '저작근의 강화', '저작·연하의 훈련', '혀와 구순의 자세위의 습관화', '구륜근의 강화' 등으로 나눌 수 있습니다. 매회 목적별로 분류된 훈련 중에서 5~7가지를 지도합니다.

지도자는 훈련을 설명하고, 방법과 횟수를 지시합니다. 환자는 가정에서 반복하여 연습하도록 합니다. 2~3주 후에 내원하여 연습을 잘했는지 확인하고, 다시 다른 훈련을 선택하여 지도합니다. 이 작업을 반복하면 처음에는 혀를 의식적으로 움직이는 것이 어려워도, 서서히 의식적으로 혀의 형태가 바뀌거나 부드럽게 움직일 수 있게 됩니다. 환자의 구강기능의 상태 및 협조도에 따라 기간이나 효과에 차이가 있지만, 수개월 내에 바르게 저작·연하가 가능하게 되고, 안정 시의 올바른 혀와 입술의 자세위를 습득할 수 있게 됩니다.

일반 치과와 MFT

전술한 바와 같이 증상의 원인이 환자의 구강 습관에 의한 것이라면 MFT의 지도에 의해, 혀 및 구강주위근의 부조화가 개선되어 올바른 저작·연하가 몸에 배게 됩니다. 그리고 안정 시의 바른 혀와 구순의 자세위를 습관화할 수 있다면, 이러한 증상은 개선될 수 있습니다.

예를 들어, 구호흡(구순폐쇄부전)이나 저위설을 보이는 환자에게 MFT를 지도하면, 구강 내 건조를 막아 자정작용이 촉진되어 치은염이나 스테인 침착의 개선을 기대할 수 있습니다. 또한 혀 돌출 습관의 환자에게 MFT를 지도하면, 혀로 안쪽에서 치아를 누르는 습관이 개선되어 치주병의 진행에 따른 치열 및 교합의 붕괴 예방, 보철물의 예후 안정 등을 기대할 수 있습니다.

MFT는 치과위생사 양성기관의 '치과교정' 교과서에 실려 있으며, 교정치과와 소아치과 진료에 많이 사용되고 있습니다. 또한 최근 다양한 분야에서 구강기능에 대한 관심이 높아지면서 소아의 구강기능 육성, 치주치료의 초기치료, 보철물의 안정, 설소대 절제 전후의 혀 거상훈련, 스마일 훈련, 안티에이징, 장애아의 침 흘림 개선, 구강재활 등에 MFT가 응용되고 있습니다.

구강기능검사

MFT의 지도개시 전에는 통상의 교정치료의 자료(구강 내 사진, 안면 사진, 파노라마 X선사진, 두부 X선규격사진, 스터디모델) 외에 구강 습관의 원인이 되는 인자의 유무나 구강기능의 상태를 검사합니다.

그 외에 간단한 방법으로 대합실이나 진료실에 환자의 모습을 관찰하거나, 가정에서의 모습을 문진하는 것으로 구강안면근기능장애인지를 판단할 수도 있습니다(그림 2-6).

또한 연하 시 혀가 돌출하는 경우, 입을 약간 벌린 채 스프레이로 물을 뿌리고, 연하하는 순간에 술자가 하순을 손가락으로 눌러 내리면 혀의 상태를 관찰할 수 있습니다(그림 2-7).

♣

구강 습관을 방치하면 치열과 교합 등의 형태적인 영향만이 아니라, 전술한 것과 같은 증상이 나타날 수도 있습니다. 결과적으로 '저작', '연하', '발음', '호흡'이라고 하는 구강기능부전에 영향을 끼치게 됩니다.

일상의 치과 임상 중 구강안면근기능장애(혀 및 구강주위근의 부조화)와 관련하는 '조금 신경 쓰이는 증상'을 보이는 환자들을 만났을 때, 구강기능의 상태를 잘 관찰해봅시다.

MFT를 지도하기 위해서는 기초지식이나 훈련기술의 습득이 필요합니다. 치과치료에 본격적으로 도입하기 어렵다고 생각되어도 우선은 구강기능(저작·연하·호흡·발음)에 대해서 관심을 갖고 MFT에 대해 배워보면 어떨까요?

1) 구순의 상태
- □ 입을 벌리고 있다.
- □ 구호흡을 하고 있다.
- □ 구순이 이완되어 있다.
- □ 입술이 거칠다.
- □ 입술을 잘 핥는다.

2) 혀의 상태
- □ 혀로 전치를 누르고 있다.
- □ 상·하악 치아 사이로 혀가 보인다.
- □ 혀의 측방부에 치아의 압흔이 있다.
- □ 설태가 쌓이기 쉽다.

3) 발음
- □ 발음이 불명료하다.
- □ 대화할 때 혀가 잘 보인다.

4) 저작·연하
- □ 연하 시 혀가 돌출한다.
- □ 연하 시에 이근이 긴장된다.
- □ 식사 중에 수분을 많이 섭취한다.
- □ 먹는 것이 현저하게 빠르다 또는 느리다.
- □ 딱딱한 음식을 싫어한다.
- □ 입을 벌리고 소리를 내며 먹는다.
- □ 먹는 도중에 잘 흘린다.
- □ 입안 가득 음식을 넣는다.
- □ 혀를 앞으로 내밀면서 마중 나간다.
- □ 전치로 씹거나 편측 저작이 보인다.
- □ 침을 잘 흘린다.
- □ 혀의 뒷부분에 음식이 남아 있다.
- □ 구각 및 하순에 침이 고여 있다.
- □ 약을 잘 삼킬 수 없다.

5) 부정교합
- □ 개교
- □ 공극치열(전치부의 치아 사이에 공극이 있다.)
- □ 치열의 협착(구개가 높다.)
- □ 교차교합

6) 기타
- □ 자세가 나쁘다.
- □ 손가락 빨기 등의 구강 습관이 있다.
- □ 입 헹구는 것을 잘하지 못한다.

그림 2-6. 하시모토 등에 의한 구강안면근기능장애의 징조 체크리스트(참고문헌[11]에서 인용·수정).

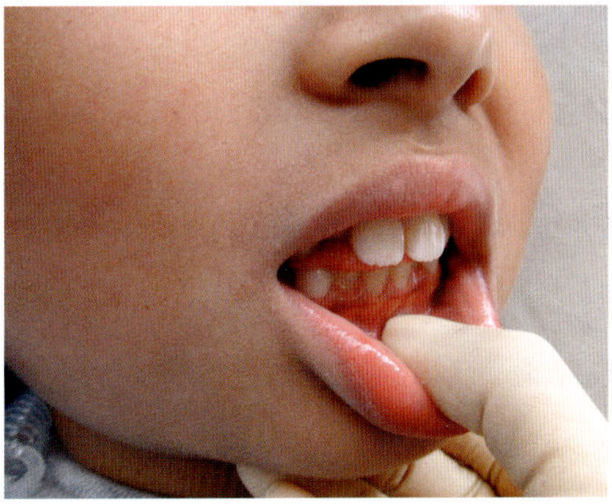

그림 2-7. 혀 돌출 습관의 검사방법. 연하의 순간에 구순을 눌러서 혀가 돌출하는지 본다(참고문헌[11]에서 인용).

소아의 구강기능 육성
–섭식·저작·연하 기능을 기르는 MFT

제 3 장

가와바타 준코(Kawabata Junko)
효고현, 카노미 교정, 소아치과 클리닉
치과위생사

MFT는 소아치과에서도 많이 활용됩니다. 그것은 소아기에 음식을 저작하는 기능이나 연하의 기능이 확립되기 때문입니다. 적절한 시기에 기능이 획득되어도 성장하는 과정에서 충분히 섭식·연하 기능이 습득되지 않거나, 습관 등에 의해 구강근기능이 저하되는 경우가 있습니다. 그러면 유치열기나 혼합치열기 전기에 하악위가 전방이나 좌우로 불안정하게 되어, 반대교합이나 교차교합 등의 기능적인 부정교합이 생기게 됩니다. 또한 혀 내미는 습관에 의해 전치의 맹출이 저해되면 개교증상을 일으키게 됩니다. 그렇기 때문에 소아치과, 교정치과의 임상현장에서 MFT가 필요한 것입니다.

그러나 저연령의 소아 환자에게는 '충분한 협력을 얻을 수 없다', 'MFT 훈련을 지속적으로 지도하는 것이 어렵다' 등의 이유로, MFT 개입이 늦춰지고 있는 경향이 있습니다. 또한 지도하는 치과위생사가 통상의 MFT 프로그램을 소아 환자에게도 그대로 적용하여 목표나 골을 설정하는 경우가 많은데, 이러한 것도 MFT의 조기 개입을 방해하는 요인이 됩니다.

소아기의 MFT 대응

1. 육아 지원으로서의 MFT

저연령대의 소아 환자들이 내원하는 진료실에서는 모자건강수첩 등을 활용하면 좋습니다. 내원 시에 소아의 건강상태 및 구강의 성장을 보호자와 함께 기록하도록 하면서, 구강기능에 대해서도 흥미를 갖게 할 수 있습니다(그림 3–1).

영·유아기의 구강 발육은 현저하며 발육에는 개인차가 있어 월령대로가 아닌 경우가 많습니다. 그렇기 때문에 보호자는 아이를 키우면서 불안이나 걱정도 많은 것 같습니다. 따라서 치과위생사는 포유기, 이유식기, 유아식기의 섭식·연하 기능의 획득·발달·숙련 과정을 숙지할 필요가 있습니다. 개개에 맞는 구강기능의 발달을 도와주는 조언을 친절하게 설명해주도록 합니다. 이것은 MFT훈련을 지도하는 것이 아니라 소아의 치과검진을 통해서 지속적으로 검진해가는 MFT의 도입입니다.

히메지시의 모자건강수첩에는 0~6세의 각 연령에 따른 페이지가 있어, 구강기능의 성장을 확인할 수 있는 몇 가지 항목이 있습니다(표 3–1).

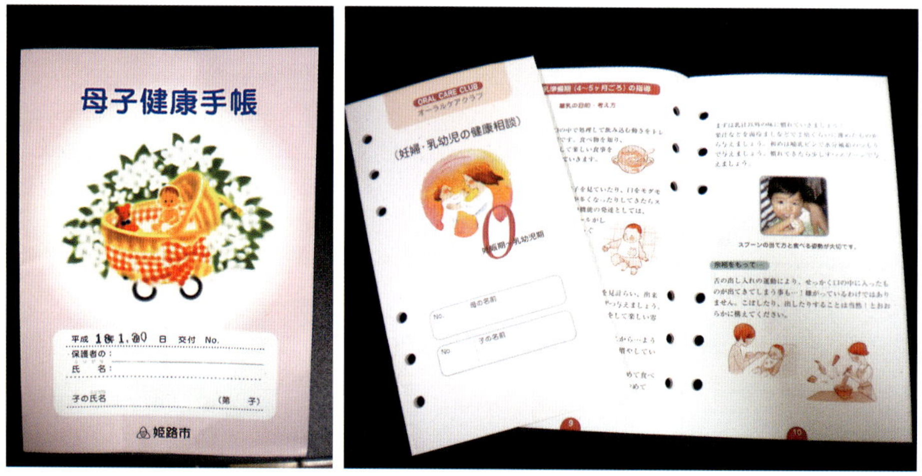

그림 3-1. 모자건강수첩(좌)과 의원 배부 수첩(우).

표 3-1. 히메지시의 모자건강수첩 내의 구강에 대한 조언(일부분). 6세경까지 여러 가지 항목이 계속된다.

1세경	• 1일 3회의 식사 리듬이 붙어 있습니까? • 음식을 손으로 잡아서 먹는 것을 충분하게 시키고 있습니까? • 치아 관리를 시작하였습니까?
1세 6개월경	• 자신의 컵을 이용해 물을 마실 수 있습니까? • 우유병을 사용하고 있습니까? • 식사나 간식 시간은 정해져 있습니까?
2세경	• 숟가락을 사용하여 스스로 먹을 수 있습니까? • 고기나 섬유질이 들어 있는 채소를 먹을 수 있습니까?
3세경	• 언제나 손가락 빨기를 하고 있습니까?

1) 지도의 포인트

유전치가 생기면 입술을 꼭 다물고 음식을 먹도록 하며 치조제로 확실하게 음식물을 눌러 으깰 수 있는 준비를 하게 하고, 유구치가 나오면 저작기능을 할 수 있도록 지도하여 유아형 연하에서 성인형 연하로 바르게 이행할 수 있도록 합니다. 또한 충치로부터 치아를 지켜서 잘 씹을 수 있도록 형태적 요인을 정비할 필요가 있습니다. 식사 및 간식, 양치 지도를 통해 생활습관 요인을 지도하도록 하고, 구순폐쇄 등의 구강기능을 도와줄 수 있는 대응도 하도록 합니다(표 3-2).

표 3-2. 유치열기에 구강기능을 도와주는 지도 예

• 양치 마무리 시에 보호자가 구순 마사지를 한다.
• 입술 근육을 강화하도록 입술을 움직이며 가글하도록 한다(물을 흘려도 혼내지 않기 위해 목욕하기 전에 하면 좋다).
• 입술을 다문다. → 공기를 입안에 모은다. → 물을 입안에 모아둔다. → 물을 좌우, 전후로 흘리지 않고 이동시킨다.

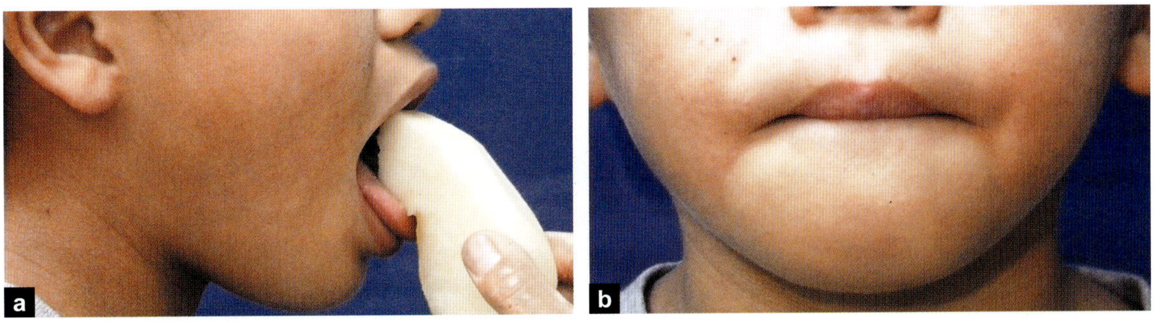

그림 3-2. 비디오를 이용한 구강기능의 관찰. **a,** 섭식 시에 혀가 앞으로 나온다. **b,** 연하 시에 하순을 말아 넣는다.

2. 적극적인 MFT의 도입
— 섭식·저작·연하의 바른 패턴을 연습

MFT를 적극적으로 진행하면서 그 효과를 높이고 좋은 기능을 습관화하는 데에는 구강근기능을 몸소 체험하면서 실천하는 것이 중요합니다. 조기에 나쁜 습관을 제거하고, 혀 및 구순의 기능을 MFT로 개선하여, 섭식·저작·연하의 바른 패턴을 습득하는 것이 소아의 구강기능 육성에 중요한 역할을 합니다.

그로 인해 더 심한 부정교합을 경감시켜 형태적으로도 조화로운 치아배열 및 얼굴 모양을 지킬 수 있는 효과로 연결시킬 수 있습니다.

MFT의 목표를 다음 3가지로 나눌 수 있습니다.

- 훈련으로 구강주위근의 기능을 개선하고, 습득한 올바른 혀의 위치나 구순의 상태를 유지한다.
- 치열을 정상적인 형태로 유지하는 환경을 만든다.
- 섭식·저작·연하를 지도함으로써, 일상생활에서 올바르게 먹는 방법과 삼키는 방법을 습관화한다.

1) 비디오를 이용해서 구강근기능의 움직임을 관찰·기록

구강근기능에 문제가 있는 대부분의 소아 환자들은 음식을 먹을 때 혀가 전방으로 나옵니다. 그리고 저작 시에도 강한 혀 돌출을 보입니다. 이러한 것이 연하 시보다도 치열에 더 나쁜 영향을 일으킨다고 알려져 있습니다. 따라서 먹는 모습을 비디오로 찍어, 그것을 잘 관찰하여 개선점을 찾습니다. 섭식·저작·연하 시 특징의 관찰기록 정보와 개선점을 보호자와 환자와 치과위생사가 공유하는 것이 효과적입니다(그림 3-2). 비디오 촬영은 정기적으로 기록합니다. 이 기록으로 기능이 개선된 것을 확인하거나 MFT를 지속시키는 동기부여(motivation)가 되기 때문입니다.

2) '섭식·저작·연하 시의 문제가 기능과 어떻게 관련되어 있는지' 확인하기(그림 3-3)

섭식 시에는 입의 중앙부에 음식을 넣고, 전치로 한입 베어 입술을 확실히 다물고 먹는지 아닌지를 확인합니다(그림 3-4).

섭식의 움직임은 그 후의 저작 및 연하의 움직임에도 영향을 미칩니다. 입술을 다물지 않고 음식물을 먹는 움직임이나 견치부 또는 구치부로 한입 베어 먹는 것은, 구강 내에 음식을 너무 많이 넣어 한입의

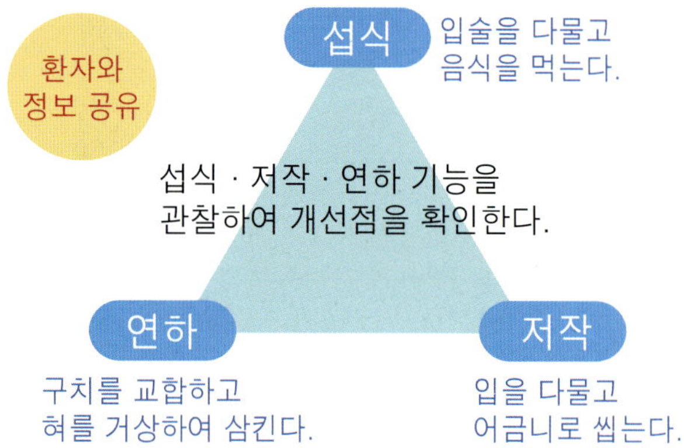

그림 3-3. 먹는 기능.

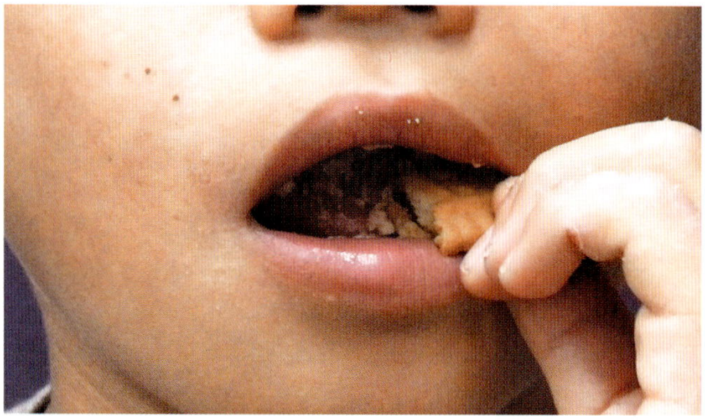

그림 3-4. 입의 중앙이 아니라 견치부로 베어 먹는다.

표 3-3. 섭식 시 체크 포인트의 예

• 개교 증례 등의 형태적인 문제가 있으면 구순을 다물기 어렵고 음식을 씹어서 자르는 것이 안 되기 때문에, 혀도 전방으로 돌출되기 쉬워지므로 주의가 필요하다.
• 반대교합 증례에서는 음식을 전치로 씹기 어렵기 때문에 손이나 목을 움직이며 음식을 한입 베어 먹는 것을 보조하는 경우가 있다.
• 상악 전돌 증례에서는 하악을 전방으로 돌출시켜 한입 베어 먹는 움직임을 보이기 쉽다.

양이 많아지는 등의 문제도 일으킬 수 있습니다. 너무 많은 양의 음식이 들어가면 어금니에 다 올릴 수가 없어 입을 전방 및 협측으로 이동시키면서 움직이게 됩니다(표 3-3).

3) 상순의 스트레칭 및 구순폐쇄의 훈련을 섭식의 실천과 관련시켜 지도(그림 3-5)

구순폐쇄부전 환자가 입을 다무는 것만 의식하면 상순은 움직이지 않고 하순만 들어 올리기 때문에 이근이 긴장합니다. 이러한 환자의 입술 훈련 시에는 스틱을 상악 전치의 절연에 두고, 상순을 거기까지 늘리면서 다물도록 합니다.

저작 시에는 입술을 다물고 구치로 좌우 균형 있게 저작하는지, 저작 중에도 구순폐쇄가 잘되고 있는지 확인합니다. 잘 저작하고 있는지를 충분히 확인하고 그것을 바르게 실천하는 것이 필요합니다. 왜냐하면 소아 환자에게 '잘 저작한다', '좌우 균형 있게 저작한다'라는 것이 '세게 씹는다', '크게 턱을 벌렸다 다물면서 씹는다', '좌우 동시에 음식을 씹는다' 등으로 잘못 인식되는 경우가 있기 때문입니다.

또한 구치부의 교합에 문제가 없는지, 구강 내 검사도 필요합니다. 상하의 교합면이 맞물리지 않으면 저작 능률이 나빠집니다. 상악 치열의 협착, 하악 치열의 협착, 구치부의 교차교합과 반대교합 등이 교정 치료로써 충분한 기능을 발휘할 수 있는 형태로 개선된 후 저작 연습을 시작하도록 합니다(그림 3-6).

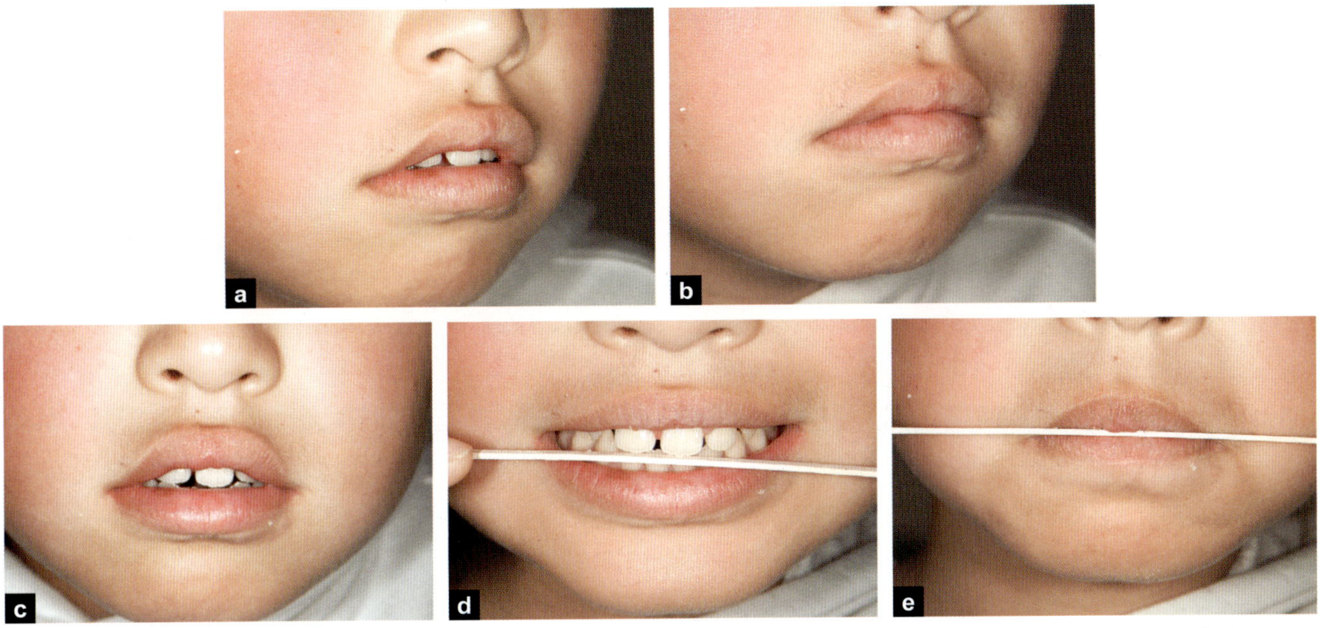

그림 3-5. 구순폐쇄를 위한 훈련. **a,** 구순이완. **b,** 하순을 들어 올려 폐쇄. **c,** 상순의 번전. **d,** 스틱을 이용한 입술 훈련. **e,** 상순을 늘려 구순폐쇄.

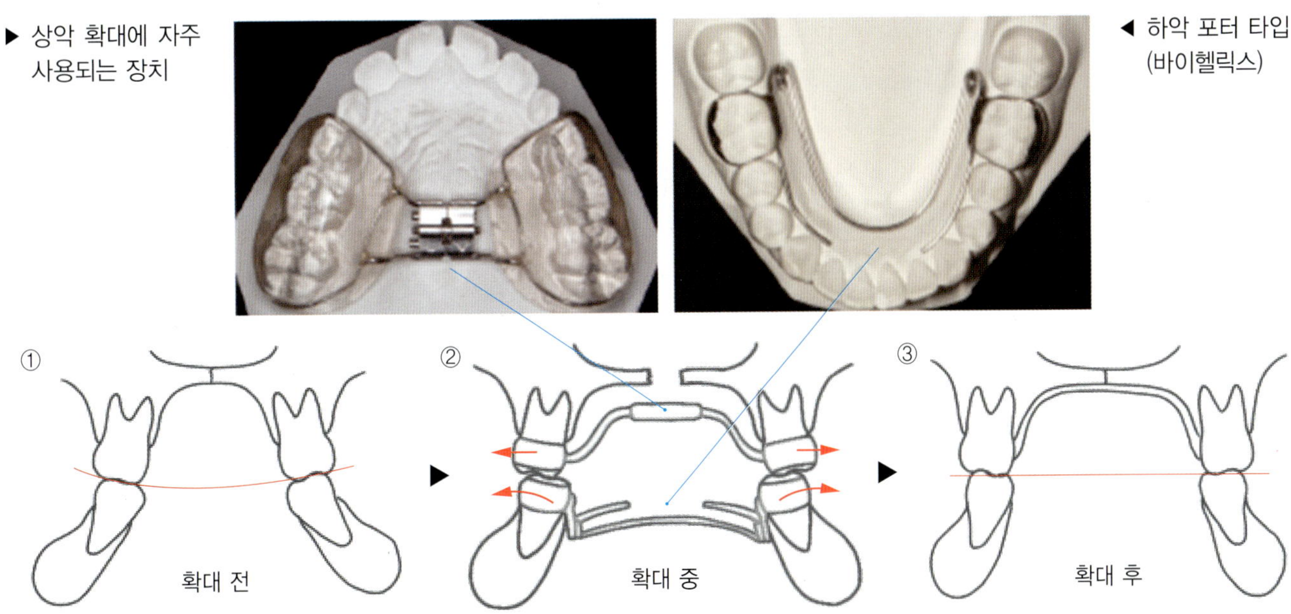

그림 3-6. 설측으로 경사진 구치를 교정장치로 일으킨 후에 저작훈련을 하면 좋은 저작기능을 얻을 수 있다. 교합면이 정확히 상하로 맞물릴 수 있게 된 후에 저작훈련을 한다.

섭식 시와 마찬가지로 입술을 벌린 채 저작하는 것은 잘 흘리면서 먹는 원인이 됩니다. 흘리면서 먹는 것은 혀, 뺨, 하악 운동과의 협조가 미숙하기 때문에 일어납니다(그림 3-7).

연하 시에는 구치가 교합되는지, 혀가 거상되는지를 확인합니다. 연하 시에 혀가 돌출하면 음식을 목구멍으로 보내지 못하고 설배에 남기게 됩니다. 혀가 구개에 붙지 못하는 것을 인식하도록 하여, 혀 거상 훈련의 필요성을 인식하게 합니다(그림 3-8).

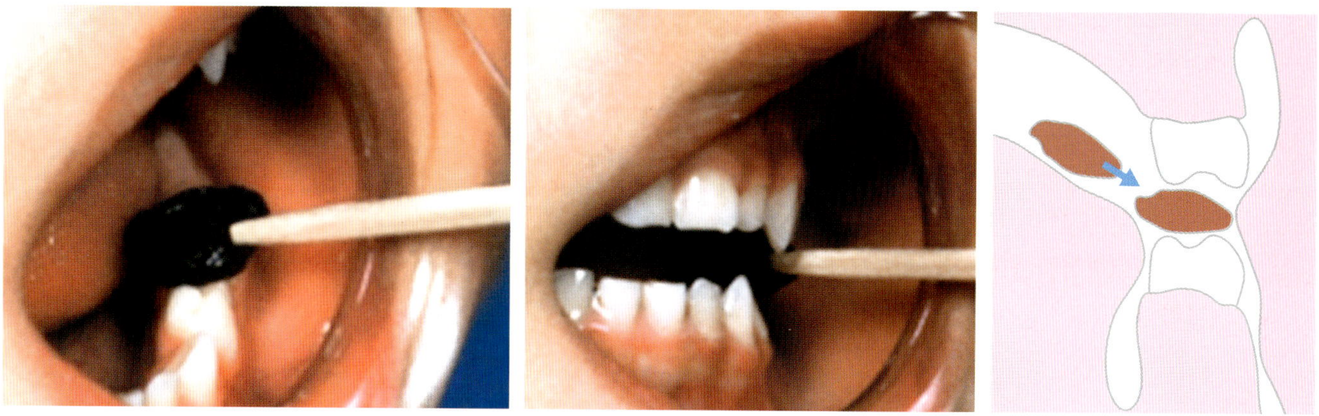

그림 3-7. 저작훈련. 건포도나 껌을 이용하여 구치로 음식의 분쇄와 저작을 반복하게 한다. 음식을 저작하는 움직임과 저작하여 타액과 섞인 음식을 삼키기 쉽도록 혀의 중앙에 모으는(식괴 형성) 기능을 연습한다.

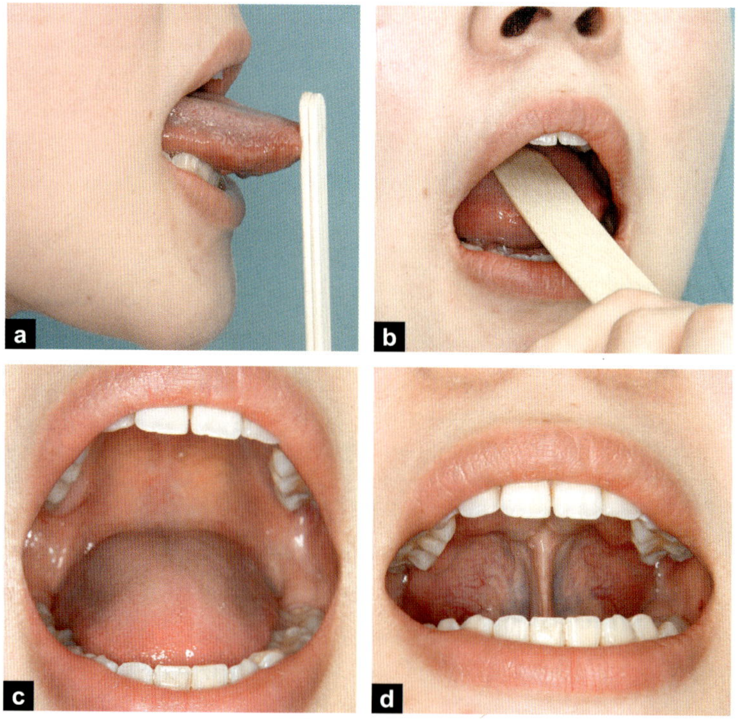

그림 3-8. 혀의 훈련. a, 혀끝의 힘. b, 혀 중앙의 힘. c, 혀 후방의 힘. d, 혀 전체를 거상하는 힘.

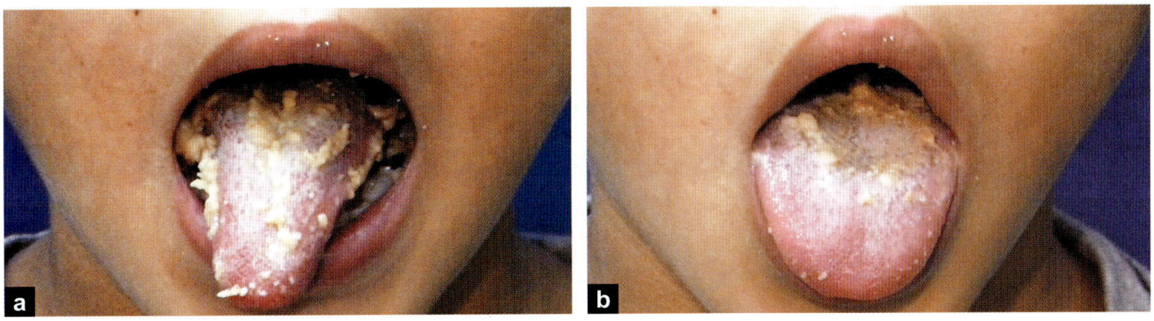

그림 3-9. 적당량을 베어 먹는 것이 아니라 많은 양의 음식을 입에 넣으면, 저작이 불완전하여 바르게 연하할 수 없다. **a,** 식괴 형성이 안 된다. **b,** 설배에 남아 있다.

혀 거상이 가능하게 되면 음식으로 실습을 합니다. 확실히 혀가 구개에 거상되어 식괴를 후방으로 보내면서 연하하기 위해서는 혀끝, 혀 중간, 혀 후방부가 들려 올라가 구개를 누르는 힘이 길러져야 합니다(그림 3-9).

4) 섭식·저작·연하를 리드미컬하게 한다

여러 가지 음식을 이용하여 올바른 섭식·저작·연하 패턴을 습득하도록 합니다. 입술을 다문 채 구륜근을 긴장시키지 않고 부드럽게 연하할 수 있게 하는 것이 필요합니다(그림 3-10).

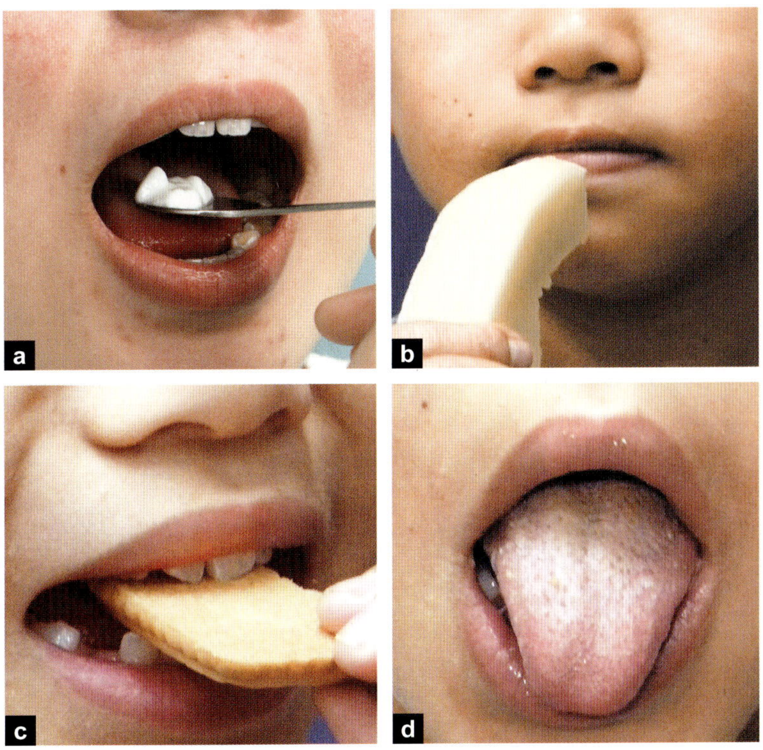

그림 3-10. a~c순으로 연습하고, 설배에 남지 않도록(d) 훈련을 한다. **a,** 부드러운 음식. **b,** 수분이 있는 음식(사과). **c,** 건조한 음식(크래커). **d,** 설배에 남지 않았다.

♣

먹는 방법을 잘 관찰하여 그 정보를 환자 및 보호자와 공유하면서 MFT를 하면, 구강기능의 문제점을 몸으로 느낄 수 있고 환자의 의욕을 높일 수 있습니다. 또한 무의식중에 하고 있는 잘못된 섭취법을 보호자가 인식하게 되어 소아의 MFT를 지원함으로써 기능개선을 용이하게 합니다. MFT로 습득한 구강근기능의 올바른 움직임이나 자세위가 습관화되면 그 효과는 더욱 높아지게 되어 아름다운 얼굴과 교합의 안정으로 이어집니다. 소아의 성장을 도와주면서 MFT에 의한 올바른 섭식·저작·연하의 습관화가 익숙해지게 됩니다. MFT는 소아의 구강기능을 향상시키는 데 중요한 역할을 한다고 할 것입니다.

One Point Advice

소아의 MFT에서는 이유식을 통해 습득된 섭식의 기본적인 움직임을 더욱 고차원적인 기능으로 바꾸기 위해서는 구강근기능의 조화가 필요하다. 이때 구강 습관, 부정교합에의 대응, 구순력, 혀의 거상력, 저작력 등 구강주위근의 문제에 대응하여 지도가 집중되는 경향이 있다. 그러나 이러한 지도에 대해 지도자는 환자나 보호자에게 지도 시에 충분한 배려가 필요하다. 왜냐하면 구강기능을 높이는 대응법은 잘 맛보고 잘 먹기 위한 것이기 때문에, '음식의 즐거움'을 함께하는 것이 중요하다. 일본치과위생사회 등에서도 '바른 식생활 추진 선언'이 나오는 등 바른 식생활과 치과의 관련성을 명확하게 하여 적극적인 대처를 하고 있다. 이를 바탕으로 MFT 중에 먹는 방법을 발달시킨다는 점을 지도 시 포인트로 두는 것이 중요하다.

CASE PRESENTATION

증례 1

혼합 치열기 전기의 반대교합 — 혀 돌출과 저작기능 개선으로 하악위가 안정된 증례

증례 개요

환아는 6세 3개월의 남자아이이다. 반대교합을 주소로 내원하였다(그림 1). 측면두부 X선규격 사진이나 모형 등에 의해 형태적인 검사에서는 골격적인 반대교합의 요인은 보이지 않았지만, 초진 시의 사진에서 보이는 것처럼(그림 2) 혀를 전방으로 내미는 습관에 의한 기능적인 반대교합으로 진단하였다. 보호자는 환아가 소리를 내며 먹는 것이 신경 쓰인다고 하였다. 구강기능검사를 실시하고 MFT 지도를 시작하였다.

구강기능검사

비디오 촬영을 하고 섭식·연하 시, 발음 시, 안정 시의 구강기능 상태를 기록하는 검사를 시행하였다. 혀의 위치는 저위이고, 혀 돌출 패턴은 하악 전방 돌출형이다. 설소대가 짧아 구개에 거상하는 것이 안 되고, 컵 모양이다(그림 3). 음식을 먹을 때 한입의 양이 많고, 입을 벌린 채 소리를 내며 턱을 크게 개폐하면서 먹었다. 또한 저작 중의 식괴는 전방부나 설배에 퍼져 구치교합면으로 저작할 수 없었다. 연하 시에는 혀가 전방으로 돌출하고, 발음 시에도 혀 돌출을 보였다.

지도목표

- 혀 거상과 바른 혀 위치의 획득과 습관화
- 섭식·연하 기능의 육성과 올바르게 먹는 방법의 습관화

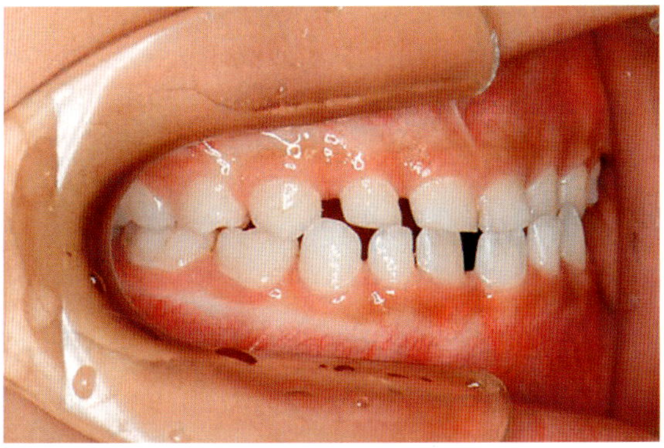

그림 1. 초진 시의 구강 내.

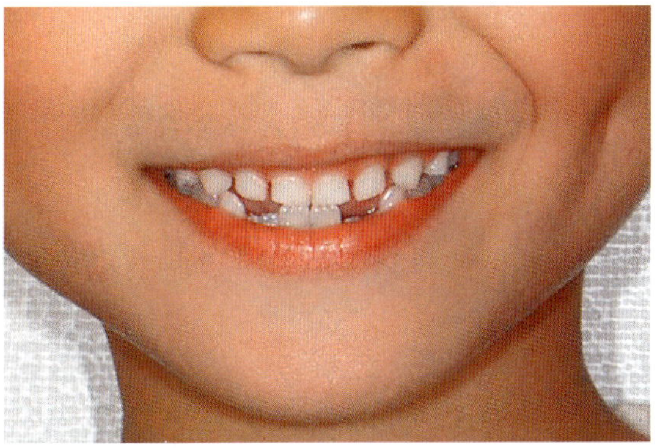

그림 2. 초진 시의 입 모습.

MFT 훈련의 경과

① **설첨과 혀 중앙의 저항력 강화:** 혀를 거상하면 설첨이 둥글게 되기 때문에, 설첨과 혀 중앙의 저항력을 강화시킨 후 혀 전체를 구개에 붙이는 지도를 하였다. 그 후 설소대의 신전과 혀의 근육강화를 지도하였다.

② **저작 연습:** 입을 벌리고 먹는 것에 대해서는 입술을 다문 채 껌을 최후방 구치부인 제1대구치에 올려놓고, 좌우 번갈아가며 같은 부위로 저작을 지속할 수 있도록 첫 회 훈련을 진행하였다.

③ **연하 연습:** 다음에는 설배 전체가 거상되는 것을 확인한 후, 물을 흘리지 않게 주의하면서 설배에 가두고 연하시킴으로써 혀를 더욱 강화시키도록 하였다. 다음으로 요구르트를 사용하여 연하 연습을 추가하여 설배의 요구르트를 남김없이 모두 삼킬 수 있도록 연하 연습을 추가로 지시하였다. 환아의 미각과 시각을 사용하여 올바른 연하의 감각 및 혀 전체를 구개에 붙이는 힘을 강화하는 것을 의식하도록 지도하였다. 영구전치의 교체 후에는 사과 등을 소량씩 씹어 먹는 것, 입술을 다물고 구치로 씹어 바르게 연하하는 것을 지도하였다.

④ **습관화:** 일상의 식사나 간식 시간도 훈련으로 습득한 올바른 움직임을 의식하면서 먹도록 하였다. 환아와 보호자에게는 훈련을 몇 번 하는지, 몇 개월 하는지가 아니라 일상에서 습관을 개선해 나가는 것을 강조하면서 지도를 실시하였다.

결과 및 고찰

포핑(popping) 등 혀 거상훈련을 소아의 MFT에 쉽게 도입할 수 있다. 하지만 설첨이 컵 모양이 되어 설소대 단축을 보이는 증례의 경우, 설첨과 설배 중앙의 저항력을 높여 혀 전체를 구개에 평탄하게 붙게 하는 것을 우선적으로 지도함으로써 설소대의 신전을 더욱 효과적으로 실시할 수 있다고 생각한다. 또한 설배 전체의 거상은 개구 시에 하악을 전방으로 내밀면서 움직이거나, 혀가 밑으로 내려가 전하방으로 혀가 돌출하는 움직임(under thrust)을 방지하는 효과도 있다(그림 4).

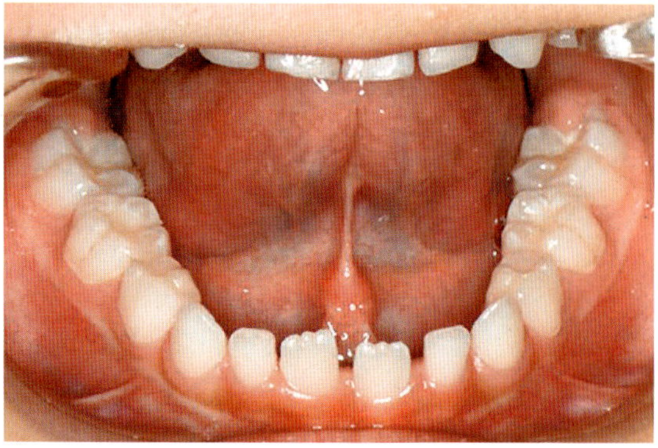

그림 3. 설첨이 둥글게 되어 구개에 붙일 수 없다.

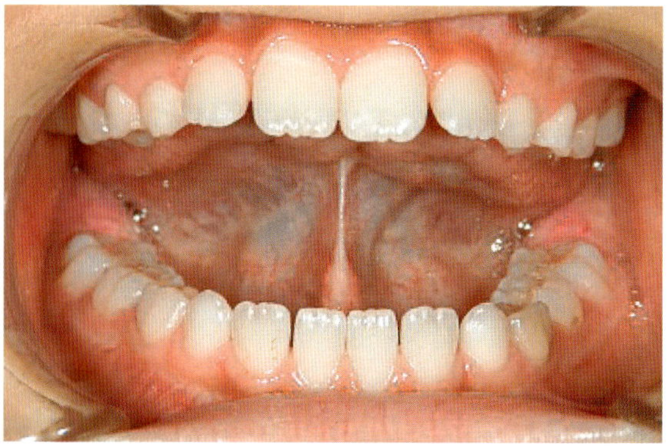

그림 4. 2년 11개월 후 경과 관찰 중. 하악이 좌우, 전방으로 움직이지 않으면서 설배 전체를 거상할 수 있다.

그 밖에 좌우 균형 있게 구치로 저작하는 것과 올바르게 연하하는 구강기능을 높임으로써, 전방 및 좌우로 불안정한 하악위가 안정되어 기능적인 반대교합과 개교증상의 개선에도 효과가 있어 교합의 안정화를 도모할 수 있었다(그림 5~9).

MFT를 근기능 훈련을 위해 하는 것이 아니라, 일상에서 무의식적으로 하는 구강 습관이나 먹는 방법과 관련된 지도를 함으로써 환아의 구강근기능을 육성하고 개선하는 것이 가능하다고 여겨진다(그림 10).

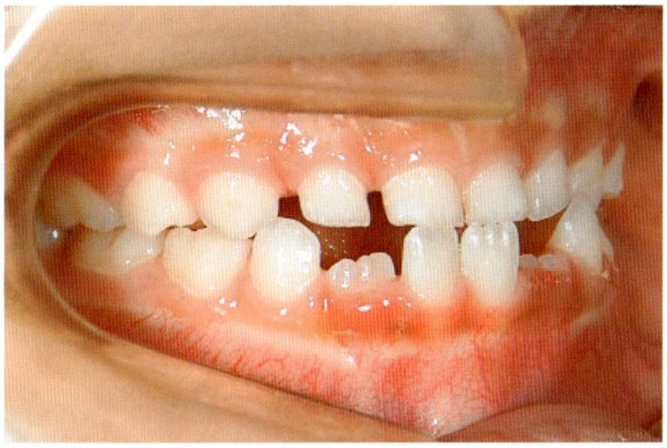

그림 5. 6세 6개월, MFT 개시.

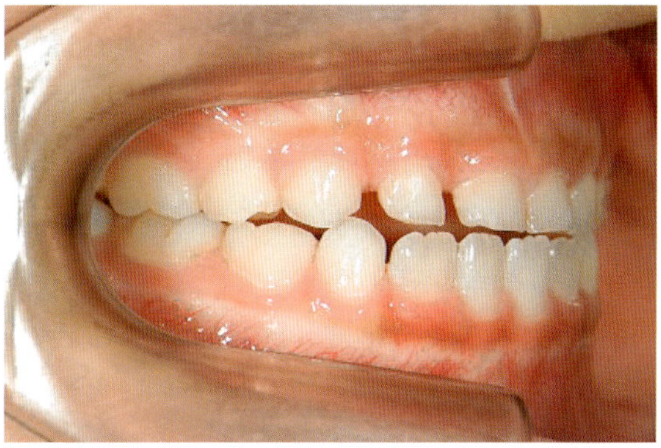

그림 6. 5개월 후. 입술과 혀의 바른 자세위가 얻어졌다.

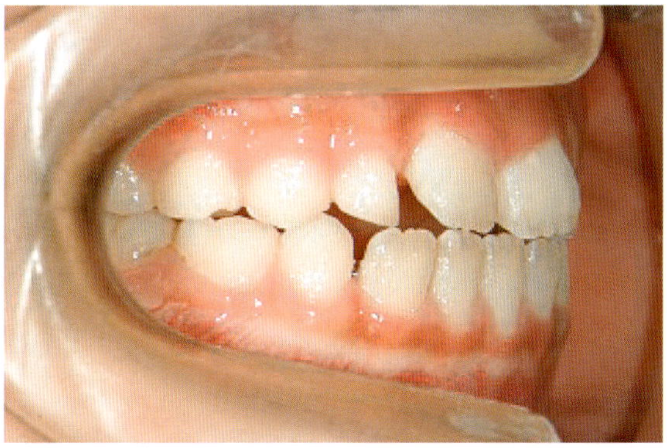

그림 7. 1년 4개월 후(정기검진에서 습관화 점검).

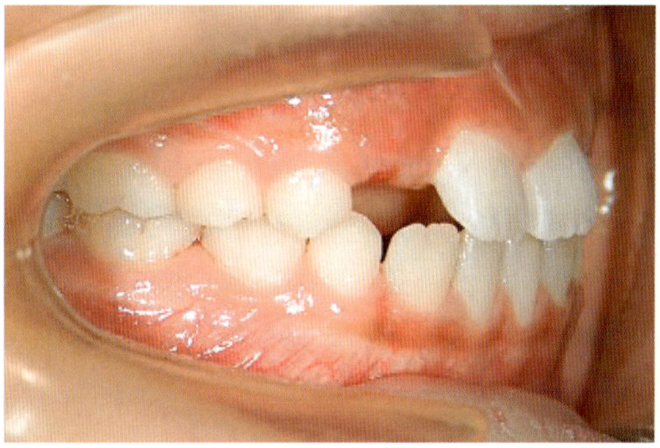

그림 8. 1년 11개월 후 경과 관찰 중. 전치부 피개가 개선되고 있다.

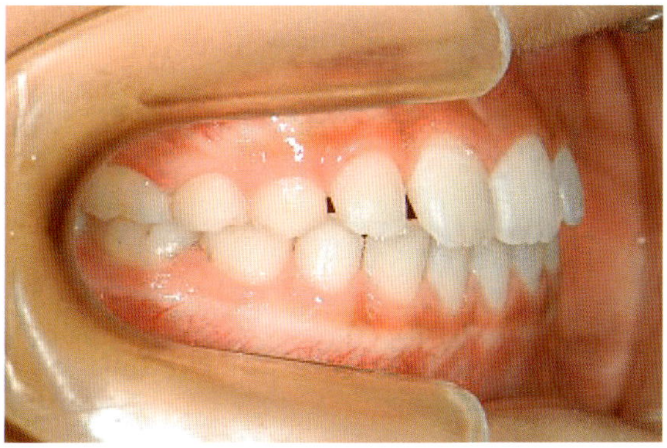

그림 9. 2년 11개월 후 경과 관찰 중. 치열의 상태는 양호하다.

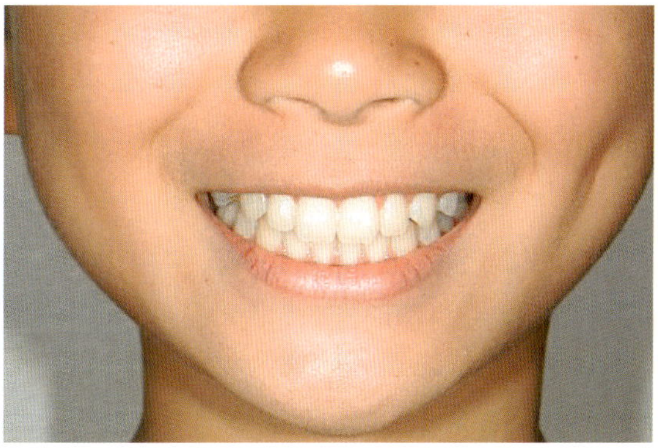

그림 10. 4년 11개월 후. 구강주위근의 기능이 안정되어 있다.

바른 식생활 교육 기본법의 확대 시행 결과

제 4 장

모테키 에츠코(Motegi Etsuko)
도쿄 치과대학 치과교정학 강좌
치과 의사

밀라노 만국박람회

세계 148개국이 참가한 밀라노 국제박람회(EXPO Milano: 2015. 5. 1.~10. 31.)가 '지구에 식량을, 생명에 에너지를(Feeding the Planet, Energy For Life)'이라는 테마로 개최되었습니다. 음식을 테마로 하는 것은 처음으로 여러 나라의 요리가 제공되면서 연일 활기차게 진행되었습니다.

서브 테마에 눈을 돌려 보면, '1. 식량의 안전, 보전, 품질을 위한 과학기술', '2. 농업과 생물 다양성을 위한 과학기술', '3. 농업음식 서플라이 체인의 혁신', '4. 바른 식생활 교육', '5. 보다 좋은 생활양식을 위한 식사', '6. 음식과 문화', '7. 음식의 협력과 개발'이라는 점에서 바른 식생활 교육이 거론되고 있다는 것이 경이롭습니다.

일본관에서는 내각부의 바른식생활교육추진회의 평가전문위원회 좌장을 맡고 있는 하토리 유키오(Hattori Yukio: 쿠베 학원 이사장)씨가 세계에서 유례를 찾아볼 수 없는 법률인 '바른 식생활 교육 기본법'이 2005년에 시행된 것을 소개하며, "바른 식생활 교육이란 살아가는 것의 기본이며, 지육·덕육·체육의 기초가 되어야 할 것"이라고 설명하였습니다. 이것은 메이지 시대의 의사 이시즈카 사현의 말이 기본이 되고 있습니다. 이 장에서는 만국박람회에서 거론된 바른 식생활 교육에 관하여 국가, 지방, 가정 등 각각의 치과적 대처에 대해 설명하고자 합니다.

바른 식생활 교육의 일본의 도입과 치과에서의 전개

'바른 식생활 교육 기본법'은 2008년의 초·중학교에서 하는 학습지도요령을 개정하여 총칙에 '학교에서의 바른 식생활 교육의 추진'이 포함되었습니다. 하지만 이것에 앞서 일본학교치과의회는 2007년에 '바른 식생활 교육'의 전개 일환으로 치과 관계자를 위한 '바른 식생활 교육 추진지원 가이드'를 작성하였습니다(그림 4-1~4-4). 여기에는 초등학교 저학년부터 중·고등학생까지 성장에 맞추어 먹는 것에 대한 주의사항이 씌어 있습니다. 음식에 관한 사항이 대부분인 바른 식생활 교육 기본법은 치과가 독자적으로 어필한 것으로서 우리에게 중요한 사항이라고 여겨집니다. 이 중에는 MFT의 포인트 중 하나인 '정상적인 비호흡(nasal respiration)을 기본으로 하여 입을 다물고 먹는다'라는 내용이 들어 있습니다(그림 4-5).

보건교육·지역연계·급식에서의 바른 식생활 교육 지도 (전치 교체 및 6세 구치의 맹출에 맞는 식사방법을 배우자.)
1) 치아 교체의 체험을 통해서 먹는 방법을 지도 – 전치가 바뀌는 시기는 확실히 입술을 다물고 먹자. – 전치가 다 나오면 전치로 베어 먹자. – 유치 안쪽에 있는 어금니를 확실히 닦자. 2) 먹는 것으로부터 평생 건강한 생활을 배울 수 있도록 아이들에게 먹는 법을 지도 – 전치가 생길 때부터 전치의 역할을 통해 몸의 역할에 대해 배우자. – 잘 씹어 먹는 방법과 맛은 관련성이 있으므로 맛있게 먹는 방법을 배우자. – 오감이 채워지는 먹는 방법을 배우자.

그림 4-1. 일본학교치과의회에서 제창하는 초등학교 저학년의 과제 내용. 먹는 힘(저작능력)의 육성과 맛있게 먹는 것을 지도. '학령기' 바른 식생활 교육 추진 장소: 초등학교, 가정

보건교육·지역연계·급식에서의 바른 식생활 교육 지도 (어금니 교체에 따라 먹는 방법을 배우자.)
1) 치아 교체의 체험을 통해서 먹는 방법 지도 – 어금니가 교체되는 시기는 입술을 꼭 다물고 뺨 안쪽에 음식이 남지 않도록 하자. – 맞물리기 전 시기의 치아는 지저분해지기 쉬우므로 잘 닦도록 하자. – 어금니 교체 시기에는 씹는 횟수를 늘려서 먹도록 하자. 2) 먹는 방법을 학습하여 평생 건강한 생활만 생각할 수 있도록 아동을 지도 – 빨리 먹는 방법과 비만은 관련성이 있으므로 건강하게 먹는 법을 배우자. – 교체되는 치아를 통해 치아의 기능 차이에 대해 배우자. – 오감이 채워지는 먹는 방법을 배우자.

그림 4-2. 일본학교치과의회에서 제창하는 초등학교 중학년의 과제 내용. '학령기' 바른 식생활 교육 추진 장소: 초등학교, 가정

보건교육·지역연계에서의 바른 식생활 교육 지도 (영구치열에 따라 먹는 방법을 배우자.)
1) 어금니(제2대구치)의 맹출에 따른 저작능력의 향상을 위한 먹는 방법 지도 – 좌우의 어금니를 사용하여 잘 씹어서 먹자. – 씹는 힘이 큰 어금니를 청결하게 유지하고, 천천히 씹어 먹자. 2) 먹는 방법을 학습하여 평생 건강한 생활만 생각할 수 있도록 아동을 지도 – 빨리 먹는 방법과 비만은 관련성이 있으므로 건강하게 먹는 법을 배우자. – 저작을 돕는 타액의 역할을 알고, 건강하게 먹는 방법을 배우자. – 오감이 채워지는 먹는 방법을 배우자.

그림 4-3. 일본학교치과의회에서 제창하는 초등학교 고학년의 과제 내용. '학령기' 바른 식생활 교육 추진 장소: 초등학교, 가정

보건교육·지역연계에서의 바른 식생활 교육 지도 (식사의 기능을 의식하면서 먹도록 하자.)
1) 좌우 어금니를 사용하여 잘 씹어서 먹자. – 씹는 힘이 큰 어금니를 청결하게 유지하고 천천히 씹어 먹자. 2) 먹는 방법을 학습하여 평생 건강한 생활만 생각할 수 있도록 아동을 지도 – 빨리 먹는 방법과 비만은 관련성이 있으므로 건강하게 먹는 법을 배우자. – 저작을 돕는 타액의 역할을 알고, 건강하게 먹는 방법을 배우자. – 오감이 채워지는 먹는 방법을 배우자.

그림 4-4. 일본학교치과의회에서 제창하는 중·고교생의 과제 내용. '학령기' 바른 식생활 교육 추진 장소: 중학교, 고등학교, 가정

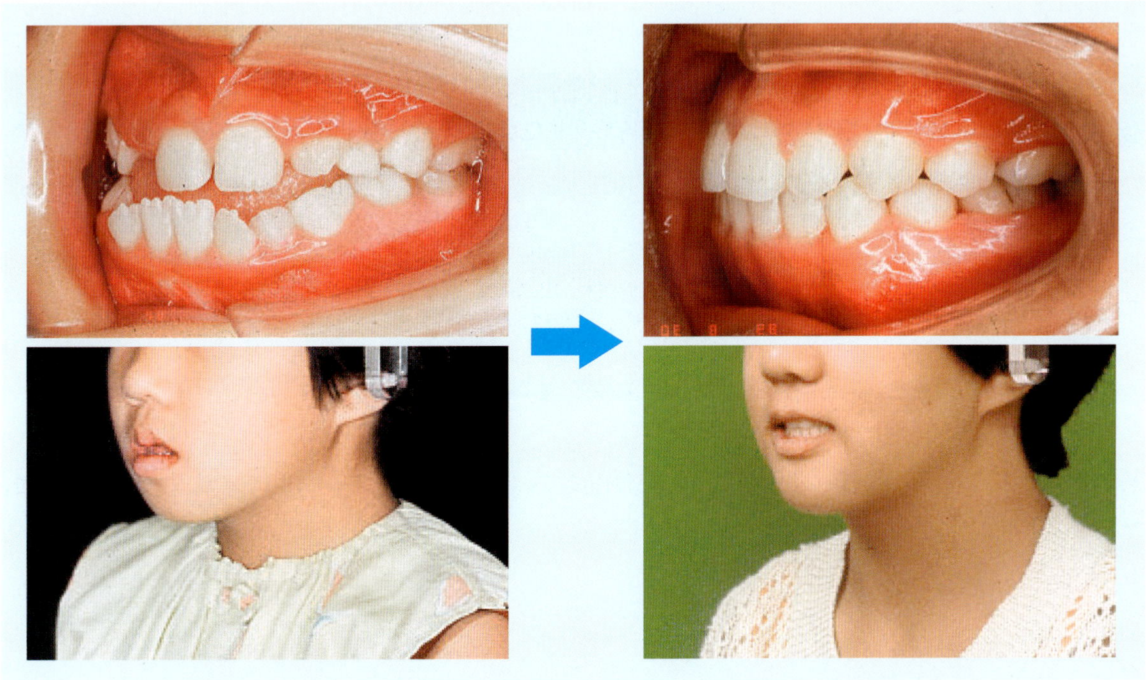

그림 4-5. 좌: 치료 전, 혀 습관에 의한 하악 전돌. 우: 영구치로 동적 치료 종료 시(14세).

그러나 '학교에서의 바른 식생활 교육 추진'으로 특히 힘을 쏟고 있는 것은 2009년 개정된 '학교급식법'으로서 학교급식의 목적으로 자리매김되고 있으며, 영양교사가 학교급식을 활용해 식사 지도를 합니다. 당초 300명 정도였던 영양교사는 2015년 4월 1일 현재 5,356명으로 배치율이 약 40%가 되었습니다. 이 영양교사들은 단순히 먹는 것에 대한 지도만 하는 것이 아니라 도덕, 보건체육 등에서도 담임에 가깝게 폭넓은 임무가 기대되고 있습니다. 바른 식생활 교육 분야에서 구강위생이나 저작, 연하 등 MFT의 지도는 오히려 치과위생사에게 맡기는 편이 임무의 명확한 효과를 기대할 수 있다고 여겨집니다.

더욱이 2014년도부터는 일본 문부과학성의 사업으로 '슈퍼 바른 식생활 교육 스쿨(SSS: 쓰리에스)'도 시작되었습니다. 슈퍼 바른 식생활 교육 스쿨이란 대학이나 기업, 지역과 제휴하여 과학적 시점도 가미된 바른 식생활 교육 프로그램입니다. 전국 42개교가 선출되어 학교에서의 바른 식생활 교육에 충실하기 위한 유관 기관 및 단체와의 연계에 의한 바른 식생활 교육 모델 실천 프로그램을 시작하였습니다. 이러한 분야에서도 반드시 치과의료 관계자의 적극적 참여가 바람직합니다.

바른 식생활 교육을 위한 지역에서의 도입 — '생애 바른 식생활 교육'부터 8020운동까지

2000년 9월, 후쿠이현 오바마시는 식사에 관해 전국 처음으로 '음식 마을 만들기 조례'를 제정하였습니다. 특별히 바른 식생활 교육에 관해서는 중요한 분야로서 조례로 자리매김하여 '생애 바른 식생활 교육'이라는 이념을 제창, 라이프 스테이지에 맞춘 바른 식생활 교육 사업을 많이 실시하였습니다. 최근에는 바른 식생활 교육 기본법의 전문에 어린이뿐만 아니라 모든 연령층을 대상으로 한다는 것이 명시되었습니다. 2008년판 "바른 식생활 교육 백서"에서는 '8020운동의 실천'이라는 구절도 더해져서, 명실상부하게 동시에 전 연령층에 대한 법률이라는 것을 나타냈습니다.

필자들이 조사한 8020개 달성자의 대부분은 좋은 교합이었습니다. 일례로 84세에 치아가 28개인 남성을 소개합니다(그림 4-6~4-8). 교합은 1치 대 2치의 Ⅰ급 관계를 나타내고, 오버바이트, 오버젯 또한 문제가 없었습니다. 구순폐쇄, 비호흡은 양호합니다. 좋고 나쁘고의 문제가 아니라 무엇보다 잘 씹을 수 있고(그림 4-9), 기능적인 문제는 발견되지 않았습니다. 오랜 세월 동안 잘 씹은 결과로 구치는 현저하게 교모가 관찰된 동시에(그림 4-6), 교합은 전후좌우로 균형을 이루고 있었습니다(그림 4-7). 이 때문에 악골 형태는 나이가 들어 보이지 않았습니다. 치아가 많이 남아 있음에 따라 정상적인 저작기능이 유지됨과 동시에 악골 형태가 유지된 결과, 젊은 안모를 보였습니다(그림 4-8). 각 지역 치과의사회에서는 8020 달성자를 표창하는 기회가 되었고, 이렇게 8020 달성이 기능적·형태적·심미적인 호감을 추구하는 목표치가 되는 것은 말할 것도 없습니다.

가정에서의 바른 식생활 교육 도입과 치과 의사(전문가)의 역할

2001년, 가가와현의 초등학교 교장이었던 타케시타 카즈오 씨는 건강한 생활을 위한 시간을 되돌아볼 수 있도록 아이가 만드는 '도시락의 날'을 시작하였습니다. 아이에게 1년 동안 수차례 도시락을 만들

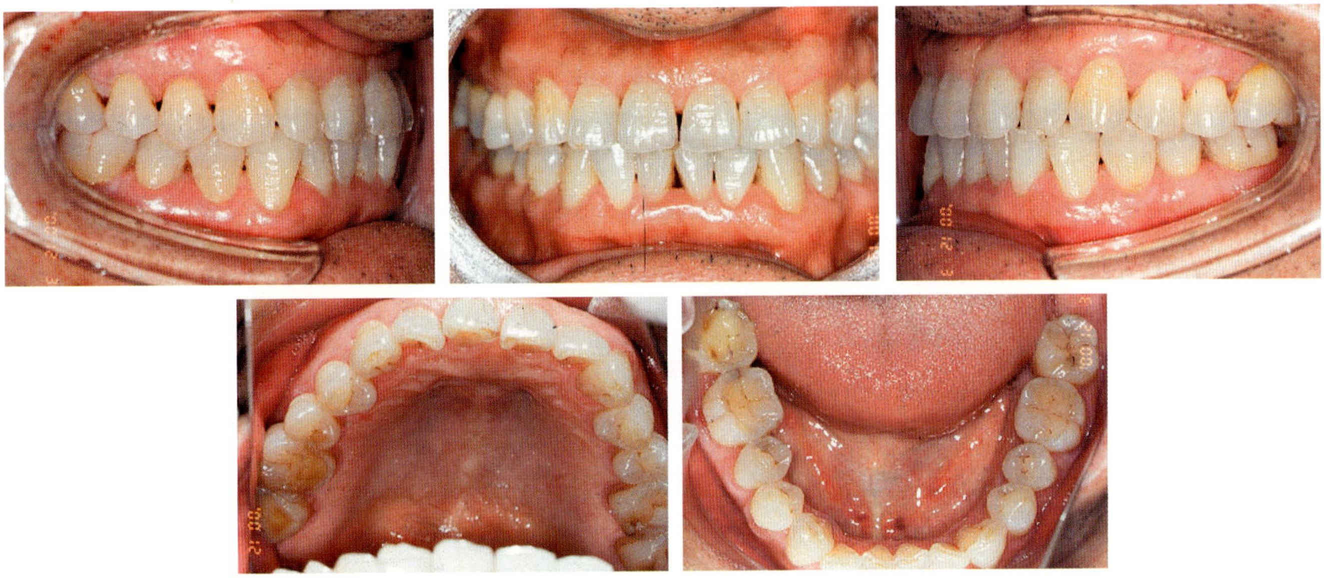

그림 4-6. 치아가 28개인 84세 남성, 8020 달성자의 예.

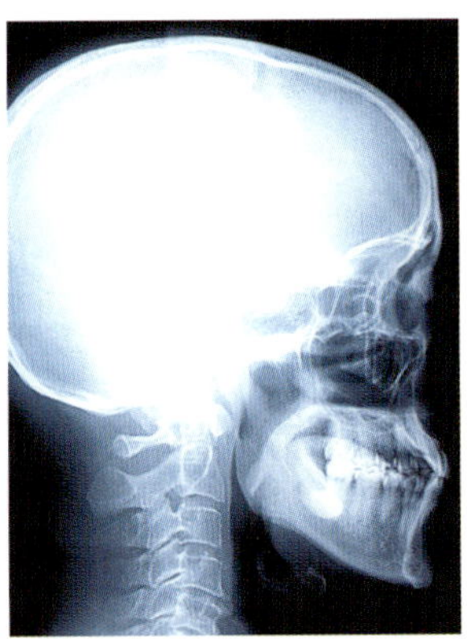

그림 4-7. 같은 사람의 두부 X선규격사진.

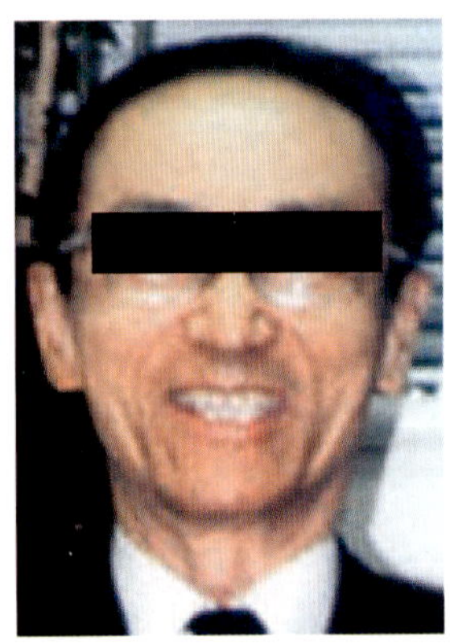

그림 4-8. 같은 사람의 안모 사진.

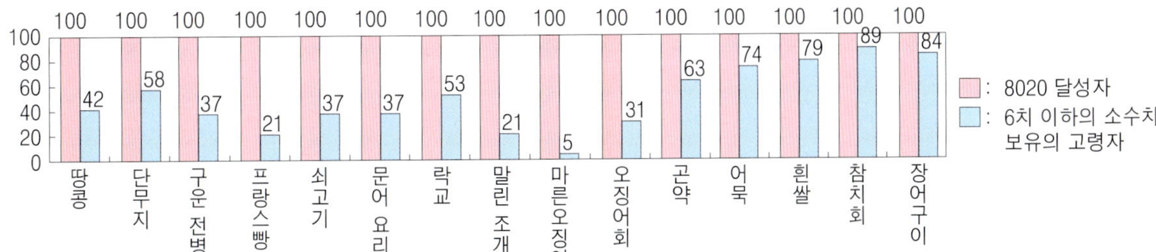

그림 4-9. 씹는 것이 가능한 음식은 무엇입니까? (복수응답)

어 학교에 가지고 오도록 하였습니다. 그 결과, '어머니는 항상 일찍 일어나주셨구나.'라는 감사와 '내가 만든 요리를 부모님도 좋아해주시는구나.'라는 것을 알게 되었고, 동시에 아이를 통해서 부모도 일을 하는 것이 의미 있다는 것을 새삼 느끼게 되었습니다.

더욱이 '도시락의 날' 응원 프로젝트에서는 전국의 중학교에 파견된 강사[조산사, 치과 의사(치과위생사: 필자 추가), 영양사 등]가 자신의 일을 하면서 도시락을 만드는 것의 중요성을 전하고 있는 것 같습니다. 치과 의사는 씹는 것의 중요함을, 영양사는 영양에 관한 이야기를 하며 치과의료 종사자들이 함께 참여하도록 표기되어 있습니다.

일본인들은 부드러운 것을 좋아하지만, '씹는 느낌이 좋은' 또는 '씹는 느낌이 있는' 식재료도 좋아합니다. 이것은 치아가 있어야 할 수 있는 재미있는 것으로, 이에 대한 적당한 표현이 영어에는 보이지 않습니다. 일본식이 선호되는 하나의 요인으로 이러한 다면성도 있지 않을까 싶습니다. 요리 연구가인 쿠리하라 하루미 씨가 2004년 그루만 세계요리본 대상을 수상하였지만, 식재료 그 자체를 살린 조리에 그 요인이 있었다고 여겨집니다.

♣

바른 식생활 교육 기본법의 확대로 치과 의사, 치과위생사의 활약이 기대된다고 설명하였습니다. 더욱더 인지도를 높이기 위해서 각 치과의원, 학교, 치과의사회, 시민강좌만이 아니라 여러 가지 적극적인 계몽활동이 필요할 것 같습니다.

혀 습관의 지도·개선

제 5 장

타카하시 미야코(Takahashi Miyako)
도쿄, 타카하시 교정치과 클리닉
치과위생사

타카하시 오사무(Takahashi Osamu)
도쿄, 타카하시 교정치과 클리닉
치과 의사

치열은 혀·입술·뺨 등 구강주위근으로부터 상당한 압력을 받고 있습니다. 저작·연하·발음 등의 구강 기능이 제대로 되지 않으면 치열에 미치는 근압의 균형이 깨지거나, 부정교합의 원인이 되거나, 교정치료가 재발되기도 합니다. 이러한 문제는 이전부터 '혀 습관'이나 '이상연하 습관' 등으로 불리며, 치과의료 종사자를 괴롭혀왔습니다.

MFT(구강근기능요법)는 구강기능을 개선함으로써 근압의 균형을 정돈하여 치열의 정상 형태를 유지하기 위한 환경을 만드는 것이 목적입니다(그림 5-1). 이 장에서는 MFT가 어떤 기능을 하는지, 또한 어떤 효과를 얻을 수 있는지에 대해 구체적으로 소개하고자 합니다.

MFT의 구성

MFT는 (1) 각각의 근육 훈련, (2) 저작·연하 훈련, (3) 구순과 혀의 자세위(평상시의 위치) 훈련 등 3가지 요소로 구성되어 있습니다. 또한 필요에 따라 발음·호흡·자세 등에 문제가 있는 경우에 추가적인 훈련이나 손가락 빨기, 손톱 깨물기 등의 구강 습관이나 턱 괴는 습관, 자는 자세 등 습관에 대한 지도를 합니다.

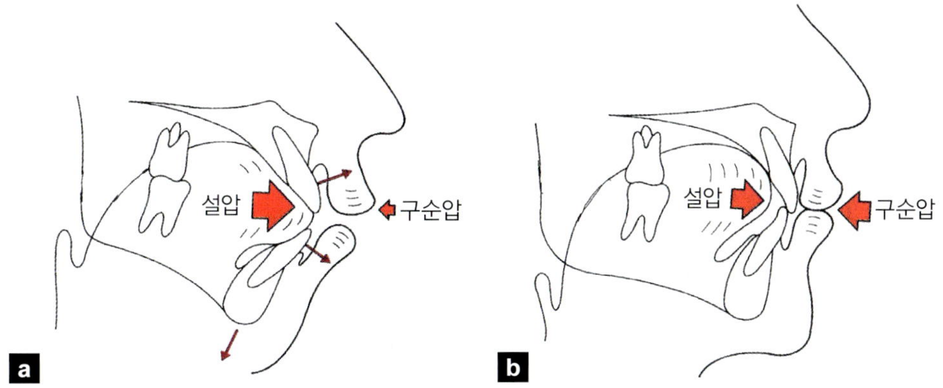

그림 5-1. a, 치열에 미치는 근압의 불균형이 치과적인 문제를 일으키게 한다. b, MFT는 치열의 정상적인 형태를 유지하기 위한 환경을 정비한다.

각 근육의 훈련에서는 혀, 입술, 연구개, 저작근 등 치열을 둘러싼 다양한 근육의 기능개선을 도모합니다. 이것은 근육의 힘을 강하게 하는 것뿐만 아니라, 과도하게 긴장된 근육을 이완시켜 전체적으로 조화로운 형태를 만드는 것이 목적입니다.

저작·연하 훈련에서는 이러한 기능 시에 치열에 미치는 구강주위근에서 나오는 근압의 적정화를 유도합니다. 구순과 혀의 자세위 훈련에서는 안정 시에 구강주위근의 압력이 치열에 악영향을 주지 않는 상태, 즉 (1) 구순은 이완된 상태로 폐쇄하고 비호흡을 하도록, (2) 혀는 이완된 상태로 상악에 잘 올라가 있고, (3) 상하의 치아가 연하 시 외에는 떨어져 있는 것을 목표로 합니다.

지도내용

MFT 지도는 2~4주마다 통원하여 실시합니다. 지도 시의 음성을 보이스레코더 등에 녹음하고, 가정에서 이 소리를 들으면서 매일 훈련을 이어서 계속합니다(그림 5-2). 구강기능의 기록에 비디오 촬영을 하는 것이 유용합니다(그림 5-3).

필요한 기재는 설압자(나무 재질의 스틱), 빨대, 이쑤시개, 코튼롤, 스프레이(물이 직선으로 나오는 것), 컵, 보이스레코더, 손거울, 워크북 등입니다(그림 5-4a~d).

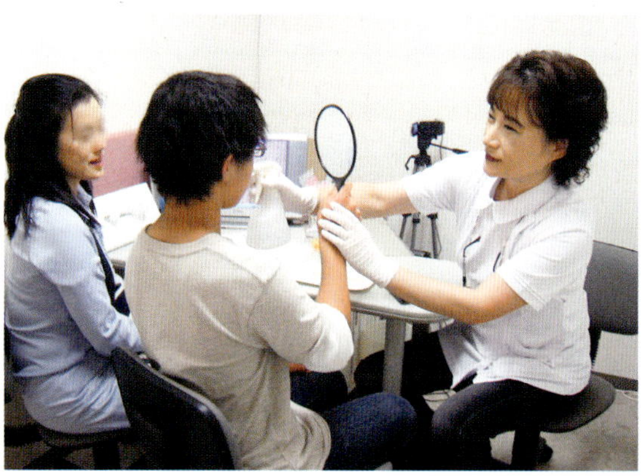

그림 5-2. 지도하는 모습. 가능한 독립된 공간을 확보하는 것이 바람직하다.

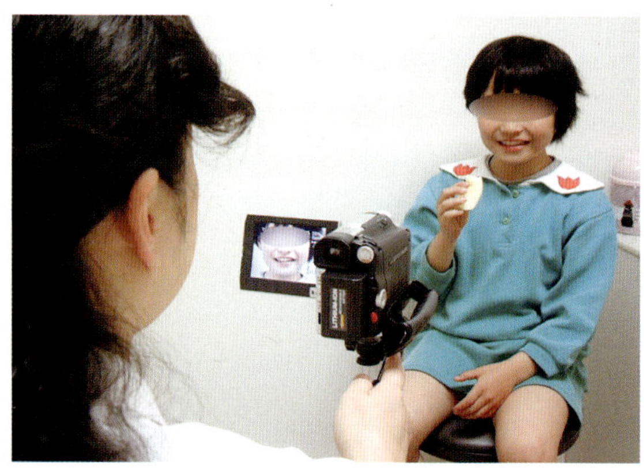

그림 5-3. 비디오 촬영은 구강근기능의 기록수단으로 유용하다.

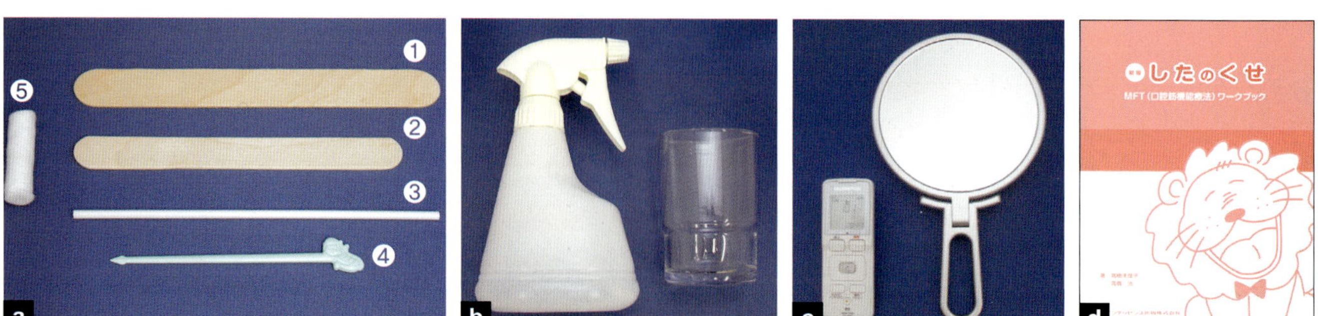

그림 5-4. MFT에 사용하는 기재. **a,** ① 설압자(대), ② 설압자(소), ③ 빨대, ④ 이쑤시개, ⑤ 코튼롤. **b,** 스프레이와 컵. **c,** 보이스레코더와 손거울. **d,** 워크북.

1. 각 근육훈련

1) 구순 훈련법

구순을 늘리는 훈련, 구순력의 강화훈련, 구순의 유연성 향상 훈련 등이 있습니다. 입을 크게 벌리고 하순을 집게손가락으로 눌러서 상순을 가능한 한 아래로 늘리는 훈련은, 이부의 과긴장을 개선하면서 구순의 폐쇄력을 기르는 데 도움이 됩니다(그림 5-5). 또한 집게손가락으로 상순을 눌러 내리는 것처럼 가볍게 문지르는 훈련은 구호흡자에게 자주 보이는, 짧고 들려 올라간 상순의 개선에 도움이 됩니다(그림 5-6).

2) 혀 훈련법

설첨부, 혀 중앙부, 혀 측방부 및 설근부의 강화훈련, 혀의 거상력이나 운동성을 높이는 훈련 등이 있습니다. 혀끝을 뾰족하게 하는 힘을 기르기 위해서는 혀를 곧게 전방으로 내밀어 얼굴 앞에 놓은 설압자를 누르게 합니다(그림 5-7).

또한 안정 시와 연하 시에 혀끝을 붙여놓는 장소를 기억하는 훈련도 있습니다. 이 장소는 상악 전치의

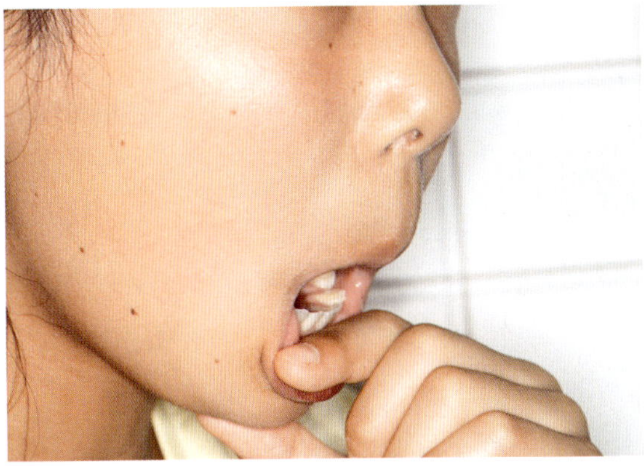

그림 5-5. 구순 훈련의 일례(입술 끌어당기기). 하순을 손가락으로 누르고 상순을 늘린다.

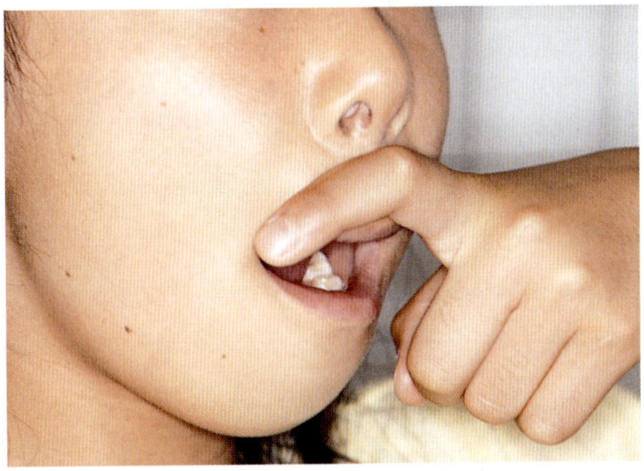

그림 5-6. 구순 훈련의 일례(입술 마사지). 상순을 손가락으로 늘린다.

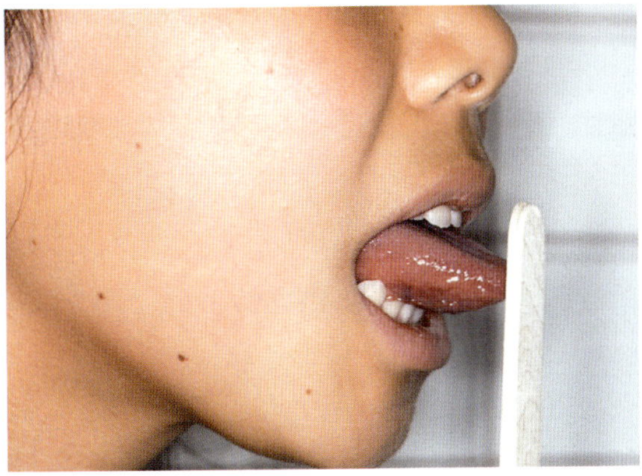

그림 5-7. 혀 훈련의 일례(끝부분). 혀를 뾰족하게 하고 설압자를 누른다.

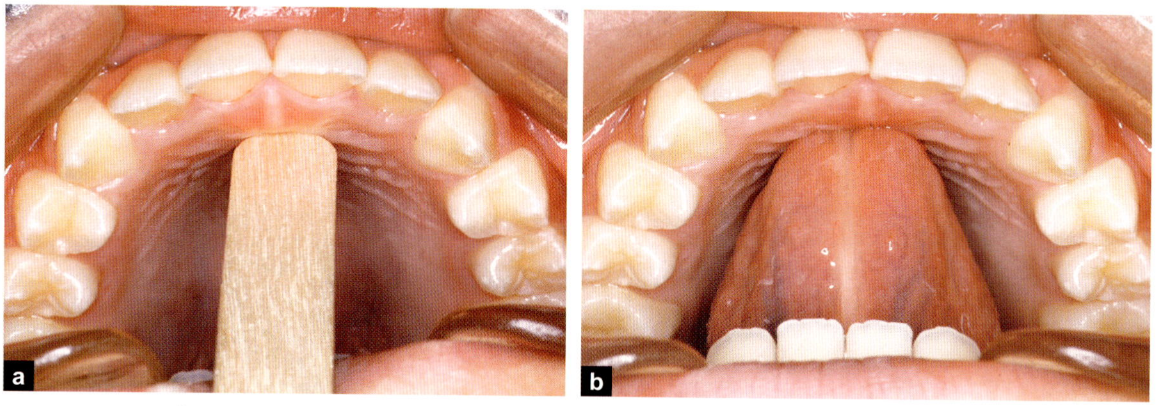

그림 5-8. a, b, 혀 훈련의 일례(스팟). '스팟'에 설압자와 혀의 선단을 번갈아 가져다 댄다.

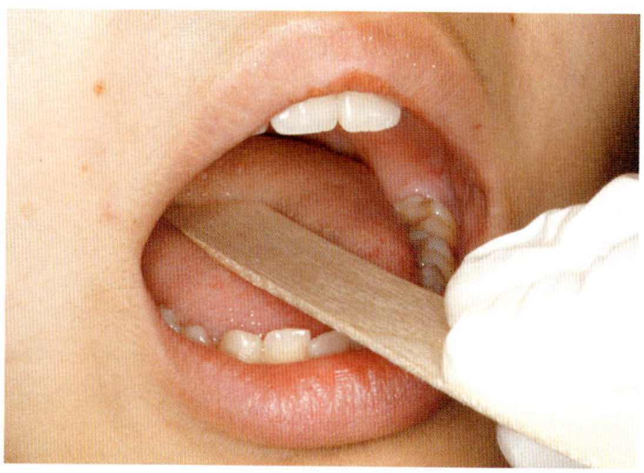

그림 5-9. 혀 훈련의 일례(미드포인트). 혀 중앙부를 설압자로 눌러 내린다.

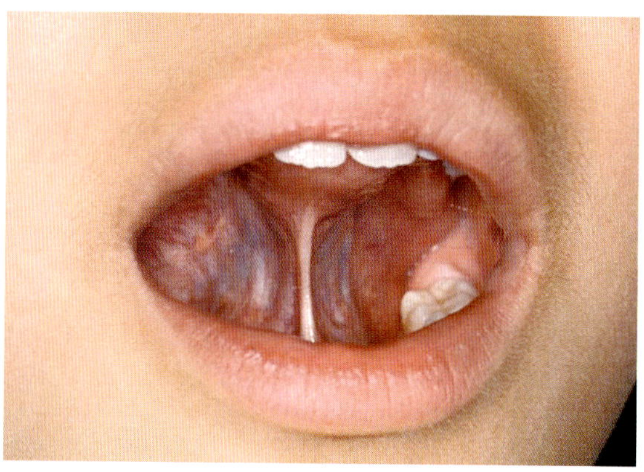

그림 5-10. 혀 훈련의 일례(포핑). 혀를 구개에 빨아올려서 설소대를 늘린 후, '딱' 하고 떨어뜨린다.

약간 후방으로 잇몸이 약간 올라와 있는 부분(절치유두부 부근)을 말하고, MFT에서는 '스팟'이라는 이름으로 불립니다. 방법으로는 스팟에 설압자(소)와 혀끝을 교대로 대고, 그 위치의 감각을 시각과 촉각으로 기억합니다(그림 5-8). 설압자를 혀 중앙부에 대고, 이것을 눌러 올리는 훈련은 혀 중앙부의 거상력 강화에 도움이 됩니다(그림 5-9). 혀 전체를 상악에 빨아올리고 입을 크게 벌려 혀 밑의 인대(설소대)를 충분히 늘리면서 '딱' 하고 혀를 떨어뜨리며 소리를 내는 훈련은, 혀 전체의 구개에의 거상력을 기르는 데 도움이 됩니다(그림 5-10). 그 밖에 타액을 모으는 혀의 기능을 강화하기 위해 혀 측방부로 구개 후방을 향해 비스듬하게 차는 것과 같이 '챗챗챗' 소리를 내는 훈련이나, 혀 후방부 및 연구개의 기능훈련에 도움이 되는 가글 연습 등도 합니다.

2. 저작·연하 훈련

물을 마시는 훈련으로는 스프레이로 입에 물을 넣으면서 입술을 다문 채 혀의 힘만으로 삼키는 방법이 있고, 빨대를 물어서 혀가 전방으로 미끄러지지 않도록 하는 방법도 있습니다(그림 5-11). 또한 컵으로 한 입씩 물을 마시는 연습도 있습니다(그림 5-12). 구체적으로는 자세를 바르게 하고 컵의 물을 입에 넣은 후, 혀끝을 '스팟'에 고정시키고 입술을 가볍게 다물어 어금니를 교합합니다. 그런 다음, 물을 설배와

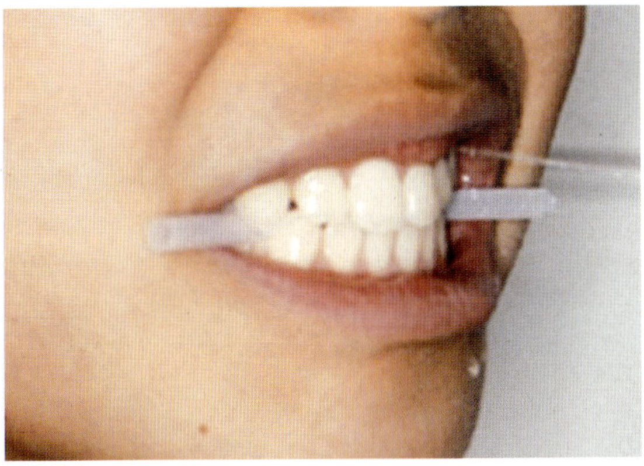

그림 5-11. 연하훈련의 일례(sucking swallow). 빨대를 물고 스프레이로 입에 물을 뿌려 넣은 후, 입술을 벌린 채 후방으로 끌어당겨 마신다.

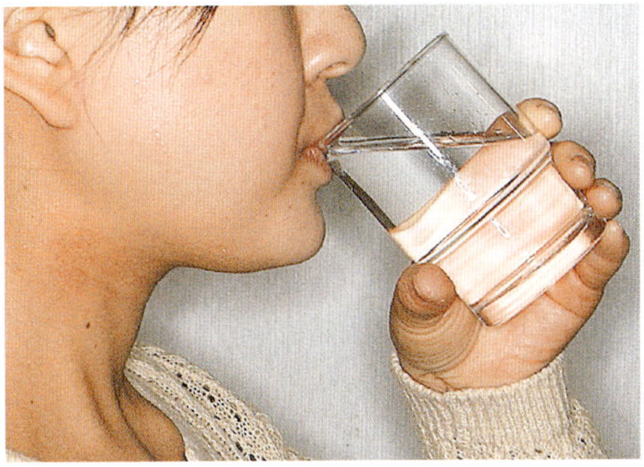

그림 5-12. 연하훈련의 일례(sip by sip). 자세를 바르게 하고 물을 입에 넣은 후, 설첨을 '스팟'에 위치시켜 입술을 가볍게 다문 채 구치를 교합하고, 물을 설배와 구개 사이에 모아 목을 이용해 삼킨다.

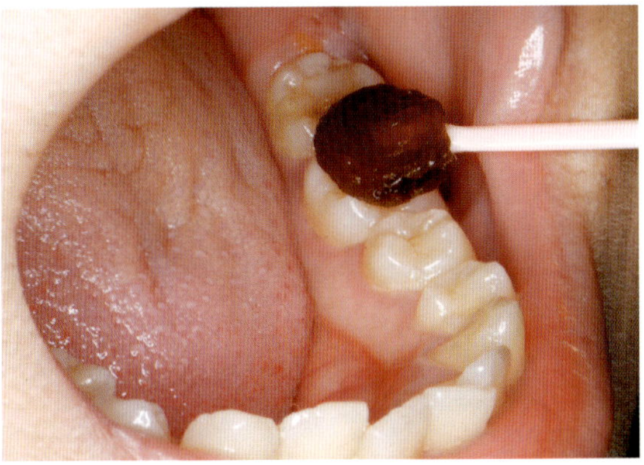

그림 5-13. 저작훈련의 일례(건포도). 대구치부 교합면에 둔 건포도가 전방으로 이동하지 않도록 주의해 저작하면서 삼킨다.

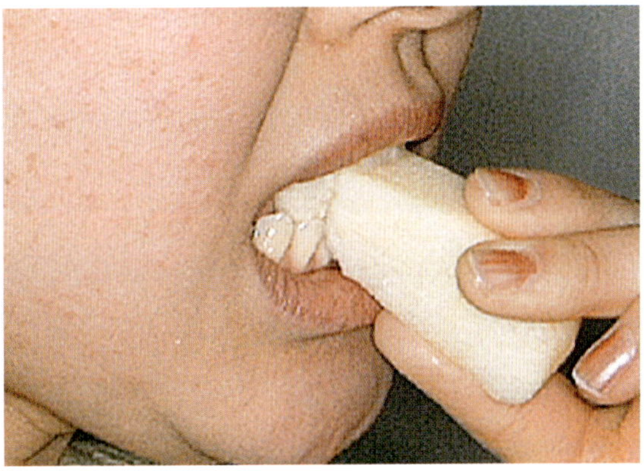

그림 5-14. 저작훈련의 일례(사과). 저작하면 수분이 나오는 식재료를 바르게 먹는 연습을 한다.

구개 사이에 모아 목을 이용해 삼키는 일련의 동작이 바르게 될 수 있도록 연습합니다.

먹는 훈련에서는 우선 건포도 등 작은 식재료를 사용하여 대구치부에서의 저작 훈련부터 시작하여(그림 5-13), 다음에는 통상적인 재료를 바르게 먹는 연습을 진행합니다. 구체적으로는 자세를 바르게 하고 음식을 한입 전치로 깨물어 입술을 다물고 비호흡을 하면서 대구치로 잘 씹어서 연하하는 것을 연습합니다. 사과처럼 먹으면 수분이 나오는 식재료(그림 5-14)나 크래커처럼 수분이 적어 타액과 섞은 후에 삼킬 필요가 있는 재료 등을 사용합니다(그림 5-15).

3. 입술과 혀 자세위 훈련

설첨을 스팟에 댄 채로 견치의 후방으로 빨대를 가볍게 물고, 혀가 떨어지지 않게 유지하면서 입술을 다무는 상태를 유지합니다(그림 5-16). 또한 물에 적신 코튼롤을 하순 안쪽에 넣고 설첨을 스팟에 붙인 채로 입술을 다무는 방법은 입술과 혀의 바른 자세위를 기억하기 위해 유용합니다.

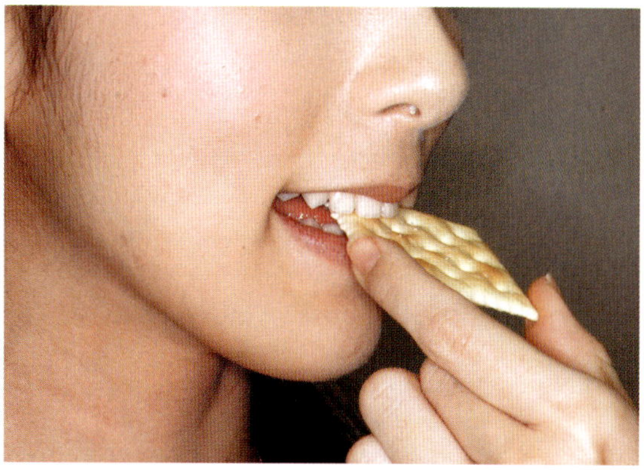

그림 5-15. 저작훈련의 일례(크래커). 저작 시에 타액과 섞어서 식괴를 형성할 필요가 있는 건조한 음식을 바르게 먹는 연습을 한다.

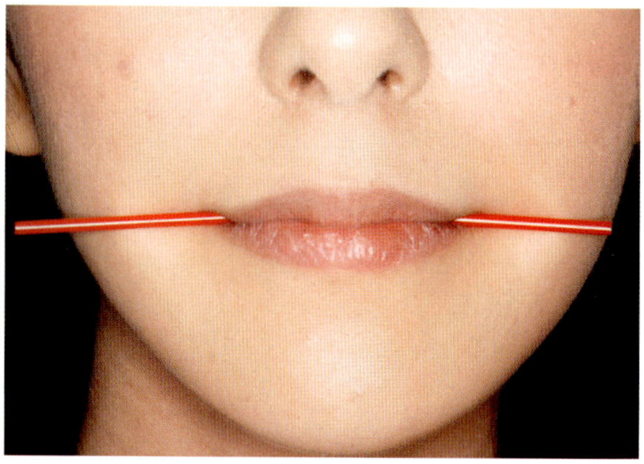

그림 5-16. 자세위 훈련의 일례(포스처). 설첨을 스팟에 대고, 견치의 후방에 빨대를 가볍게 문 채 혀가 떨어지지 않도록 지지하면서 구순을 다물고 있는 상태를 유지한다.

MFT의 효과

MFT에 의해 교정장치를 사용하지 않고 치열이 정상적으로 유도되는 경우가 있습니다. 그림 5-17은 8세 8개월의 남자아이로 초진 시에는 전치부 개교 증상을 보였습니다. 구호흡, 저위설, 입술을 벌린 채로 먹는 습관 등을 보이고 있었기 때문에, MFT를 시행하여 입술을 다물고 대구치부로 잘 씹어서 먹는 습관이 몸에 배어 기능의 개선에 따라 치열이 자연스럽게 개선되었습니다. 지도개시 후 2년 10개월에 올바른 저작·연하·발음·호흡의 습관화가 얻어졌으며, 치열·교합이 자연스럽게 개선되었습니다.

또한 교정치료와 MFT를 병용함으로써 치료 후 치열의 장기적인 안정성이 얻어지는 경우가 많습니다. 그림 5-18은 22세 4개월의 여성으로 개교, 총생, 입의 돌출감, 구호흡, 저위설 등을 보였습니다. MFT를 시행하는 것과 동시에 멀티브라켓 장치에 사용하여 교정치료를 실시한 결과, 치료개시 약 3년 후에 치열·교합이 개선되고 구강기능도 개선되었습니다. 안모의 비교에서도 치료 전에는 상순이 짧고 하순을 들어 올리는 것처럼 다물어 이부에 과긴장이 보였지만, 치료 후에는 상하 구순이 이완된 상태로 다물 수 있게 되었습니다. 교정치료 종료 후 15년이 넘도록 양호한 치열·교합이 유지되고 있습니다.

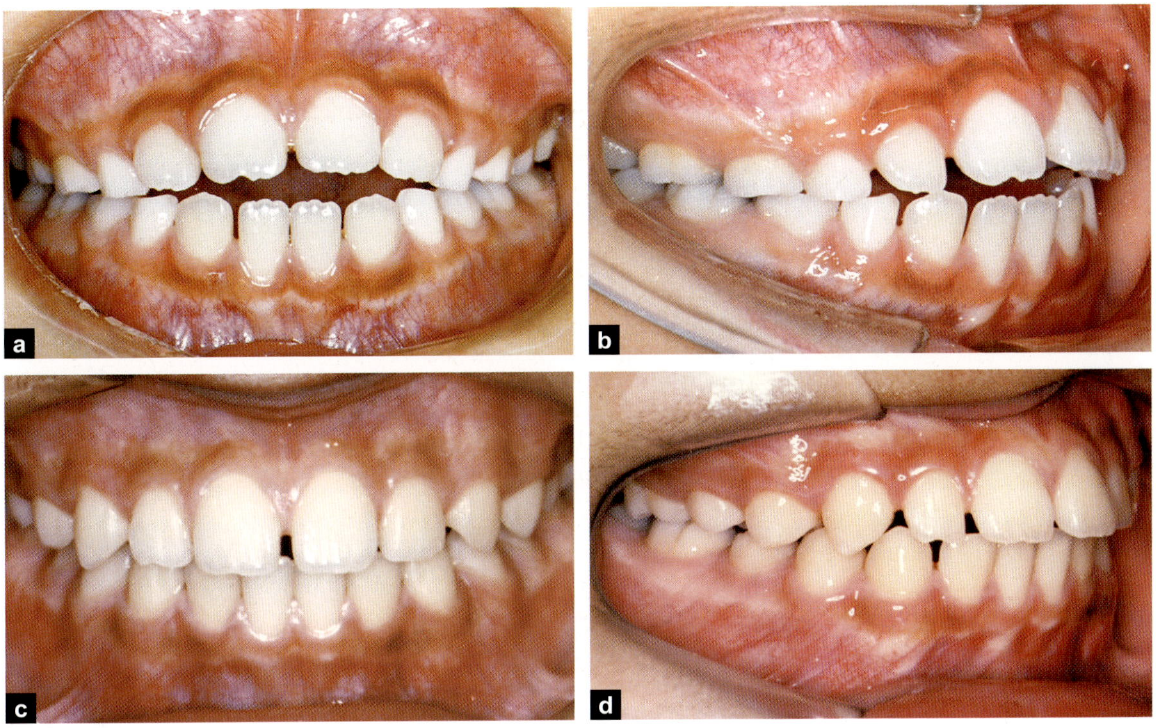

그림 5–17. MFT에 의한 치열의 변화. a, b, 초진 시의 교합상태, 정면과 우측 면. c, d, 초진에서 2년 10개월 경과 시 정면과 우측 면.

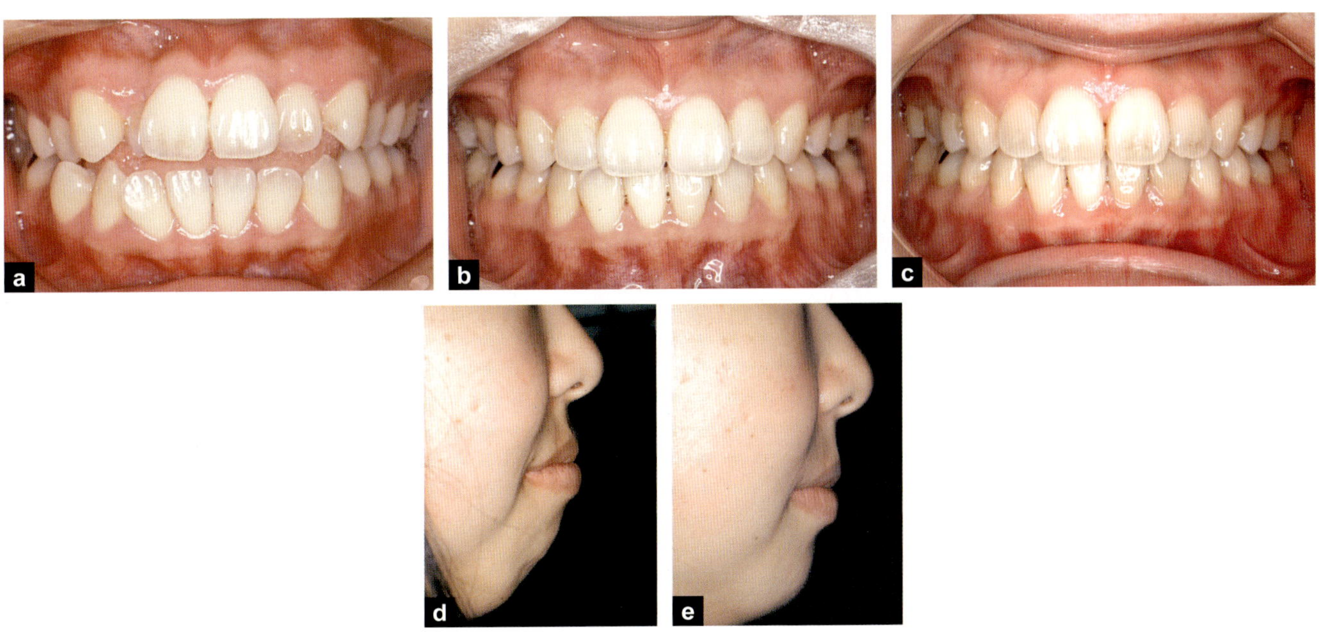

그림 5–18. 교정치료와 MFT의 병용. a, 초진 시 교합상태. b, 치료 종료 시 교합상태. c, 치료 종료 후 15년 3개월의 교합상태. d, 초진 시 측모. e, 치료 종료 시 측모.

COLUMN 1

북풍과 태양 -하드와 소프트의 관계-

1962~1970년경 혀의 습관이 있는 경우에는 해빗 브레이커(habit breaker)를 장착하였고, 손가락 빨기를 하는 경우에는 손가락에 쓴 약을 바르거나 손가락의 인상을 떠서 와이어로 손가락을 빨지 못하게 하는 장치를 만드는 등 대증요법이 주를 이루었다. MFT는 교정치과의 교과서에는 소개되고 있었지만 이론뿐이었고, 임상에서 혀나 구강주위근 훈련을 한다는 발상은 없었다. 1961~1962년경 full band technics이 일본에 도입되어 어떠한 부정교합이라도 고칠 수 있을 것으로 기대되었다. 그러나 전치부에 고무를 사용하여 개교증세가 개선되어도 장치 철거 후 혀 습관에 의해 재발되었다. 치열의 안정에는 혀나 구강주위근의 균형이 중요하다는 것을 통감한 기억이 있다. 당시 은사님이신 교수님으로부터, "연조직의 행동형에 관심을 가져라. 교정치과 의사가 모든 종류의 부정교합을 치료할 수 있을 것이라고 생각하는 것은 큰 착각이다. 치료 메카닉을 과신하지 말도록" 하라는 조언을 들은 적이 있다. "치아나 뼈와 근육이 줄다리기를 하면 근육이 이긴다." 즉 치열의 안정에는 '하드에 추가로 소프트와의 균형이 필요하다'는 것이다.

1960년대 후반에 미국에서는 언어요법사가 주체가 되어 근육을 훈련하는 구강근기능요법이 재탄생하였다. 1978년에는 Barret 선생님이 쓴 "Myofunctional Disorders"가 Mosby사에서 출판되었다. 이것이 기회로 연결되어 애리조나주 투손에서 개최된 MFT 강습회에 참석하였고, 그 후 Barrett 선생님이나 Zickefoose 선생님을 일본에 초대하여 강습회를 열게 되었다.

이솝 우화에 "북풍과 태양"이라는 이야기가 있다. 북풍과 태양이 여행자의 망토를 벗기기 위해 경쟁을 하는 내용이다. 북풍은 망토를 벗기기 위해 거센 바람을 일으키지만, 여행자는 오히려 망토를 단단히 여미고 만다. 반면 태양이 따뜻하게 비추어주자 여행자는 망토를 벗어던지게 되어 경쟁에서 이기게 된다.

혀 습관의 치료에서 해빗 브레이커와 교정장치는 북풍, MFT는 연조직을 훈련하는 태양에 비유될 수 있겠다. 최근 설압이나 구순압을 계측하는 장치가 개발되어 객관적으로 구강기능을 평가할 수 있게 되었다. 그러나 구강기능에 관한 정보를 얻기 위해서는 MFT 지도자에 의한 '주의 깊은 관찰'이 필요한 것은 두말할 필요도 없다.

(오노 교정 클리닉, 오노 토시히데)

MFT로 혀 훈련이 가능한가

제 6 장

타카하시 시게키(Takahashi Shigeki)
가나가와현, 타카하시 교정치과의원
치과 의사

MFT라는 말이 교정치과 분야에 많이 침투되어 있다고 생각합니다. 본원에서도 오랜 기간에 걸쳐 MFT를 시행하고 있지만, 'MFT의 T는 training이었지!'라고 생각할 정도로 MFT의 현장에서는 training의 일본어 번역인 '훈련'이라는 말이 딱 맞는 것 같습니다.

이 장의 제목인 'MFT로 혀 훈련이 가능한가'라는 질문에 필자의 임상경험으로 가능하다고 자신 있게 대답할 수 있습니다. 하지만 안타깝게도 그 증거는 없습니다. 증거가 없다는 것은 MFT가 궤도에 올라 있지 않은 진료소에서는 마이너스처럼 느껴질 수도 있습니다. 실제 지도를 해본 적이 없는 치과 의사가 더욱 그렇게 느끼는 것 같습니다.

'잘 지도하고 있는 걸까? 그리고 MFT가 효과가 없는 건 아닐까?……'라는 불안한 의심이 있지는 않은지요?

MFT 지도를 잘하는 것은 간단하지 않습니다. 환자의 협조도에 크게 의존하기 때문에 동기부여를 높이는 기술도 지도 시에 요구됩니다. 지도하는 입장에서 자신감 있게 지도하기 위해서는 이론적인 부분이 필요합니다.

전술한 것처럼 유감스럽게도 MFT의 증거는 없지만, 이 장에서는 MFT 훈련이 해부학적·생리학적으로 어떠한 배경이 있는지를 설명하고 싶습니다. MFT 지도현장에서 긍정적인 이미지를 얻는 데 도움이 되기를 바라고, 이후의 연구에도 도움이 되면 좋겠다고 생각합니다.

혀를 거상하는 근육

MFT에서 부딪치는 문제의 대부분은 '혀를 거상할 수 없다'가 아닐까요? 설소대단축증 환자의 경우, 짧은 설소대가 혀의 운동범위를 좁히고, 이에 따라 정상적인 기능이 방해를 받는 경우가 있습니다. 설소대신전술 후에도 지금까지 혀를 거상한 적이 없었기 때문에 설거상근을 잘 사용하지 못하고 의식하지 않으면 혀를 거상할 수 없는 경우가 있습니다. 또한 설소대가 정상이라도 혀를 거상할 수 없는 환자도 있습니다. 설소대신전술 전후의 훈련은 여러 가지 많이 있지만, 어떤 경우라도 혀를 상방으로 들어 올리는 근육을 잘 사용할 수 있도록 하는 것이 양호한 결과로 이어지는 것은 분명합니다.

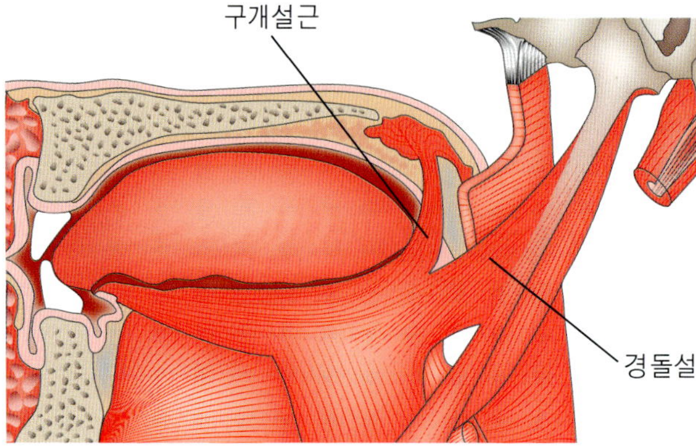

그림 6-1. 구개설근과 경돌설근.

혀를 직접 위로 들어 올리는 근육은 경돌설근과 구개설근의 2가지뿐입니다(그림 6-1). MFT로 하는 포핑(popping)이라는 연습은 설첨뿐만 아니라 혀 전체를 위로 들어 올리는 훈련입니다. 포핑 시에는 경돌설근과 구개설근이 어떻게 역할을 분담하여 혀 거상에 관여하는지를 알 수 없습니다. 그러나 이 2가지 근육이 함께 혀 후방부에 부착하기 때문에 이러한 근육만으로는 설첨부를 거상할 수 없습니다.

혀는 외부에서 혀에 부착하는 외설근(경돌설근, 구개설근도 그 일부)과 근육 덩어리로서 혀 자체인 내설근이 있습니다. 내설근 중 상종설근이 움직이지 않으면 설첨은 위로 올라가지 않습니다. 따라서 포핑은 외설근인 설거상근과 내설근이 협조하여 가능하게 되는 것입니다. 경험적으로는 거상에 관해서는 내설근보다도 외설근의 훈련이 어려운 것으로 보입니다.

혀 위치에 관련된 설근 활동

교정치료에서 안정 시 혀의 자세위 개선이 중시되는 것은, 이른바 기능 시(연하 등)와 비교하여 안정 시 치열에 가해지는 힘은 작지만 그 시간이 압도적으로 길기 때문에 안정 시 혀의 자세위가 나쁘면 더 큰 영향을 준다고[12,13] 여겨지기 때문입니다.

MFT의 정해진 훈련을 단계마다 시행함으로써 혀는 다양한 운동을 할 수 있게 되지만, 훈련에 의해서 안정 시 혀의 자세위를 개선하는 것이 가능할까요? 지도한 경험이 있는 분이라면 잘되는 환자와 잘 되지 않는 환자가 있다는 것을 경험했을 것이라고 생각합니다. 제 생각에는 안정 시 혀의 자세위 개선에는 '하악설반사', '혀와 저작근의 협조 운동', '호흡' 등 3가지가 연관되어 있다고 생각합니다. 그중에서도 하악설반사는 MFT와 깊은 관련이 있다고 여겨지며, 이것을 설명한 후에 MFT가 어떻게 안정 시 혀의 자세위 개선에 도움이 되는가 하는 가설을 설명하고 싶습니다.

하악설반사

사람에게는 '자세반사'라고 불리는 반사가 있고, 아래와 같이 정의되어 있습니다.

'동물이 이동할 때는 이동에 따른 중심 변화에 대해 자세를 조절하고 몸 중심의 안정을 유지할 필요가 있습니다. 자세조절은 피부, 근, 건, 관절에 있는 고유감각기, 내이, 눈 등으로부터 구심성 자극이 중추신경계에서 통합·처리되고, 그 결과, 두부·구간·사지의 상호 관계가 중심의 균형을 유지하도록 근긴장이 연속적으로 변화함으로써 행해집니다. 이와 같이 자세를 조절하는 기구가 넓은 의미의 자세반사(postural reflexes)입니다[15].'

여기서 중요한 것은 인간은 무의식적으로 균형을 잡고 걷는다는 것입니다. 이것이 얼마나 복잡한 컨트롤인가는 로봇의 직립보행이 어려운 것으로부터도 잘 알 수 있습니다. 복잡한 컨트롤이 무의식적·반사적으로 이루어지고 있다는 것은 생물의 대단한 점이라고 생각합니다. 사실은 혀에도 같은 혀의 자세를 제어하는 반사가 존재합니다. 이 반사를 '하악설반사'라고 합니다. 이 반사의 의의는 턱의 위치가 변화했을 때에도 그에 맞추어 설근의 활동을 조절하여 혀의 위치를 변화시키는 것이라고 여겨지고 있습니다[16]. 혀의 위치도 무의식적으로 통제되고 있는 것입니다.

하악설반사에 대해서는 20세기 초반부터 보고가 있었지만, 신뢰할 만한 최초의 보고는 고양이에게서 확인되었습니다[17]. 그리고 이 반사의 입력으로 측두근의 근방추, 건방추가 관여한다는 것이 1988년에 고양이에게서[18], 1997년에 사람[16]에게서 확인되었습니다.

하악설반사에 대해서는 저작근(측두근)의 길이가 변함으로써 반사성으로 설하신경 지배의 설근 활동이 변화합니다. 내설근과 외설근의 활동이 동시에 높아질 것이라고 여겨졌지만, 그 설근 활동의 변화에 동반하여 혀의 위치가 어떻게 변화하는지 명확한 연구는 아직 없습니다. 그러나 혀 전체의 긴장을 높이는 것이 혀의 위치를 더욱 안정시키는 결과로 이어지지 않을까 하고 고찰되었습니다[16].

이 반사는 설하신경이 개입하므로 설하신경 지배가 아닌 구개설근은 영향을 받지 않습니다. 전술한 것처럼 설거상근의 아주 작은 부분인 구개설근이 혀 거상 시에 경돌설근과 어떻게 기능분화가 되는지는 불분명하다. 하지만 구개설근이 하악설반사에 관여하지 않는다는 점에서 적어도 안정 시 혀 위치의 변화와 안정에 대해서는 관여하는 부분이 적고, 연구개를 내리는 작용이 있는 점에서도 연하 시에 주로 사용되는 근육이 아닐까 추측됩니다.

옛날부터 구호흡은 안정 시 혀 위치에 영향을 준다고 시사되었고[19], 구호흡 시에는 설근 활동 및 설압의 변화가 일어나는 것으로 알려져 있습니다[20]. 안정 시의 혀 위치에 이상이 있는 경우, 역시 호흡에 대한, 즉 비폐쇄와 구개편도의 비대 문제가 관여한다는 것은 경험적으로는 옳다고 여겨집니다. 하악설반사는 후술하는 단순한 신장반사에 비하면 반사의 메커니즘이 조금 복잡하고, 저작 이외의 수식 요소가 있다고 여겨집니다. 그것이 호흡이 아닐까 싶습니다. 호흡에 어떤 문제(습관성 구호흡 등)가 있으면 하악설반사가 억제되는 게 아닌가 하고 여겨집니다.

혀와 저작의 관계

하악설반사가 턱의 위치 변화에 의해 설근 활동에 영향을 준다는 것이지만, 반대로 혀의 위치를 수의적으로 변화시키면 저작근의 활동성이 변화한다는 보고도 있습니다[21]. 그림 6-2에서 보여주는 것처럼 혀를 안정 상태로부터 구개를 밀어붙이도록 거상시키면 측두근의 활동이 유의하게 증가합니다. 또한 혀를 전방으로 누르는 것처럼 움직이면 교근·측두근의 활동이 유의하게 증가합니다. MFT 훈련은 저작근

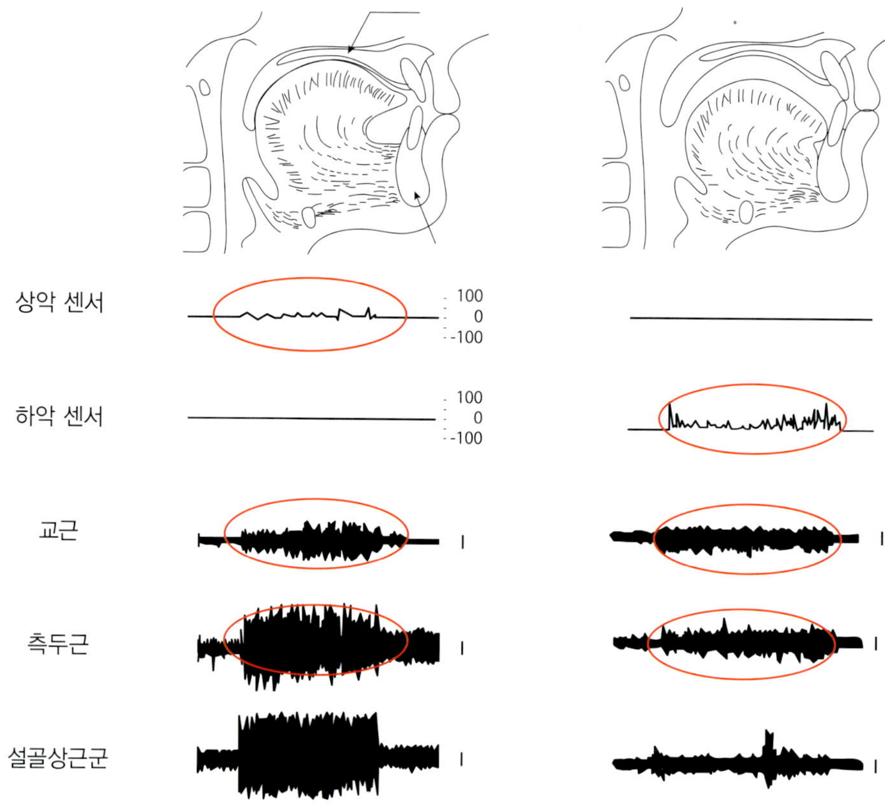

그림 6-2. 좌: 혀를 위쪽으로 들어 올리면 구개의 압센서가 혀와 구개의 접촉을 나타냄과 동시에, 교근·측두근 등 근활동의 상승을 볼 수 있다. 우: 혀를 전방으로 이동시키면 하악 전치 설측의 압센서가 접촉을 나타냄과 동시에 교근·측두근 등 근활동의 상승을 볼 수 있다(참고문헌[21]에서 인용·수정).

을 직접 훈련시키기도 하지만, 이 연구결과는 예를 들면 포핑 등 혀를 거상하는 연습은 동시에 저작근의 강화에도 도움이 된다는 것을 시사합니다. 혀 거상 훈련을 너무 열심히 하면 저작근통이 일어날 수 있는 것을 경험적으로 아시는 분도 많다고 생각하지만, 이 또한 그 증거가 아닐까 싶습니다.

한편, 최근의 훈련 이론에 관한 연구에서는 근육훈련이 신장반사 응답에 영향을 미친다는 보고[22]가 있습니다. 신장반사는 근육이나 건의 길이 변화를 근육의 근방추나 건방추가 감지함으로써 일어나는 반사입니다. 하악설반사도 똑같이 저작근의 근방추가 개재하는 반사이므로, 구강근기능요법(MFT)으로 혀 및 저작근의 훈련이 저작근을 강화한 결과, 하악설반사를 항진시킬 가능성이 있을 수 있습니다. 그 결과, 설근 활동이나 혀의 긴장이 높아져 그림 6-3에 나타나는 것처럼 변화를 보이고, 안정 시 혀의 위치가 더 안정되는 것이라고 여겨집니다. 경험적으로는 중증도가 높은 환자일수록 안정 시 혀의 위치도 좋지 않고 혀의 움직임도 좋지 않습니다(거상하기 어렵다). MFT에서 하악설반사 고찰을 통해 알 수 있듯이, 이런 환자들이야말로 저작근 훈련을 소홀히 하지 않는 것이 좋다고 여겨집니다.

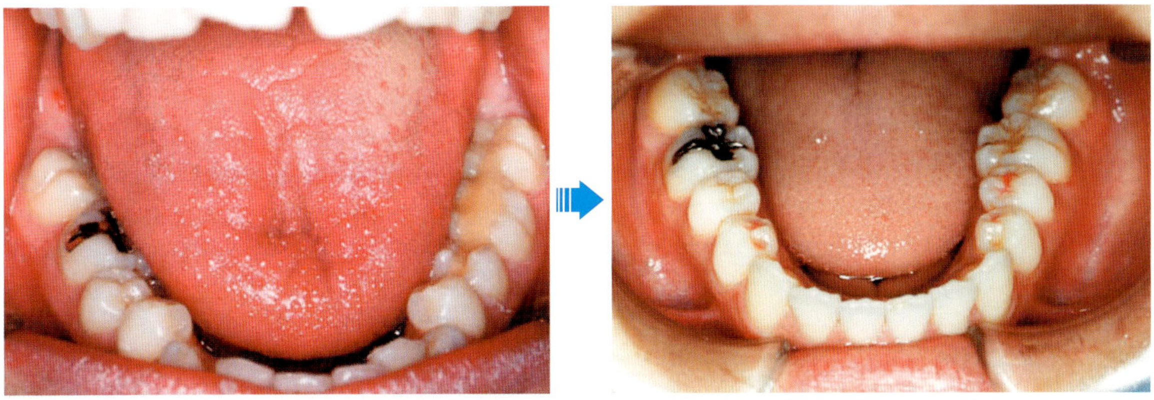

그림 6-3. MFT 전후 혀의 긴장도 변화.

실제 '훈련'에서

환자의 증상 정도는 여러 가지입니다. 자주 듣는 질문 중 하나는 'MFT는 처음부터 끝까지 하나도 빼지 않고 해야 하는 걸까요?'라는 것입니다. 아마도 경도의 환자는 간단한 몇 가지 훈련으로 충분하다고 생각합니다. 혀의 훈련은 혀만이 아니라 저작근 강화로도 이어지므로, 증례를 따라 저작근 훈련을 경시해도 괜찮다고 여겨집니다. 또한 설거상근을 잘 사용할 수 없는 환자도 훈련만으로 좋은 결과를 보일 수 있습니다. 그러나 안정 시 혀의 자세위에 중도의 문제가 있는 환자들에게는 하악설반사라는 혀의 자세에 관여하는 반사가 약해져 있을 가능성이 있기 때문에, 저작근 훈련을 빼지 않고 하는 것이 중요합니다. 이것에 의해 하악설반사를 항진하고, 안정 시 혀의 위치나 자세에 관련된 설골활동이 안정된다고 여겨집니다.

구강근기능요법(MFT)이라는 것은 원래 혀만 보는 것이 아닌데도 지도현장에서는 항상 혀만 보는 경우가 많이 있습니다. 하지만 초진단계에서 지도하기가 어려울 것 같은 환자들, 그리고 호흡에 문제가 있다고 여겨지는 환자일수록 혀뿐만 아니라 저작근에도 관심을 갖는 것이 중요하다고 생각합니다.

발음이 신경 쓰인다

제 7 장

타케이 요시코(Takei Yoshiko)
쇼와대학 치과병원 구강재활과
언어청각사

구음장애란

"발음이 확실하지 않다", "어린아이가 말하는 것 같은 느낌이 계속된다", "말할 때 혀가 앞으로 나온다", "'이'열 발음이 안 된다"라는 말을 환자와 보호자로부터 들은 적이 있다면, 이것은 발음에 관한 문제점으로 구음장애(발음장애)라고 합니다. 구음장애란 말하는 것 중에 정해진 소리가 바르게 발음되지 못하고 잘못된 것이 습관화된 상태를 말합니다.

구음장애가 있으면

구음장애가 있으면 상대방에게 전하고 싶은 말을 잘 전할 수 없게 되어 소통에 지장을 초래하게 됩니다. 아이의 경우에는 몇 번이고 되물어보게 됨으로써 자신감을 잃어 이야기를 하지 않게 되거나, 하고 싶은 말이 잘 전해지지 않아 초조해 하거나 부적응 행동을 일으키는 경우도 있습니다. 또한 성인의 경우에는 구음장애의 정도가 경도라도 구직활동의 면접이나 업무상 전화 응대, 회의에서의 프레젠테이션 등으로 고민하거나 심리적인 스트레스를 겪는 일이 적지 않습니다.

구음장애의 원인

구음장애가 왜 발생하는지에 대해서는 모든 것이 명확하게 알려져 있지 않지만, 원인으로 생각되는 요인에 따라 일반적으로 기질성 구음장애, 운동장애성 구음장애, 기능성 구음장애 등 3가지로 분류됩니다(표 7-1).

표 7-1. **구음장애의 원인에 따른 분류**

기질성 구음장애	발음을 할 때 사용하는 구음기관(구순, 혀, 구개, 턱 등)의 형태 이상에 의한 구음장애. 선천적인 것으로서는 구순구개열이나 설소대단축증, 치열·교합 이상 등이 있다. 또한 후천적인 것으로 외상이나 종양 등 치료 후에 생기는 구음장애가 있다.
운동장애성 구음장애	뇌의 운동중추부터 말초의 근육까지의 신경이나 근육의 이상으로 인한 구음장애. 선천적인 질환으로서는 뇌성마비가 대표적이다. 후천적인 질환으로서는 뇌혈관질환이나 두부외상, 신경변성질환(파킨슨병), 근위축성 측색경화증 등이 있다.
기능성 구음장애	구음장애의 원인이 되는 것같이 확실한 이상을 인정할 수 없지만, 구음의 오류가 고정화되어 있는 상태. 정상적인 구음발달 과정에서 보이는 음의 오류가 완성되어야 할 나이가 되어도 완성되지 않는 경우나 정상의 구음에 보이지 않는 발음이 습관화되는 경우가 있다.

자주 보이는 발음의 오류

어린이의 구음장애 중에서 가장 많은 것은 기능성 구음장애입니다. 여기서부터는 특별히 MFT와 관계가 깊은 '소리의 이상'을 중심으로 설명합니다.

1. 발달상 소리의 오류

아이가 올바른 발음을 습득하는 과정에서 나타나는 소리의 오류는 일반적으로는 '유아음'이나 '아기소리'라고 불립니다. 소리의 일부를 생략하거나 잘못된 음을 습득하여 다른 음으로 치환된 경우입니다(그림 7-1). 발달에 따라 6, 7세에 바른 음이 습득되어 잘못된 습득이 자연스럽게 개선되는 경우도 많습니다.

2. 치간화 음의 오류

설첨을 사용하는 음(치경음: '사'행, '자'행, '타'행, '다'행, '나'행 등)의 발음 시에 설첨을 상하 치아 사이로 돌출시키는 잘못으로 '사'행 음이 영어의 'th'와 같이 들립니다. 혀의 습관을 수반하는 경우도 많은데, 개교증 등의 악변형증 환자에게서 많이 나타납니다. 발음 시의 입을 잘 보고 설첨이 상하 치아 사이로 나오지 않는지를 관찰하는 것이 중요합니다(그림 7-2).

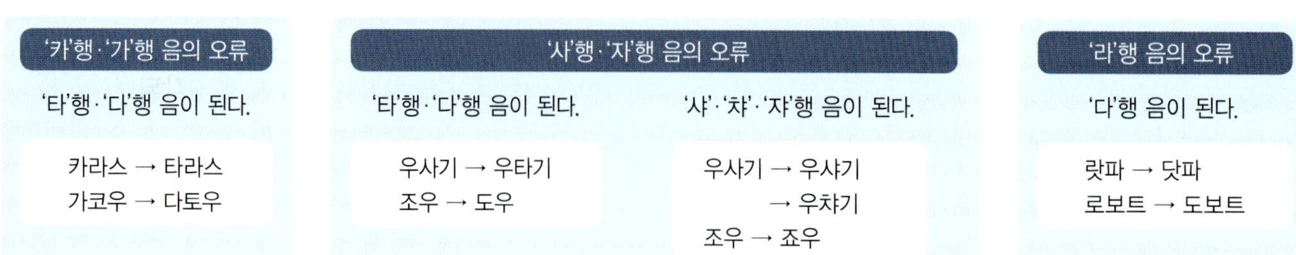

그림 7-1. 발달단계에서 잘 나타나는 소리의 오류.

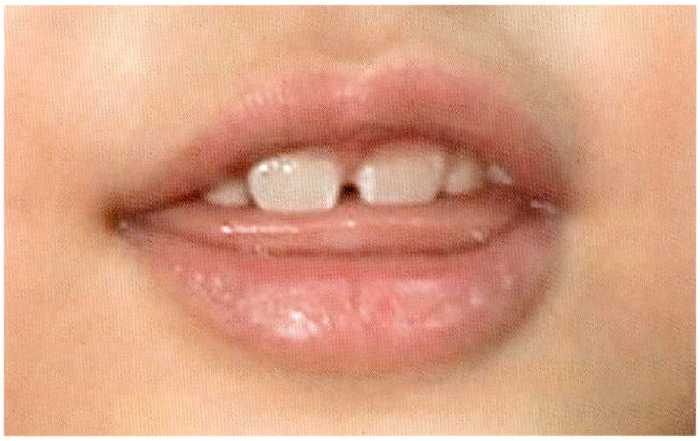

그림 7-2. 치간화 음의 오류. 혀가 상하 전치 사이로 나온다.

3. 특이한 구음조작의 오류

어린이의 발달과정에서는 찾아볼 수 없는 발음이 습관화된 상태로, 자연치유가 잘 되지 않는다고 알려져 있습니다. 따라서 음의 오류가 성인이 되어도 고쳐지지 않고 남아서 소통에 지장이 생기는 경우도 있습니다. 특히 구개화구음과 측음화구음에서는 설첨을 사용하지 않고 혀의 중앙과 구개로 발음하는 이상한 혀의 습관을 보이는 경우, 장기간의 구음훈련이 필요합니다.

1) 구개화구음

설첨과 치경부에서 만들어지는 소리가 혀의 중앙과 구개에서 만들어지는 왜곡되는 소리로, 설첨을 사용하는 소리(치경음: '사'행, '타'행 등)에서 많이 나타납니다. '타'행은 '카'행에 가까운 일그러짐 소리로, '다'행, '나'행, '라'행, '자'행은 '가'행에 가까운 소리로 들립니다. 또한 '사'행은 '햐'행에 가까운, 독특하게 왜곡된 소리로 들립니다. 발음 시에 입을 관찰하면 설첨을 사용하지 않고 혀 중앙부가 올라가는 것을 확인할 수 있습니다(그림 7-3, 7-4).

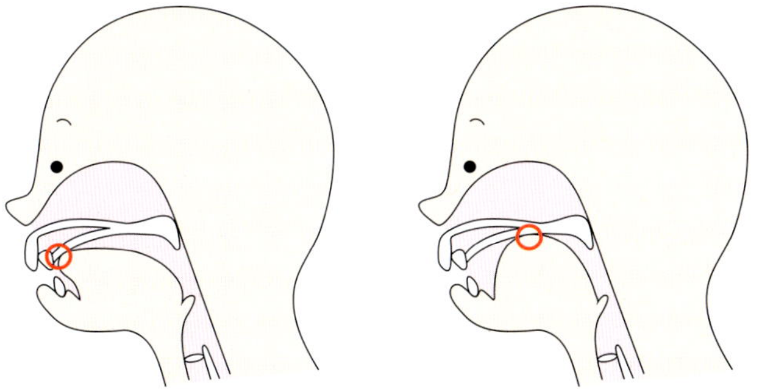

a 바른 '타'의 발성. **b** 구개화구음 '타'의 발성.

그림 7-3. 바른 발음과 구개화구음의 발음 시 혀의 위치. 바른 발음에서는 설첨이 상악 치경부에 접촉한다. 구개화구음에서는 혀 중앙부가 올라가 구개에 접촉한다[28].

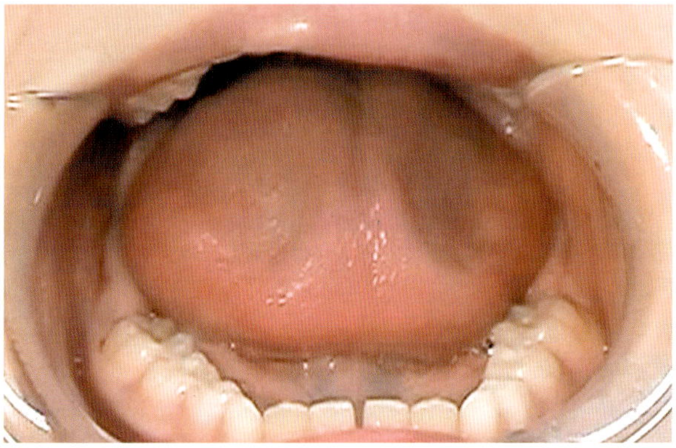

그림 7-4. 구개화구음 증례의 '사' 발음 시 혀의 모습. 설첨을 사용하지 않고 혀 중앙부가 올라간다.

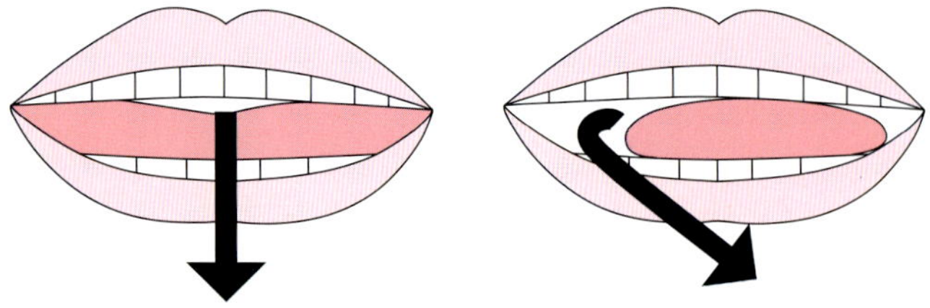

a 바른 발음. **b** 측음화구음.

그림 7-5. 바른 발음과 측음화구음 시 혀의 형태와 호기(날숨)의 흐름. 바른 발음에서는 혀가 편평한 형태이고 입의 중앙에서 바로 호기가 나온다. 측음화구음에서는 혀가 옆으로 틀어지면서 입의 측방에서 호기가 나온다[28].

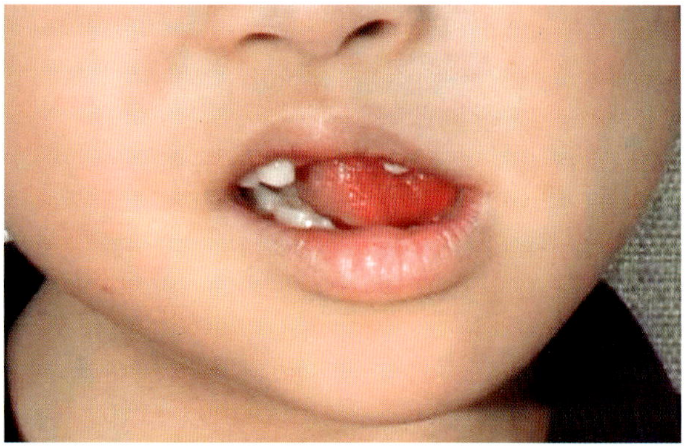

그림 7-6. 측음화구음 증례의 '이' 발음 시 입의 모습. 혀와 하악을 좌측으로 틀면서 우측 구각을 당긴다.

2) 측음화구음

혀가 구개의 거의 모든 면에 접촉한 상태에서 설측연부와 구치부에서 만들어지는 잘못된 소리입니다. 좀처럼 자연치유가 되지 않고 훈련이 장기화되어, 좋아지기 어려운 구음장애라고 알려져 있습니다. 모음 '이', '이'열 음(시, 치, 지, 키, 기, 리, 니 등), 요음('샤'행, '챠'행, '쟈'행, '캬'행, '갸'행 등), '케'·'게', '사'행·'자'행 등에서 많이 나타납니다. 전체적으로 울려서 침이 섞인 독특한 잡음이 동반됩니다.

'시'가 '히'로, '치'가 '키'로, '지·니·리'가 '기'에 가까운 이상한 음으로 들립니다. 측음화구음이 나올 때에는 호기가 입의 중앙이 아니라 측방에서 유출합니다. 또한 호기를 측방에서 유출시켜 혀와 하악을 옆으로 틀기 때문에 반대쪽 구각을 옆으로 당기는 모습이 관찰됩니다(그림 7-5, 7-6).

발음의 오류에 대한 대응

그러면 치과 임상 중에서 발음이 신경 쓰이는 환자를 만나면 어떻게 대응해야 좋을까요?

대상이 어린이일 경우에는 연령에 따라 대응이 다릅니다. 일본어의 음 중에는 비교적 조기에 습득되는 소리와, 구음조작이 어렵고 습득이 늦은 소리가 있습니다. 따라서 잘 발음할 수 없는 소리가, 그 아이의 나이가 되어 완성되는 소리인지를 고려하여 대응할 필요가 있습니다. 표 7-2는 일본어 음의 대략적인 완성시기를 나타냅니다. 모음이나 '파'행, '바'행, '마'행, '야'행은 습득이 빠르고, 다음으로 '타'행, '다'행, '카'행, '가'행이 습득됩니다. '사'행, '자'행, '쯔', '라'행은 습득시기의 개인차가 커서 취학할 무렵에도 아직 충분히 소리가 나지 않는 아이가 있습니다.

예를 들면, '사행을 말할 수 없다'고 하는 경우에 아이가 3, 4세라면 경과 관찰, 다음 해에 초등학교에 입학하는 경우에는 구음치료를 검토하도록 하는 것처럼 음의 발달과 아이의 나이를 맞추어 판단합니다.

표 7-2. 일본어 음의 대략적인 완성시기(참고문헌[25]에서 인용·수정)

3세경까지	모음, '파'행, '바'행, '마'행, '야'행, '타'행('쯔' 제외), '다'행('즈' 제외)
3세	'카'행, '가'행
4세	'와', '나'행, '하'행
5세	'사'행
6세	'자'행, '쯔', '라'행

경과 관찰, 무엇을 할 수 있을까?

연령이 낮은 아이(~4세)에게는 바로 훈련을 실시하지 않고 경과 관찰을 합니다. 가족에게는 "아직 어리니까 조금 지켜봅시다."라고 말하지만, 아무것도 하지 않으면서 상황을 본다는 것은 아닙니다. 이 경과 관찰 기간에도 할 수 있는 것이 많습니다.

우선 중요한 것은 아이에게 바람직한 '언어환경'을 정돈하는 것입니다. 아이가 이야기하려고 하는데, "우샤기가 아니라, 우·사·기! 한 번 더 말해 봐!"라고 말을 고치거나 발음의 잘못을 계속 지적하면, 아이도 자기의 발음이 이상하다는 것을 알고 말을 잘 하지 않게 될 수도 있습니다. 아이가 잘못된 발음을 하면, "진짜 우사기야. 우사기! 귀엽다!"라고 올바른 발음을 보여주도록 합니다(그림 7-7). 아이가 '많이 이야기하고 싶다'라고 느낄 수 있는 환경을 만들어주는 것이 중요합니다.

발음은 저작·연하·호흡 등의 구강기능과 밀접하게 관계되므로 구강기능 전체의 발달은 발음의 발달과 밀접합니다. 유아기에 즐겁게 소리를 내며 놀거나, 입술이나 혀를 잘 움직이도록 하는 것은 매우 중요합니다. 잘 씹어 먹는다, 소프트크림이나 입 주위에 묻은 것을 핥아먹는다, 나팔이나 피리를 분다, 양치를 한다 등 즐기면서 할 수 있는 것을 일상적인 놀이와 생활에 넣어 구강기능의 발달을 돕습니다.

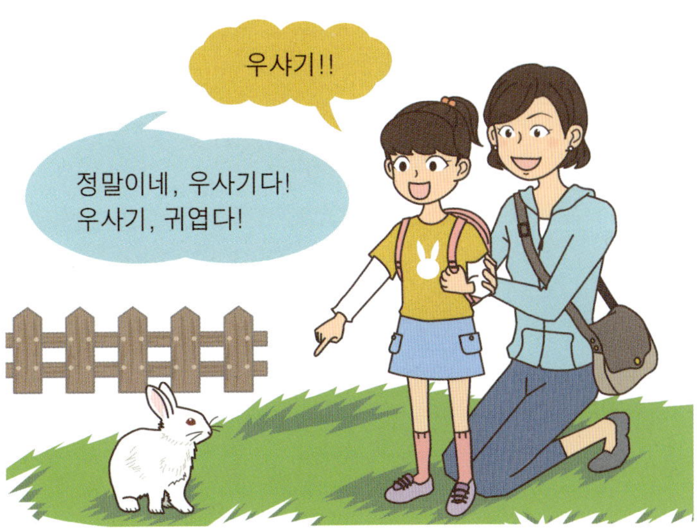

그림 7-7. 발음의 오류가 있는 아이에게 말하는 방법.

구음훈련, 언제 시작할까?

구음훈련을 시작하는 연령으로는 발달 등의 문제가 없는 어린이의 경우 4, 5세가 적절하다고 알려져 있습니다. 이 시기가 되면 아이들은 문자를 읽을 수 있게 되어 음운 이해(말이 몇 가지 음으로 구성되었는지, 말의 어디에 특정 음이 있는지를 안다. 예: '까마귀'는 3가지 소리로 생기고, [까] 음은 제일 먼저 온다)를 할 수 있습니다. 또한 선생님과 1 대 1의 공부가 가능하게 되는 것도 이 시기입니다. 이러한 조건이 정리되면, 구음훈련을 시작할 수 있게 됩니다.

5세 정도가 되어도 자연치유가 보이지 않고, 발음의 오류가 변화하지 않는 경우에는 구음훈련을 실시합니다. 또한 자신의 발음이 상대에게 전해지기 어렵기 때문에, 화가 나서 유치원의 친구에게 난폭해지는 등 집단생활에서 부적응 행동을 일으키거나 본인이 발음을 의식해 말을 잘 하지 않게 되는 등 2차적으로 심리적인 문제를 나타내는 경우에도 구음훈련이 필요합니다.

구음훈련은 주 1회 40~60분을 개별지도로 행해지는 것이 일반적입니다. 대부분의 경우는 1년 정도의 훈련으로 발음이 개선되면 능숙하게 이야기를 할 수 있게 됩니다.

발음문제는 어디에서 상의할까요?

구음훈련을 하기에 적절한 연령이 된 경우나 발음의 오류로 심리적인 문제가 발생하는 경우, 발음문제를 배경으로 질환 또는 장애가 있거나 없는 경우에는 전문가에게 소개하는 것을 검토합니다. 발음에 관한 문제는 언어 전문가인 언어청각사나 초등학교 언어교실 교사가 적절합니다.

치과 의사나 치과위생사가 치과진료 중에 발음훈련을 행하는 것에 대해서는 법률상 규제가 없습니다. 그러나 '발음을 가르친다'는 것은 단순히 '소리 내는 법을 가르치는' 것이 목적이 아닌, 올바른 발음을 일상생활에서 무의식적으로 사용하는 것이 가능할 때까지 학습시키는 것이 목적입니다. 효과적인 구음치료를 위해서는 언어학, 음성학, 해부학, 심리학을 포함한 폭넓은 지식이 필요합니다. 특히 아이가 대상인 경우에는 언어발달 시점이나 교육적인 배려도 필요합니다. 이렇게 발음훈련에는 전문적인 지식이 필요하기 때문에 언어청각사나 언어교실 교사에게 상담하는 것이 최선이라고 생각합니다.

취학 전 어린이의 경우에는 지역 보건센터가 주요 상담기관입니다. 초등학생인 경우에는 초등학교에 설치되어 있는 언어교실에서 발음지도를 실시하고 있기 때문에 초등학교 담임과 상담하는 것이 좋겠습니다.

일본언어청각사협회 홈페이지(https://www.jaslht.or.jp/)에서는 언어청각사가 있는 전국의 시설을 검색할 수 있습니다. 또한 각 시·도·부·현에도 언어청각사 모임이 있으므로 문의해보면 좋겠습니다.

♣

아이의 경우에는 평소에 구강관리를 해주어 아이의 구강을 잘 아는 치과위생사에게 발음상담을 하는 부모도 많은 것 같습니다. 또한 발음에 고민이 있는 성인 환자도 '입안에 뭔가 이상이 있는 건 아닌지', '치아배열을 좋게 하면 발음이 좋아지지 않을까'라고 생각하고 상담을 위해 치과를 방문하는 경우가 자주 있습니다.

발음은 구강기능의 일부입니다. 저작·연하·호흡·표정 등과 같은 다양한 구강기능들을 관찰함으로써 '발음장애'의 대처법이 보입니다. 발음은 팀 의료로 해결하는 것이 최선이므로 언어청각사나 언어교실 교사에게 상담하는 것이 좋겠습니다.

CASE PRESENTATION

증례 2

MFT 지도 후의 내원에 의해 단기간에 발음이 개선된 측음화구음 증례

증례 개요

초진 시 연령: 9세 1개월

성별: 남자아이

주소: 발음이 확실하지 않다. 하악을 옆으로 틀면서 발음한다.

초등학교 선생님으로부터 "발음이 확실치 않습니다."라는 말을 듣고, 치아배열이 고르지 않다고 생각되어 근처의 치과에 상담한 결과, 교정전문 치과를 소개받았다. 과개교합으로 혀 습관과 입술을 빠는 습관을 보였기 때문에 1년간 MFT 지도를 받았다. 혀 습관과 입술 빠는 습관은 개선되었지만 발음에는 변화가 보이지 않았기 때문에 소개받아 진찰하였다.

초진 시 소견: 구음검사를 해보니, '시'가 '히', '치'가 '키', '리'가 '기'처럼 들렸다. 또한 '아키'나 '아시'를 반복해 발음하면, 타액이 섞여 잡음이 들어간 이상한 음으로 들렸다.

이때 혀와 하악은 약간 좌측으로 편위되고, 우측 구각을 옆으로 당기면서 호기를 유출시키고 있었다(그림 1). 비식경을 입가에 대니 호기는 정중이 아닌 우측 구각에서 나오는 것이 확인되었다(그림 2). 이러한 발음상태에서 모음 '이', '이'열 음(시, 치, 지, 키, 기, 리 등), 요음('샤'행, '챠'행, '쟈'행, '캬'행, '갸'행, '랴'행 등)을 발음할 때 측음화구음이 인정된다고 판정하였다.

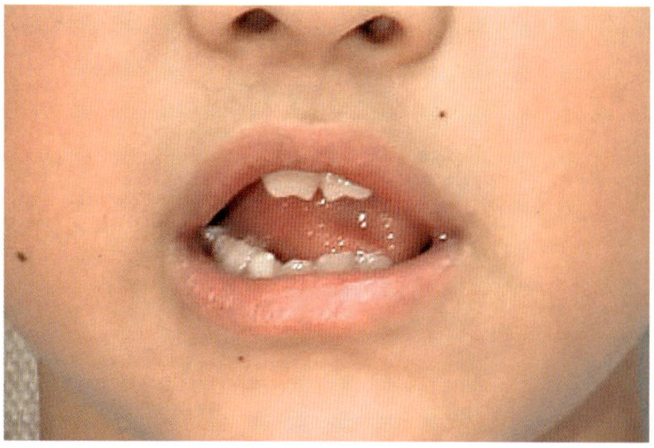

그림 1. 초진 시 '키' 발음을 할 때(하악과 혀가 좌측으로 편위).

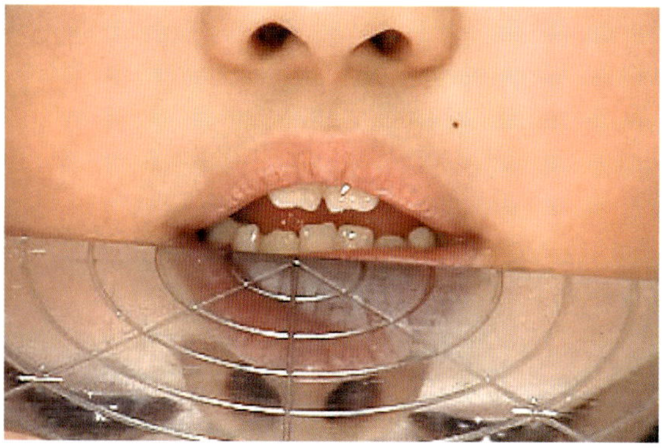

그림 2. 비식경에 의한 호기 유출 방향 확인(우측 구각에서 호기가 유출).

지도목표 및 지도개요

측음화구음은 자연치유가 보이는 이른바 유아음의 오류와는 달리, 전문가에 의한 구음훈련이 필요한 구음장애이다. 따라서 언어청각사에 의한 구음훈련을 월 2회 실시하기로 하였다. 훈련경과를 그림 3에 나타내었다.

측음화구음이 보이는 증례에서는 혀의 운동성이 극단적으로 저하되어 있는 경우가 많다. 그러나 이 환자는 MFT의 지도를 받고 있었기 때문에 설첨의 컨트롤 및 혀 거상 등 바른 구음조작의 기초가 되는 혀 운동은 이미 획득되어 있었다. 그래서 혀를 편평하게 유지하는 훈련(그림 4, 5)부터 시작했는데 훈련 1회째에 안정되어 혀를 편평하게 만드는 것이 가능하게 되어, 훈련 2회째부터 소리를 만드는 훈련을 시작하였다. 구음훈련은 모음 '이'의 훈련에서 시작하여 '키', '시', '치·지', '리', 요음 훈련순으로 진행하였다.

	훈련횟수 / 기초훈련	1	2	3	4	5	6	7	8	9	10	11
훈련내용	혀를 편평하게 하는 훈련	■										
	설첨 컨트롤 훈련		■	■	■	■						
구음훈련	모음 '이'		■	■	■	■						
	키			■	■	■						
	시						■	■	■	■		
	치·지							■	■	■		
	리								■	■		
	요음										■	
	회화 훈련										■	■

그림 3. 훈련경과 정리.

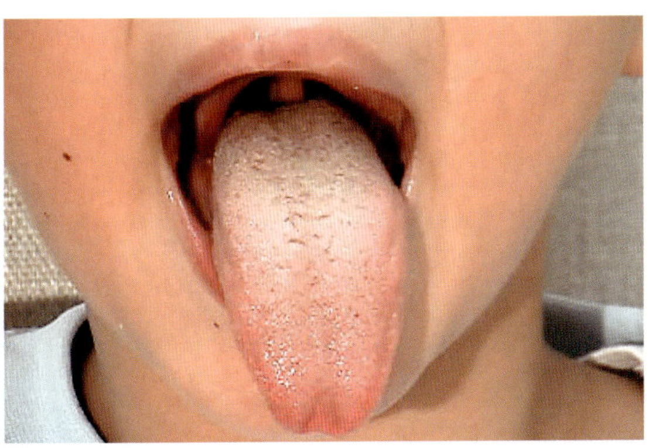

그림 4. 혀를 편평하게 하는 훈련 전(중앙부가 올라가는 좁은 혀).

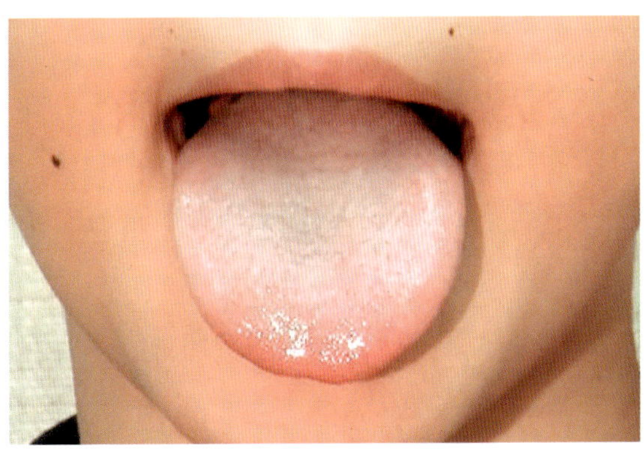

그림 5. 혀를 편평하게 하는 훈련 후(넓고 끝이 둥글고 편평한 혀).

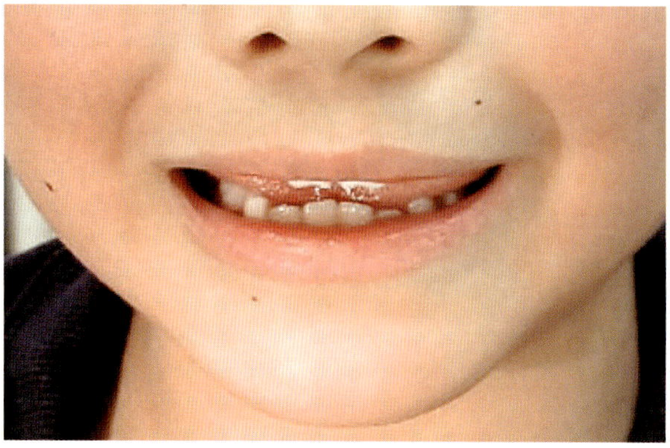

그림 6. 훈련 후 '키' 발음 시(혀 중앙이 들어가 정중부터 호기를 내는 바른 발음을 획득).

또한 각 소리의 훈련은 우선 1음(음절, 예: '키')을 반복해서 올바르게 발음할 수 있도록 하는 것부터 시작하여 단어, 구, 단문으로 조금씩 소리를 길게 연결해도 바른 발음을 할 수 있도록 진행하였다. 모음 '이' 훈련은 조금 시간이 걸렸다. 모음 '이'를 발음하려면 무의식적으로 혀 전방부가 올라가 공기가 통하는 길이 되어 혀 중앙부가 들어가는 것을 할 수 없었다. 거기서 설첨의 컨트롤을 높이기 위해 좌우 구각접촉이나 구순 트레이스를 추가로 하였다. 그 결과, 훈련 5번째에 모음 '이'와 '키'가 짧은 문장으로 바르게 발음할 수 있게 되었다. 그다음의 다른 소리는 원활하게 획득되어 훈련 시작 8개월 후, 훈련 11번째에 모든 오류 음이 회화로 바르게 발음할 수 있게 되었다(그림 6).

결과와 고찰

측음화구음은 혀의 이상한 습관에 의한 구음장애의 하나로, MFT를 응용한 혀 운동 훈련을 기초훈련으로 하는 것이 유효하다고 알려져 있다. 이 환자는 MFT의 지도에 의해 혀 습관과 입술 빠는 습관이 개선되어 바른 저작·연하 패턴 및 혀와 입술의 안정위는 습득하였지만, 발음의 오류는 잔존하였다. 이와 같이 측음화구음 같은 혀의 비정상적인 습관에 의한 구음장애는 MFT를 행하는 것만으로는 개선이 어렵다고 여겨진다. 측음화구음은 어디까지나 '발음 시 혀의 습관'이 원인이므로 혀 운동 훈련만이 아니라 '음의 훈련'을 할 필요가 있다.

또한 측음화구음은 주 1회의 훈련을 해도 좋아지기 어렵다고 한다. 측음화구음 훈련에서는 일반적으로 혀의 기초훈련에 많은 시간을 보내게 된다. 비정상적인 혀 습관이 충분히 제거되지 않은 채로 소리 훈련을 하면 좋아지지 않고 훈련이 종료되는 경우가 있을 수 있다. 이 환자는 학교를 쉬고 싶지 않다는 강한 소망이 있었기 때문에 훈련 빈도는 월 1, 2회로 적었지만, 8개월의 단기간에 훈련을 끝낼 수 있었다. 이러한 결과는 바른 발음을 배우기 위한 기본적인 혀 운동이 MFT의 지도에 의해 획득되었던 것 때문이라고 생각할 수 있다.

측음화구음처럼 혀의 이상한 습관에 의한 구음장애 치료에는 치과위생사가 MFT 훈련을 하여 혀의 이상한 습관을 경감시키고, 언어청각사나 초등학교의 언어교실 교사가 바른 소리를 내는 방법을 알기 쉽게 가르침으로써 서로의 전문성을 살리면서 단기간에 효과를 얻을 수 있는 훈련이 가능하였다고 여겨진다.

One Point Advice

◎혀를 편평하게 하는 훈련

측음화구음이나 구개화구음처럼 발음 시에 혀가 얇아지게 되어 중앙부가 올라가는 경우에는 끝이 둥글게 펴진 혀를 만드는 것이 중요하다. 혀를 편평하게 하는 훈련은 이하 4단계로 실시한다.

1) 혀를 앞으로 내민다

입을 크게 벌리고 혀를 앞으로 내밀며 그대로 유지한다. 이 단계에서 혀 모양은 상관없지만, 혀가 들어가지 않고 앞으로 계속 내밀고 있는 것이 중요하다. 벌린 입이 다물어지지 않도록 조심한다.

2) 혀를 편평하게

1)의 혀를 앞으로 내민 상태에서 옆으로 넓혀 편평하게 혀끝이 둥근 혀를 만들어서 유지한다. '혀 중앙부가 올라가거나, 혀 전체가 딱딱하거나, 혀 전체가 출렁거리거나, 혀끝이 젖혀지거나' 등의 경우에는 설압자로 가볍게 혀를 누르면 혀의 힘이 빠져 편평하게 된다.

3) 혀를 편평하게 접시처럼

2)의 편평한 혀를 만들고, 혀끝을 조금 위로 향하여 중앙부가 들어가게 유지한다. 접시 모양을 유지하였을 때, 혀끝이 젖혀지거나 중앙부가 올라가지 않도록 주의한다.

4) 혀 안쪽까지 편평하게

3)의 편평한 접시 혀를 만들어 혀 뒷부분을 조금 눌러 내리면서 유지한다. "구개수를 보여주세요."라고 지시하면 알기 쉽다.

제 8 장

언어청각사 및 언어장애 언어교실과의 컬래버레이션

사토미 마사루(Satomi Masaru)
야마가타현, 사토미 교정치과 클리닉
치과 의사

현재의 치과치료 현장에서 저작·연하·호흡·발음 등 구강기능 개선의 필요성이 증가하고 있습니다. 그중에서 MFT의 중요성이 인식됨과 동시에 전문지식이 요구되는 발음은 언어청각사(ST) 및 언어장애 통급지도교실(일반적으로 '언어교실'이라고 불리며, 주로 언어장애가 있는 아이들에게 학교 교사가 지도와 지원을 행한다)의 교사와 컬래버레이션이 이루어지고 있습니다(언어청각사 및 언어교실 교사, 이하 'ST 등'이라고 한다). 그러나 실제로는 치과와 ST 등이 협동하는 경우가 적은 것이 현실입니다. 이러한 현실을 포함해 이 장에서는 ST 등과의 컬래버레이션 치료가 필요한 것에 대해 다루어보고자 합니다.

ST 등과 컬래버레이션을 하는 이점에 대하여

저작·연하·호흡·발음 등을 다루는 현대의 치과의료에서 구강기능 개선은 큰 과제입니다. 그중에서도 특히 발음에 대한 지도는 전문적인 지식과 능력이 필요합니다. 그렇기 때문에 ST 등과의 협력이 필요하고 장애 정도, 그 판별 정도를 포함하여 ST 등과의 협동은 유효한 형태라고 생각합니다(그림 8-1).

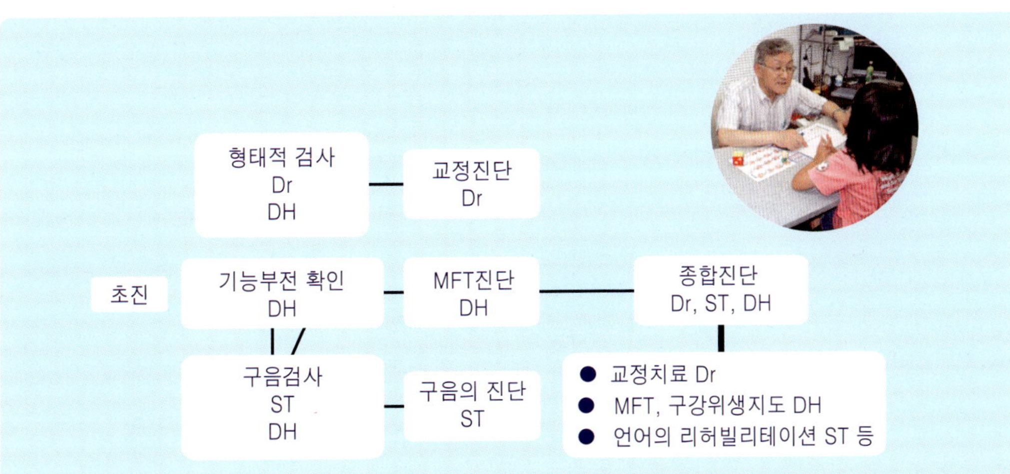

그림 8-1. 컬래버레이션의 흐름(치과 의사: Dr / 치과위생사: DH / 언어청각사: ST).

컬래버레이션 시에 알아둘 일

ST 등과 치과의료 종사자가 협동하여 치료를 하는 경우, 환자의 상황 파악을 목적으로 서로 소통하기 위해 이해해둘 사항이 있습니다.

1. '구음'과 '발음'

'구음'이란 혀, 턱, 연구개, 뺨, 입술을 움직이며 여러 가지 소리를 내는 것입니다. 한편 '발음'이란 호흡, 발성, 구음의 결과 여러 가지 음성을 내는 모든 과정을 말합니다. 예를 들어, '타'의 경우에는 혀의 앞쪽이 치경부에 닿으며 파열하는 소리를 만드는 것을 '구음'이라고 하며, 그 결과로 '타'로 들리는 것이 '발음'입니다. 그래서 구강 내에서 구순까지의 움직임을 총칭하여 '구음'이라고 하고, 그것이 입 밖으로 나올 때 들리는 소리를 '발음'이라고 합니다.

지도할 때에도 '구음'과 '발음'을 잘 나눠서 생각할 필요가 있습니다. 단, 본인이나 가족에게 설명할 때에는 '구음'과 '발음'을 같은 의미로 사용하기도 합니다.

2. 동시운동과 계차운동

언어의 스크리닝으로 구음에 대해 생각해보면, 필자는 동시운동과 계차운동이라는 표현을 사용합니다. 예를 들면, '카', '타'와 같이 하나하나의 음을 단음절이라고 하는데, '카, 카, 카, 카, 카'와 같이 단음절을 1초씩 사이를 두고 5회 말하는 것을 동시운동이라고 하고, '카카카카카'와 같이 연속해서 말하는 것을 계차운동이라고 합니다.

동시운동으로 '카' 및 '사'에 오류가 없는 경우라도 '사사사' 및 '스스스'처럼 연속해서 계차운동을 할 때 혀가 나와 치간음이 되는 경우가 있습니다. 이러한 경우, 구음운동으로서 조건은 획득되어 있지만, 계차운동이 되었을 때에는 혀가 나온다는 점에서 하나하나의 구음이 가능하기 때문에 구음의 문제가 아니라고 생각할 수 있습니다. 이를 통해 구음운동의 훈련을 하는 것이 좋은지, 입이 잘 움직이는 훈련을 하는 것이 좋은지를 판별할 수 있습니다.

스크리닝에서의 비디오 촬영

치과치료에 대해 ST 등과 협동하는 경우, 스크리닝이 중요합니다.

필자의 진료소에서는 일찍부터 언어청각사(우매무라 마사히코 씨)의 지도를 받으면서 비디오 촬영을 검사나 진단에 포함합니다. 여기서 언어 스크리닝용 구음 샘플링 방법의 비디오 촬영에 대해서 설명하고자 합니다.

소리만 들으려면 발성 테이프만 기록해도 되고 비디오 촬영은 필요 없습니다. 그러나 그 발음을 하기 위해 혀가 어떻게 움직이는지, 입술과 입이 얼마나 벌어지는지 등을 알아내기 위해서는 구음을 봐야 하기 때문에 비디오 촬영(그림 8-2)이 필요하게 됩니다.

특히 구음을 보기 위해서는 35~45°의 비스듬한 하방 각도에서, 그리고 좌우에서 찍는 것이 좋습니다.

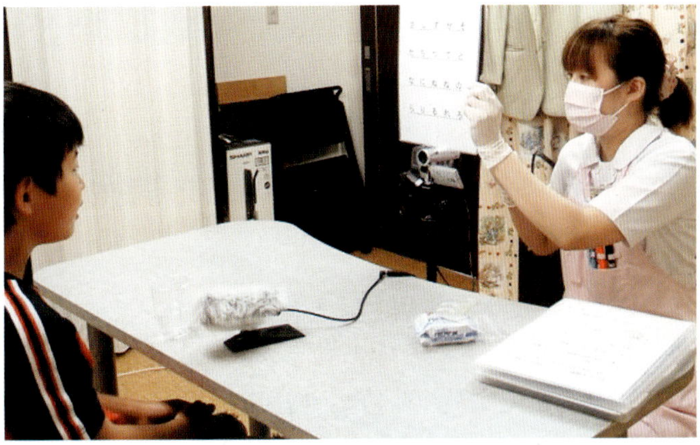

그림 8-2. 비디오 촬영 풍경.

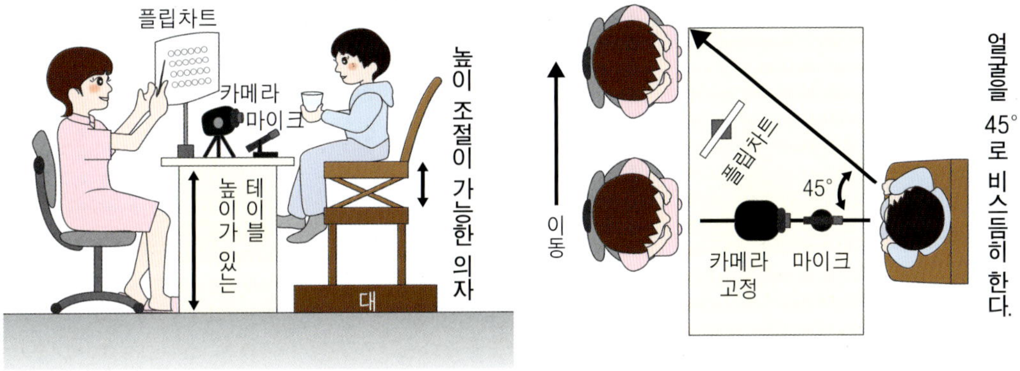

그림 8-3. 비디오 촬영 시의 레이아웃.

표 8-1. 비디오 촬영 순서

① 이름과 나이와 오늘 날짜를 말한다.
② 리트랙터로 입술을 당기고 다문 상태에서 타액을 삼킨다(수회).
③ 컵의 물을 마신다(수회).
④ 발음
정면, 사면
⑤ 언어 스크리닝
스크리닝, 구음 샘플(단어) 구음 샘플(문), 50음(동시운동·계차운동)
⑥ 크래커를 먹는다(정면, 사면).

특히 혀나 목, 입술 등의 움직임을 보기 위해서는 35~45°의 비스듬한 하방에서 촬영하는 것이 중요합니다. 정면에서 찍으면, 하악의 전방으로 나왔다 들어가는지를 확실히 판단할 수 없습니다. 하방에서 찍는 것이면 설골의 움직임에 따라 설근의 긴장 정도도 볼 수 있습니다(그림 8-3, 표 8-1).

특히 측음화구음의 경우에는 하악의 편위가 보이는 경우도 있으며, 하악이 좌우로 움직이지 않거나 입술이 좌우로 잘 벌어지지 않으면 '이' 열을 잘 발음할 수 없습니다. 입술 및 하악의 움직임을 관찰하기 위한 비디오 촬영이 중요하며, 이 동영상은 나중에 실시하는 MFT의 지도에도 도움이 됩니다. 동영상은 몇 번이고 되풀이해서 볼 수 있기 때문에 어떻게 입을 벌리는지, 혀가 어떤 형태가 되는지, 구음할 때 호기가 빠져 귀에 거슬리는 발음이 되지 않는지, 본래 '치'라고 들려야 할 소리가 '키'라고 들리는 것은 아닌지 등을 알 수 있습니다.

치료가 진행되고 증상이 개선된 경우도 지도 전후의 모습을 녹화해두면 그 차이를 검증하고, 바른 구음으로부터 바른 발음이 나오는 것을 본인 및 가족이 확인할 수 있습니다. 구음을 문제 삼는 경우는 지도 전후를 반드시 촬영해 비교하도록 합니다.

MFT와 구음지도의 관계

고령자의 경우에는 구강기능부전에 대하여 기능훈련이 이루어집니다. 또한 구음지도에 대해서 언어훈련만으로 발음이 개선된 경우도 있을 것이라 생각합니다. 또한 MFT 지도만으로 개선된 증례도 있습니다. 이러한 MFT와 구음지도의 관계에 대하여 설명해보고자 합니다.

가족이 발음 오류를 주소로 내원한 경우에는 구음검사를 실시합니다. 검사 결과, 치간화구음을 보이는 경우가 있습니다. 예를 들면 '사', '스', '세', '소' 및 '타', '테', '토'는 혀의 전방부를 사용하는 소리이며, 발음할 때 혀가 앞으로 나오면 치간음의 오류가 되기 쉽습니다. 혀를 내미는 습관이 있는 아이의 경우에는 동시운동 및 계차운동 검사가 중요합니다. 동시운동에서는 혀를 내밀지 않고 '사', '스', '세', '소' 및 '타', '테', '토' 등을 말할 수 있는데도 계차운동을 할 때에는 혀가 나오는 경우가 있습니다. 계차운동과 동시운동에 차이가 있는 경우에는 구음지도가 필요합니다. 단, 동시운동에서 혀를 내미는 습관이 없이 구음을 할 수 있고, 계차운동 때에도 혀가 나오지 않는 것이 보인다면 구음이 획득되었다고 판단할 수 있기 때문에 구음지도는 필요 없습니다. 중요한 것은 혀를 내밀지 않고 구음을 잘할 수 있는지에 대한 숙련의 문제입니다. 이러한 경우, 필자는 MFT를 하면서 혀의 움직임을 자주 관찰하는 것이 유효하다고 생각합니다.

이와 같이 숙련운동이 필요할 때에는 MFT가 효과적이고, 구음훈련과 MFT는 협동하면서 치료할 수 있습니다. 계차운동에서 차이를 보이는 경우에는, 예를 들어 카행이 타행이 되어 '카에르'가 '타에르'가 됨으로써 한 번은 '카에르'라고 말할 수 있어도 '타에르'로 돌아가는 경우가 있습니다. 이것은 구음으로는 말할 수 있게 되었지만, 매끄러운 계차운동이 안 된다는 것이므로 MFT가 필요한 것으로 보입니다.

♣

앞으로는 ST 등과 치과가 협력하여 치료계획을 판단하는 것이 필요할 것으로 보입니다. 표 8-2는 구음에서 장애를 보이는 4가지 경우의 패턴과 그 대처법에 대해 정리한 것으로 참조하기 바랍니다. ST 등과 치과에서 MFT를 하는 선생님들이 연락을 하면서 치료하게 된다면 양쪽의 지식이나 기술에 익숙해지는 것도 필요하게 될 것입니다.

표 8-2. 구음에서 장애가 인정되는 4가지 패턴과 그 대처법(사토미 등에 의한 분류)

<table>
<tr><td colspan="2" rowspan="2"></td><td colspan="2">구강기능</td></tr>
<tr><td>문제 있음</td><td>문제 없음</td></tr>
<tr><td rowspan="2">구강형태</td><td>문제 있음</td><td>I</td><td>II</td></tr>
<tr><td>문제 없음</td><td>III</td><td>IV</td></tr>
</table>

I…… 구강 내 형태상의 문제가 의심되어 형태적인 개선이 필요한 경우 ⇒ 의과 및 치과 치료를 우선(구개열, 턱변형증, 부정교합 등)
II…… 형태상 문제가 인정되지만 기능에 문제가 없는 경우 ⇒ 의과 및 치과 치료를 검토, ST 등에 의한 구음지도, MFT의 필요성 검사
III…… 형태상 문제가 인정되지 않지만 기능에 문제가 있는 경우 ⇒ ST 등에 의한 구음지도와 MFT의 필요성 검사
IV…… 구강 내에서 형태상·기능상의 양쪽 모두에 문제가 보이지 않는 경우 ⇒ ST 등의 지도, MFT의 적응

또한 앞으로 치과위생사에게 기대하는 것은 환자와의 가벼운 대화 속에서도 구음의 오류를 발견하는 것입니다. 가족이나 본인도 모르는 경우나 문제의식이 없는 경우도 있으므로, 갑자기 "발음이 이상해요."라고 말하는 것이 아니라 부드럽게 인식시켜주는 것이 필요합니다.

구호흡 개선을 위한 훈련

제 9 장

테라다 노리에(Terada Norie)
도쿄, 긴자 나미키토오리 사카모토 교정치과 클리닉
치과위생사

비호흡과 구호흡

사람은 코로 호흡함으로써 공기 중의 먼지나 세균 등의 이물질을 부비강의 필터 기능을 통해 제거하게 됩니다. 이와 동시에 비강에서 따뜻해지고 가습된 공기는 폐포에서 산소가 가장 흡수되기 쉬운 상태가 됩니다. 즉 코는 가습기능이 있는 공기청정기의 역할을 합니다. 반면 구호흡을 계속하면 먼지나 세균에 의한 독감에 걸리기 쉬워지고 면역기능의 균형이 무너지게 됩니다. 구강 내는 건조하고 자정작용이 낮아 아침에 일어나면 목이 아프다, 입술이 거칠다, 입냄새가 난다…… 등의 다양한 증상이 나타납니다. 또한 항상 입을 벌리고 있기 때문에 외적으로도 좋지 않습니다.

구호흡의 원인

구호흡의 원인은 (1) 인두편도(아데노이드)비대(그림 9-1) 또는 구개편도비대(그림 9-2), 알레르기성 비염, 축농증 등의 비폐쇄에 의한 것, (2) 상·하악 전돌 등의 부정교합에 의한 것(그림 9-3), (3) 기도에 이상은 없지만 어렸을 때부터 습관적으로 입을 벌리고 호흡을 계속하는 것(그림 9-4) 등이 있습니다. 비인두 질환에 의한 구호흡인지, 부정교합에 의한 것인지, 습관성에 의한 것인지는 X선사진(세팔로그램)을

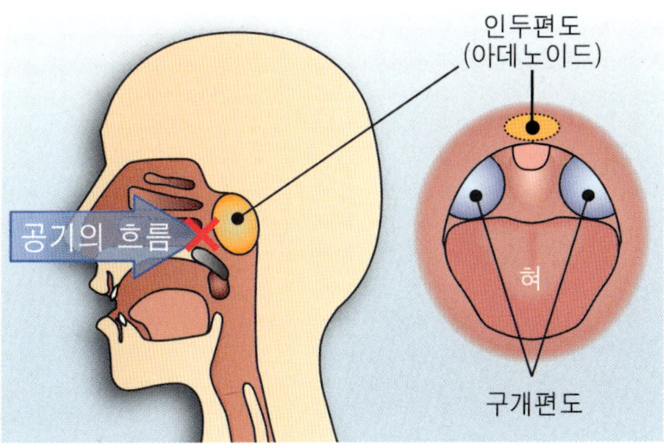

그림 9-1. 인두편도(아데노이드)비대.

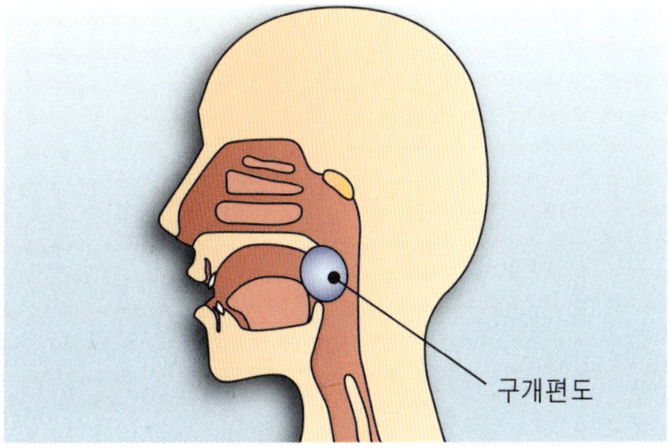

그림 9-2. 구개편도비대.

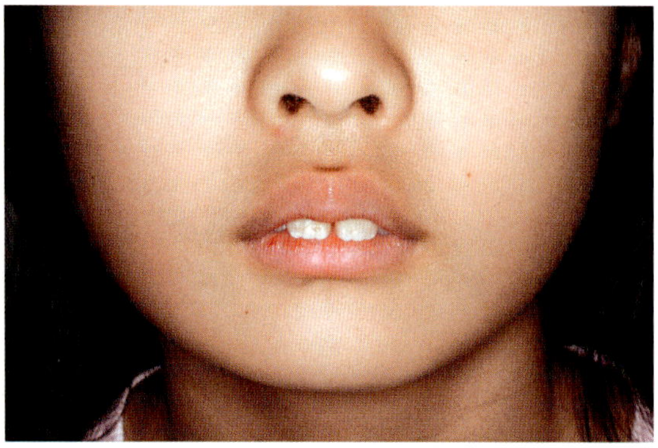

그림 9-3. 상악 전돌에 의한 구순폐쇄부전.

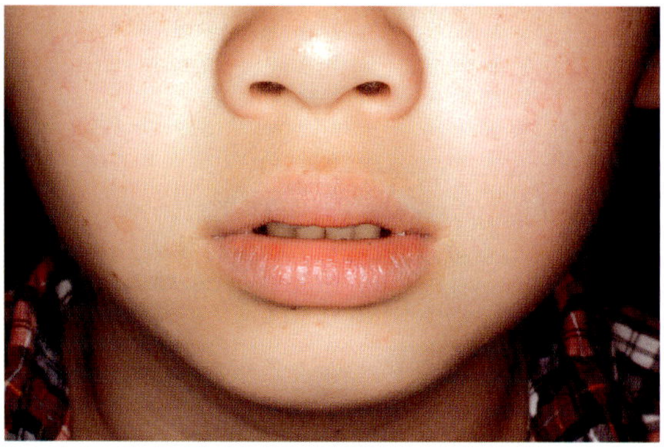

그림 9-4. 습관적으로 입을 벌리고 호흡을 지속하는 것에 의한 구호흡.

확인하는 것으로 대략 판단할 수 있습니다(그림 9-5).

구호흡을 하면 늘 입을 벌리고 있기 때문에, 입을 다물고 비호흡을 하는 습관이 없어 구순폐쇄력이 약해집니다. 또한 혀가 하악 치열 내에 이완된 상태로 있는 경우가 많아 이른바 저위설이 되어 있습니다(그림 9-6).

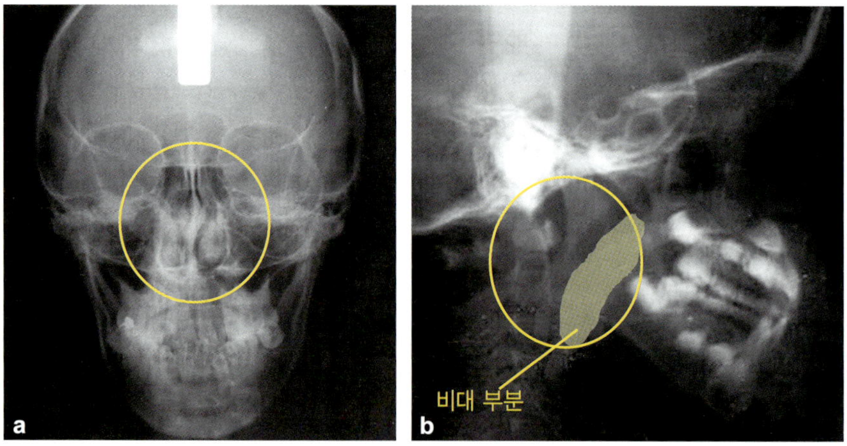

그림 9-5. a, 정면두부 X선사진에 의한 비폐쇄 확인. 비점막 팽창에 의해 비폐쇄를 보인다. b, 측면두부 X선사진에 의한 기도 확인. 편도비대에 의해서 기도가 좁아져 있다.

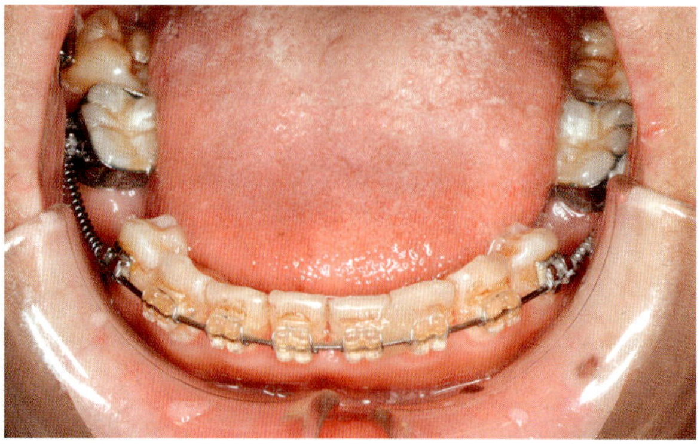

그림 9-6. 저위설(혀가 이완된 상태로 하악 치열 내에 들어가 있다).

비호흡을 동반하지 않는 습관성 구호흡은 기본적으로 MFT에 의해 개선이 가능합니다.

상악 전돌 등 부정교합이 원인인 구호흡에서는 상순이 들려 힘이 약한 '숏 립'이라 불리는 증상을 많이 동반합니다. 이러한 경우에는 근본적으로 치열 교정치료를 함으로써 구호흡이나 입 모습이 개선될 수 있습니다. 그러나 코 질환이나 알레르기성 비염에 의한 구호흡은 MFT에 의한 개선이 어렵기 때문에 이비인후과 진료를 권합니다. 이러한 경우의 MFT는 구호흡에 의한 증상의 악화를 막는 연습이 됩니다.

구호흡의 영향

구호흡에 의한 영향에는 다음과 같은 사항들이 있습니다.

① 입술이 건조하여 거칠어진다. 침이 끈적끈적하다.

② 치주염이나 치은이 빨갛게 비대된다.

③ 입술이 벌어져 있는 부분의 치아가 착색된다.

④ 설배에 색소 침착 및 설태가 붙기 쉽다. 입냄새의 원인이 되기 쉽다.

⑤ 저위설이 되기 쉽다.

⑥ 전치를 순측에서 잡아주는 힘이 없기 때문에 전돌 및 공극 치열이 된다.

구호흡은 본인이 의식을 못 해도 증상이 나타나는 것으로 식별할 수 있습니다. 구호흡을 하는 사람은 긴장하고 있을 때 구순폐쇄를 하도록 유의합니다. 그러나 구순폐쇄 시에 이근이 긴장하는 것으로써 평상시 구호흡을 하는 것을 알 수 있습니다(그림 9-7). 이근의 긴장 원인을 설명하고, 특히 성인 여성 대부분의 경우에는 이러한 점에서 접근하면 효과적입니다.

구호흡을 하는 경우, 일상 임상에서 구순 라인을 따라 입술이 열려 있는 부분에만 치면에 착색이 보이는 경우가 있습니다(그림 9-8). 전치의 착색은 구호흡이 원인인 경우가 많은데, 시간이 지나면 찻잔에 색이 배는 것과 같은 원리입니다. 또한 구호흡을 하는 사람의 입술은 건조하고 거칠게 됩니다(그림 9-9). 입술이 바짝바짝 마르는 것은 구호흡을 함으로써 뜨거운 공기가 구순 사이를 지나기 때문입니다. 입술이 마르면 핥거나 립크림을 바르는 사람들이 많지만, 근본적인 해결을 위해서는 구호흡을 개선할 필요가 있습니다.

구호흡은 2차적으로 구강건조를 일으켜 타액에 의한 자정작용이 저하되고, 혀를 거상하여 연하하지 않게 되거나, 설태나 구취의 원인이 됩니다(그림 9-10).

코 질환, 알레르기성 비염으로 인한 비 폐쇄는 구호흡의 큰 원인이지만, 이러한 질환에는 이비인후과 의사의 협조가 필요합니다. 부정교합이 원인으로 발생하는 구호흡은 치열이 좋지 않은 것이 원인이지만, 자각하는 경우가 적습니다. 구순폐쇄가 잘 안 되는 것도 부정교합에 의한 것으로, 교정치료에 의해 구호흡과 입 모습이 개선되는 것을 알려줄 필요가 있습니다.

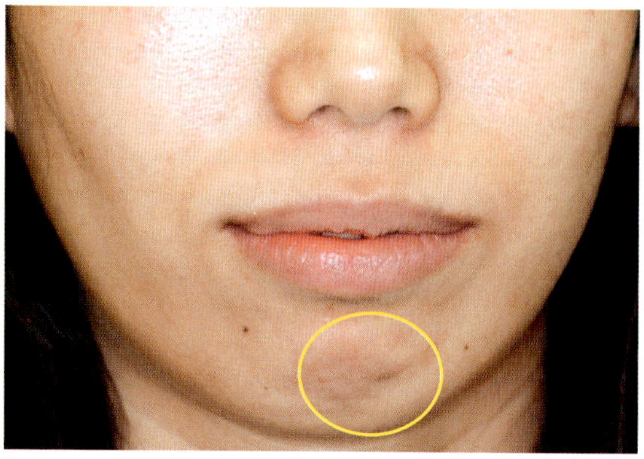
그림 9-7. 이근의 긴장.

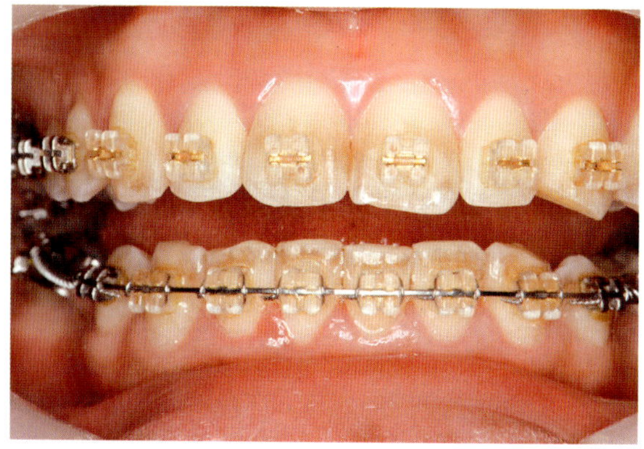
그림 9-8. 구호흡에 의해서 구순 라인에 착색이 보인다.

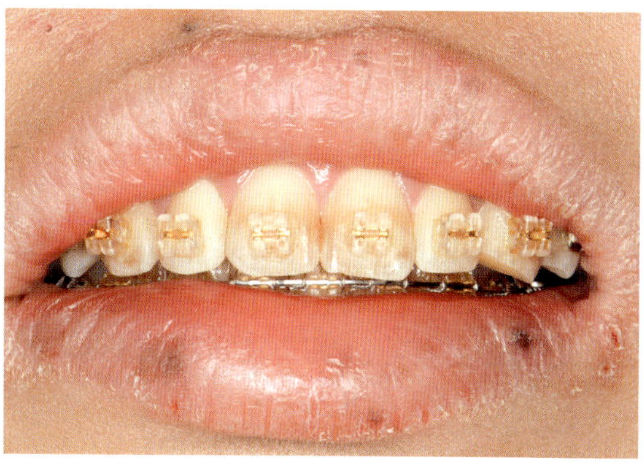
그림 9-9. 구호흡에 의해서 입술이 거칠어진 것을 볼 수 있다.

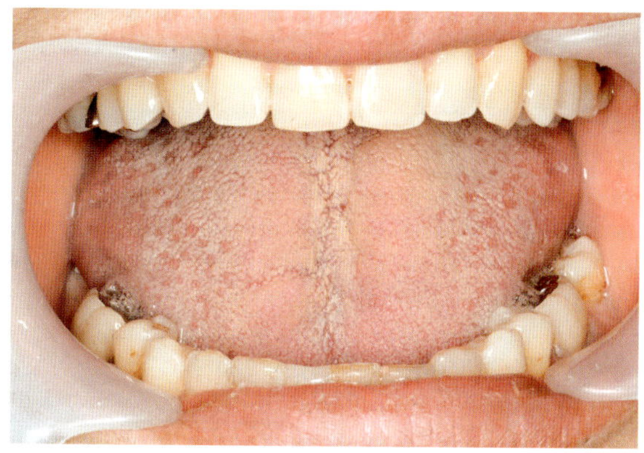
그림 9-10. 설태가 혀 전체에 보이고, 혀 측방부는 구치부 교합면을 덮고 있다.

구호흡을 개선하는 운동

습관성 구호흡은 저위설을 동반하는 경우가 많고, 2차적인 입의 돌출이나 부정교합의 원인과 연관됩니다. 습관성 구호흡을 개선하기 위해서는 입술을 무리하지 않고 다물 수 있도록 하는 것과 함께 입술의 근력 강화가 필요합니다. MFT는 구순뿐만 아니라 구강안면근의 협력을 도울 수 있는 연습이 효과적입니다(그림 9-11, 9-12). 이러한 훈련에 의해 의식적으로 구순폐쇄가 가능해지고 혀 거상이 획득되면, 전술한 증상의 많은 부분이 개선될 수 있습니다(그림 9-13, 9-14).

♣

구호흡은 여러 가지 질환과의 연관성이 지적되는 등 건강상 무시할 수 없는 구강 습관입니다. 구강 내 질환과 전신질병에 대한 예방·개선 등의 관점에서도 구호흡의 개선을 위한 훈련은 큰 의미가 있습니다. MFT의 첫걸음으로서 구호흡 환자에게 MFT의 지도를 시작해보면 좋을 것입니다.

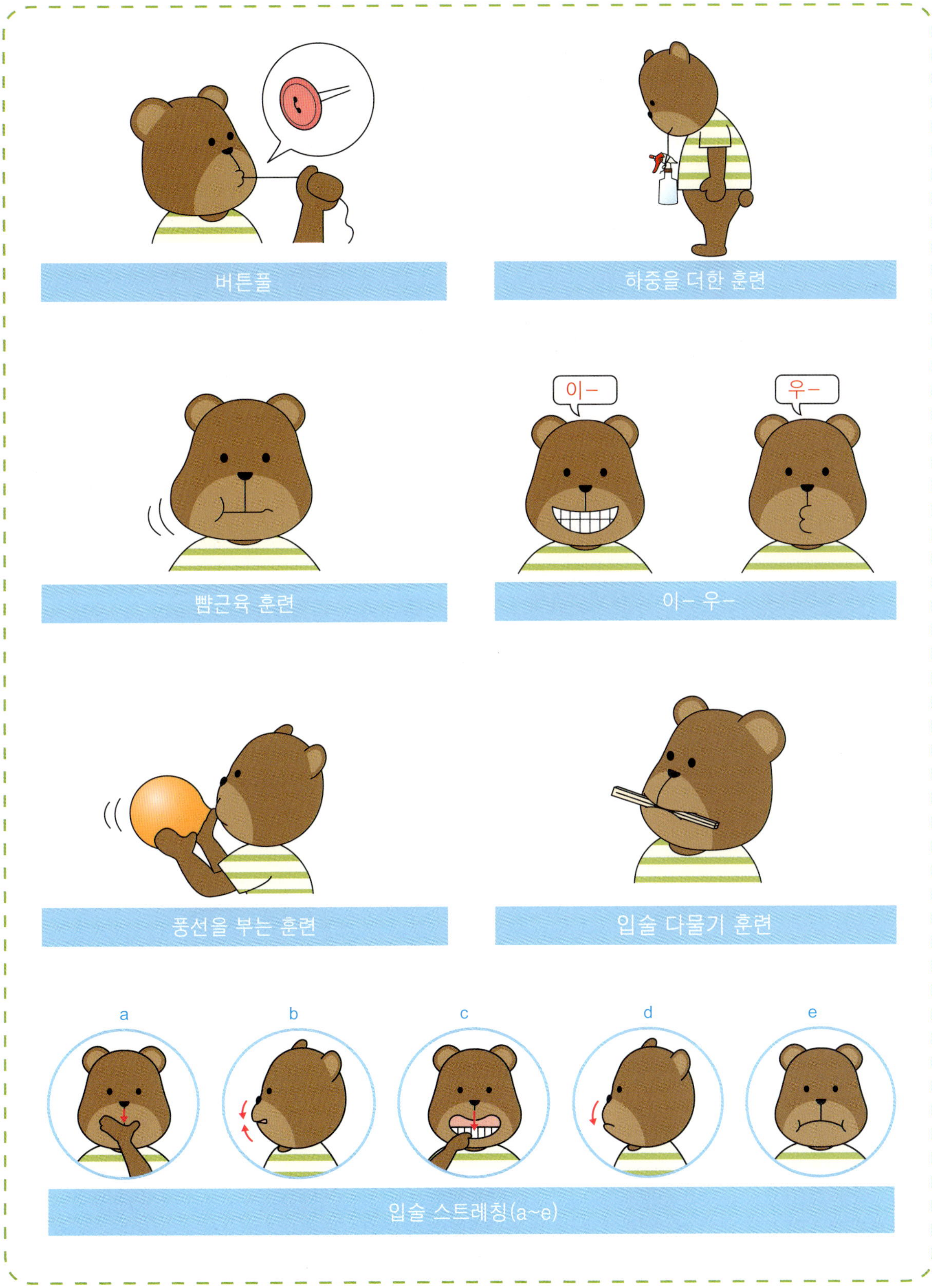

그림 9-11. 구순의 근육을 강화하는 입술 훈련.

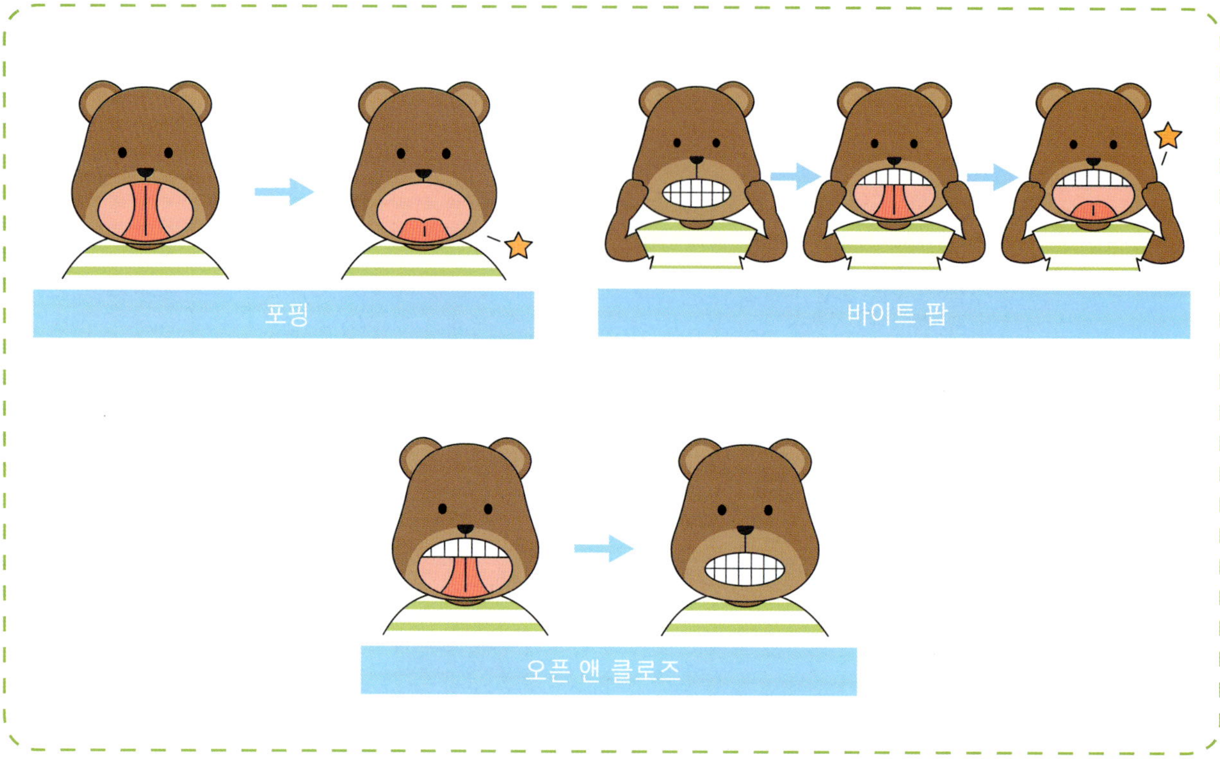

그림 9-12. 저위설에는 혀 거상을 위한 훈련이 효과적이다.

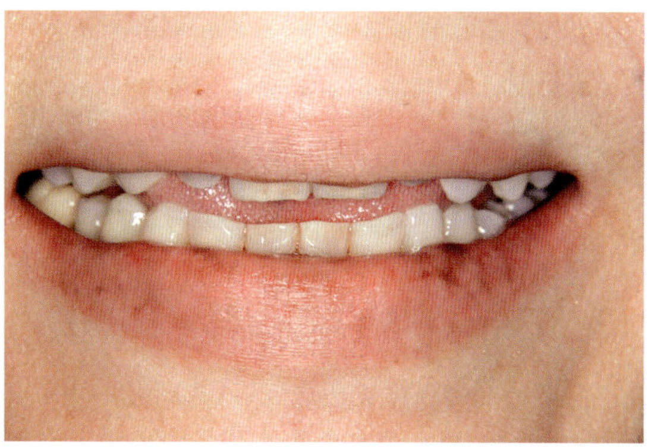

그림 9-13. 초진 시. 구호흡에 의한 저위설 및 구순 라인에 따른 착색이 보인다.

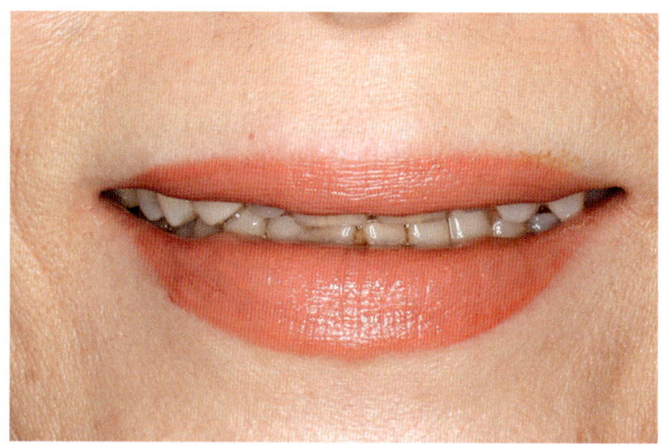

그림 9-14. MFT 개시 4개월 후. 구호흡이 개선되어 혀 거상이 가능하게 되고 치아의 착색이 없어졌다.

One Point Advice

습관적인 구호흡의 경우, 구순폐쇄 훈련과 병용하여 혀 거상훈련을 적극적으로 실시하는 것이 유효하다. 이때 설첨부만 거상하는 것이 아니라 혀 전체가 확실하게 구개에 빨려 올라가 있는 것이 중요하다. 말만으로 설명하는 것이 아니라 술자가 실제로 보여주면서 이미지를 알려주면 좋을 것이다.

환자의 혀 거상 상태를 사진촬영을 하고 모니터 등으로 보면서 훈련시키는 것도 효과적이다.

CASE PRESENTATION
증례 3

MFT에 의해 구호흡이 개선된 증례

증례 개요

초진 시 연령이 9세 6개월인 여자아이 상악 전돌을 주소로 교정치료를 희망하였다(그림 1). 부모 모두 상악 전돌 경향이 있다. 더욱이 초진 시 문진에서 보호자가 구호흡을 신경 쓰고 있는 것을 확인하였다. 좌우측 대구치 관계는 Angle II급, 입술 깨무는 습관에 의한 큰 수평피개교합(overjet), 과개교합, 구순 폐쇄 시 이근의 과긴장을 보였다. 영구치 교환 시에 약간의 총생이 발생될 것으로 예측되었다.

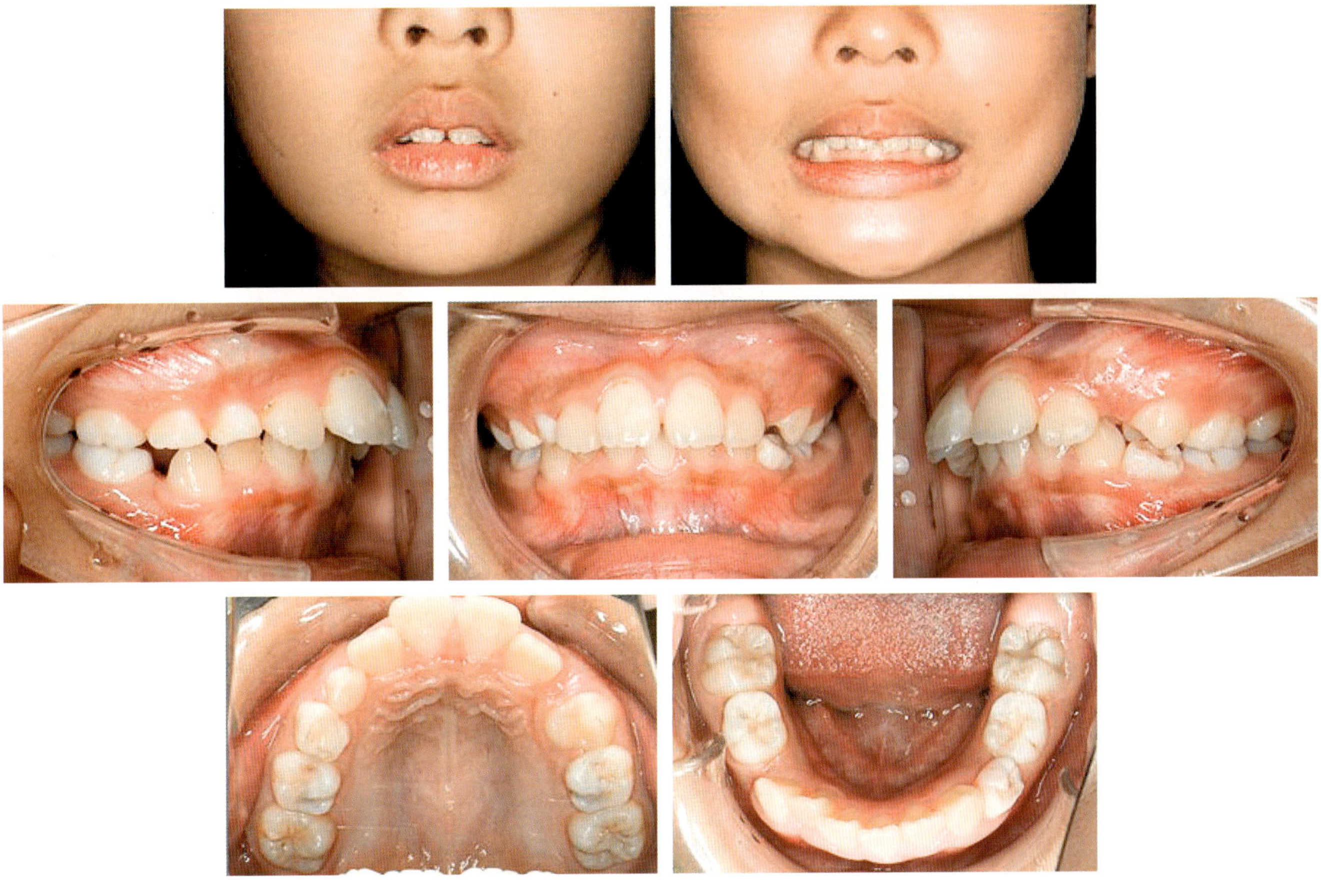

그림 1. 초진 시 구강 내와 구순 상태.

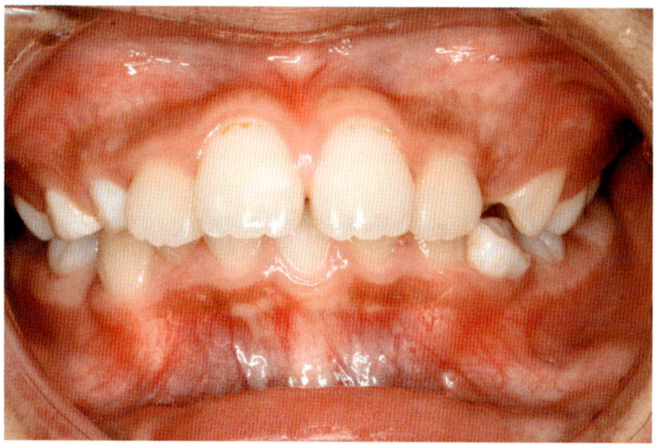

그림 2. 상악 중절치 치경부에 부착된 오래된 치석.

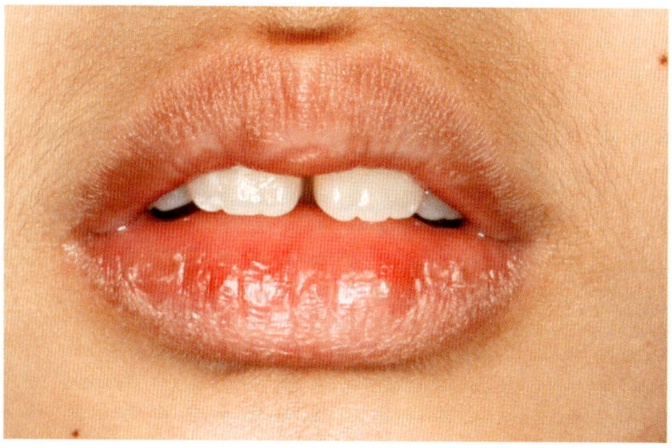

그림 3. 구호흡으로 입술이 거칠어지고 적색으로 비대.

습관으로 과거에 손톱을 깨물었고, 현재는 입술을 핥고 깨무는 습관이 있다. 알레르기성 비염 치료를 위해서 알레르기내과를 다니며 약으로 조절 중이었다.

검사 및 진단 결과, 고정식 상악 측방확대장치에 의한 상악 치열의 측방확대와, 트레이너에 의한 상하 I급 관계로 유도 및 과개교합의 개선을 목적으로 한 혼합치열기의 교정치료와 MFT를 병용하기로 하였다.

MFT 검사 결과, 구호흡은 밤낮없이 일상적으로 보이며 상악 전치에는 오래된 치석의 침착이 보였다(그림 2). 혀는 항상 저위이며 설태가 부착되어 있었다. 입술은 적색으로 비대되었고 건조하여 거칠어져 있었다(그림 3).

설압은 29.7hpa로 거의 평균치이며, 인두편도비대나 구개편도비대, 설소대 이상은 보이지 않았다.

지도목표와 지도개요

MFT의 목표를 (1) 혀 후방부의 거상, (2) 구강주위근의 균형을 정돈, (3) 바른 설위 획득, (4) 바른 연하 패턴 획득 등 4가지로 하였다.

그러나 교정장치로서 고정식 상악 측방확대장치를 장착하여 혀 거상이 어려웠기 때문에 목표의 순서를 바꾸어 구순폐쇄를 의식하도록 하는 것을 제1목표로 하였다. 목표달성을 위해 입을 다물고 있던 횟수를 달력에 기록하고, 자주 기억 하도록 지도하였다.

또한 구순폐쇄를 하기 쉬운 구강주위근의 환경을 만들기 위해 뺨근육 훈련과 풍선 부는 훈련을 시작하였다. 그 후 장치가 익숙해짐에 따라 포핑 지도를 시작하였다. 이 시점에서는 혀 후방부 거상이라기보다는 설배를 장치에 닿도록 하는 것을 목표로 하고, 감각을 기억하도록 하는 것에 중점을 두었다. 확대장치 장착 8개월 후에는 플라크 침착이 경감, 구순 상태가 조금씩 개선되었다(그림 4).

상악 측방확대장치 제거 후, 기상 시 1시간과 취침 시에 트레이너에 의한 훈련을 하면서 본격적으로 MFT를 시작하였다.

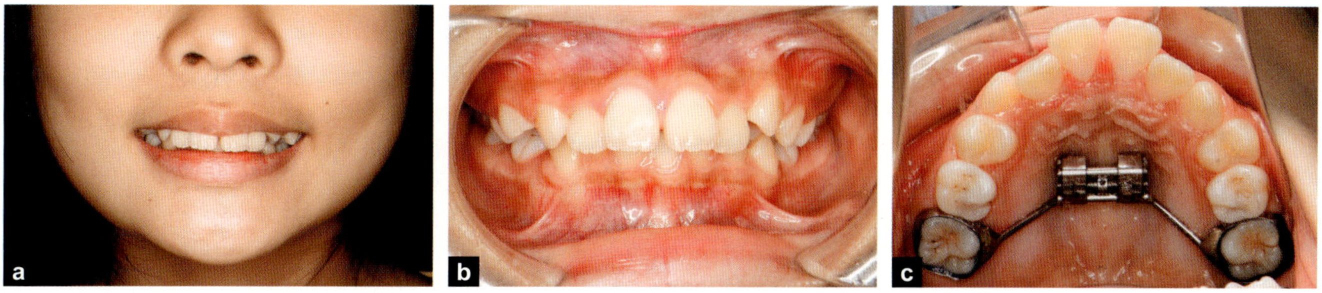

그림 4. a, MFT 개시 8개월 후의 입술 상태. 거친 입술이 경감되었다. b, MFT 개시 8개월 후의 구강 내. 치석과 착색이 해소되었다. c, 상악 측방확대장치.

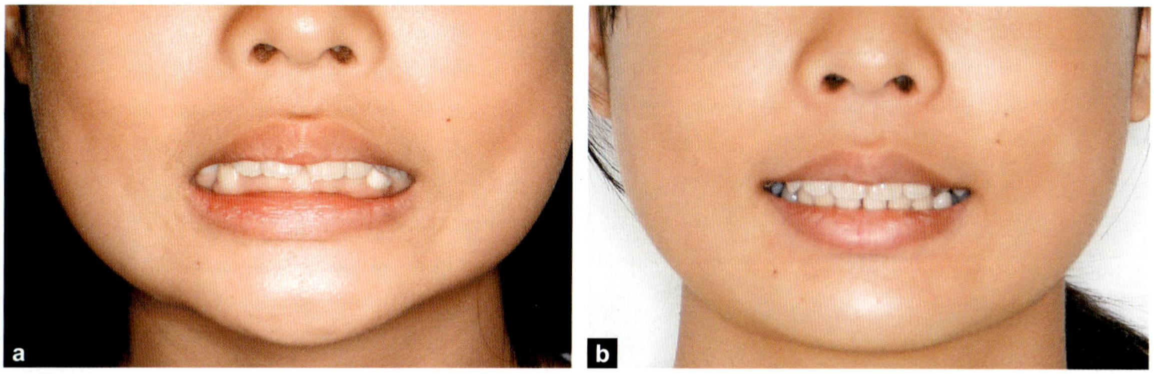

그림 5. a, 초진 시의 구순 상태 b, MFT 개시 11개월 후의 구순 상태. 그림 5a와 비교하면 입술이 거칠고 적색으로 비대된 것이 모두 개선되었다.

우선은 혀 거상훈련으로 바이트 팝, 오픈 앤드 클로즈를 실시하였다. 충분히 혀 후방부의 거상이 확인되었을 때, 스팟을 기억하면서 연하 패턴 획득을 위한 슬러프 스왈로를 시작하였다. 훈련을 시작하고 11개월 후에는 많이 좋아졌다며 보호자가 상당히 기뻐하였다(그림 5).

그 후에는 습관화 훈련으로 '아이우베 체조'30를 실천하도록 지도하였다. 현재도 계속 중이다(그림 6).

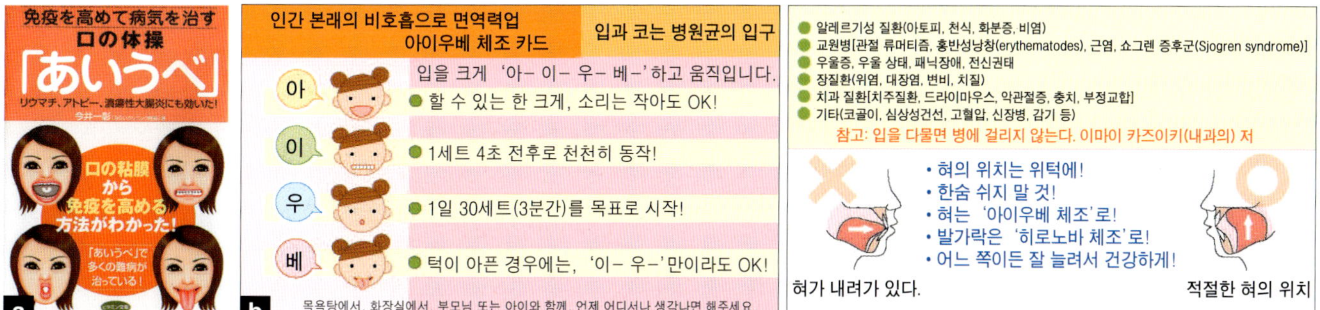

그림 6. a, 면역력을 높여 병을 치료하는 입 체조 "아이우베"(마키노 출판)[30]. b, 실제로 환자에게 제공되는 '아이우베 체조' 카드. 좌: 표면, 우: 뒷면(그림 제공: 미라이 클리닉, 이마이 카즈아키 씨).

결과와 고찰

알레르기성 비염을 동반하는 구호흡이었지만, 알레르기내과에서의 진료와 상악 치열의 측방확대 및 트레이너를 통한 교정치료, 그리고 MFT를 병용함으로써 상당한 개선을 보였다.

혀 거상이 가능하게 되고 구순폐쇄에 의한 구강주위근의 균형이 얻어짐으로써 영구치열기의 완성을 기다리는 현 단계에서는 치열의 안정이 얻어졌다(그림 7, 8).

또한 안모의 인상도 좋아져 환자 본인과 보호자 모두에게 높은 만족도를 얻을 수 있었다.

이러한 점으로 구호흡 개선에는 MFT가 효과적이라는 것이 시사되었다.

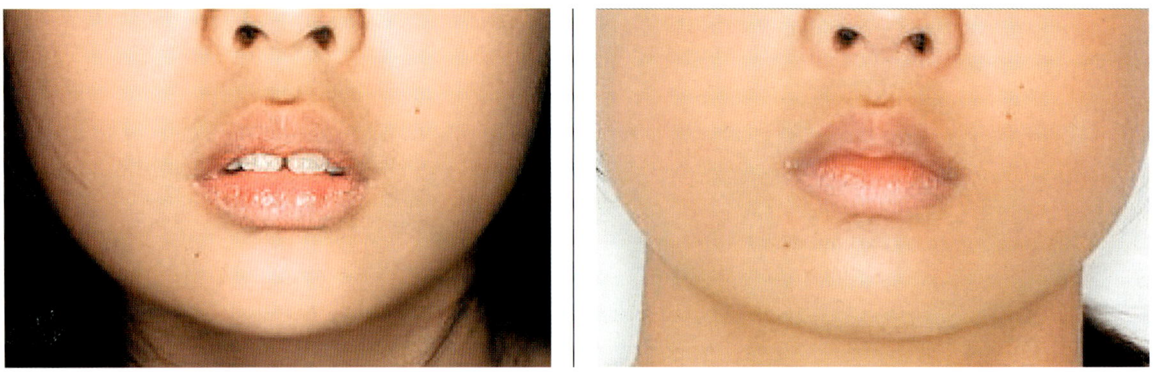

그림 7. 구순의 변화. 좌: 초진 시. 안정 시에는 구순폐쇄를 할 수 없었다. 우: MFT 개시 15개월 후의 구순. 안정 시에 구순폐쇄가 가능해졌다.

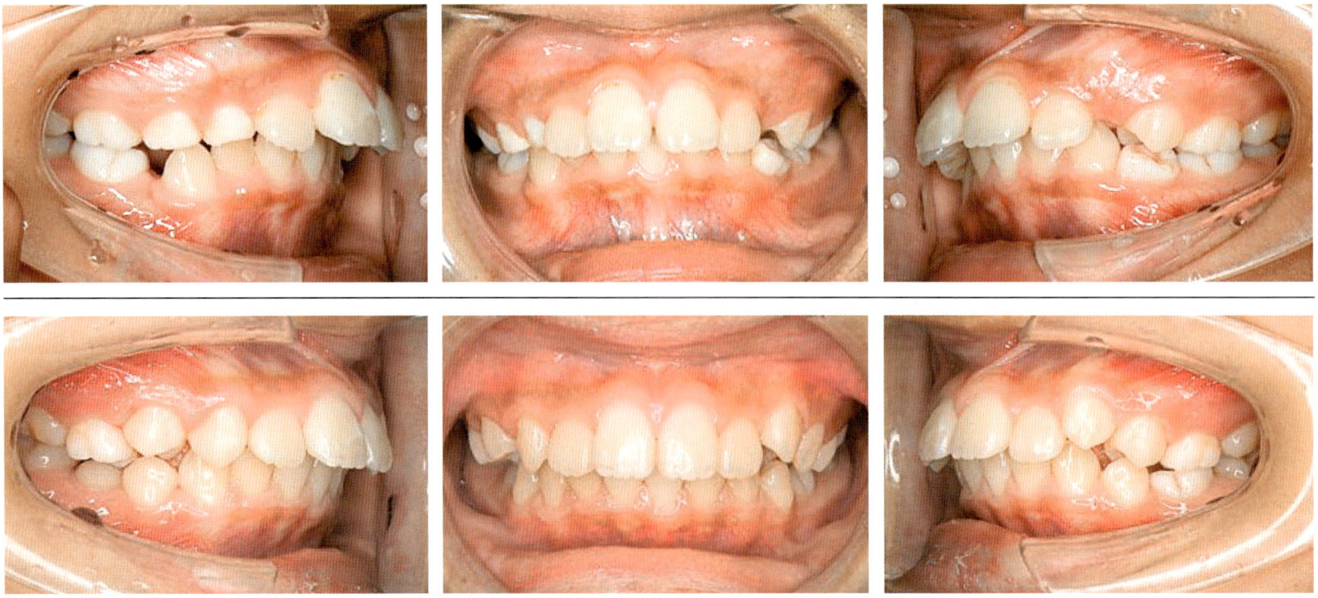

그림 8. 구강 내의 변화. 상단: 초진 시 구강 내. 하단: MFT 개시 15개월 후의 구강 내. 영구치 맹출 완료 후에 II기 치료 예정.

코 질환, 편도비대, 저위설과 혀 습관의 관계

제 10 장

사카모토 테루오(Sakamoto Teruo)
도쿄치과대학 치과교정학교실
치과 의사

스에이시 켄지(Sueishi Kenji)
도쿄치과대학 치과교정학교실
치과 의사

시작하면서

전방 및 측방으로 혀 돌출 습관(tongue trust), 교설벽(혀를 깨무는 습관), 농설벽(혀로 장난치는 습관) 등의 혀 습관이 존재한다면, 부정교합(특히 개교)의 원인이 되는 경우가 있습니다(그림 10-1, 10-2). 이 경우에는 원인요법으로 MFT를 병용한 교정치료를 실시하지만, MFT에 의해 혀 습관이 개선되지 않으면 교정치료가 잘 되지 않거나 치료 후에 교합이 안정되지 않고 재발하여 재치료를 피할 수 없게 되는 경우가 있습니다(그림 10-3). '혀 습관이 먼저인가? 부정교합이 먼저인가?'라는 논의가 빈번히 일어나는 등 습관과 부정교합은 끊으려야 끊을 수 없는 관계가 있습니다.

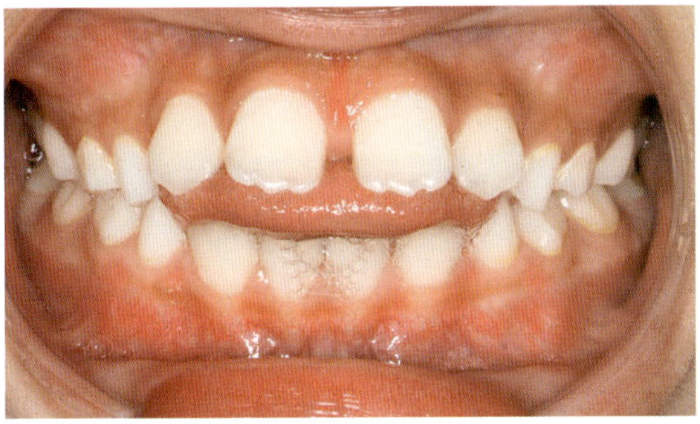

그림 10-1. 전방부 개교.

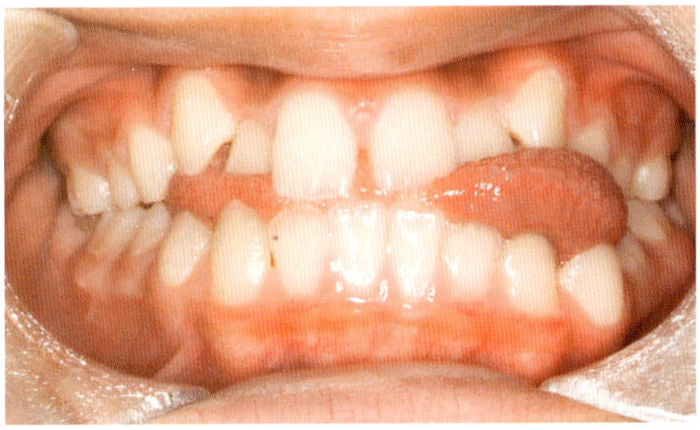

그림 10-2. 측방부 개교.

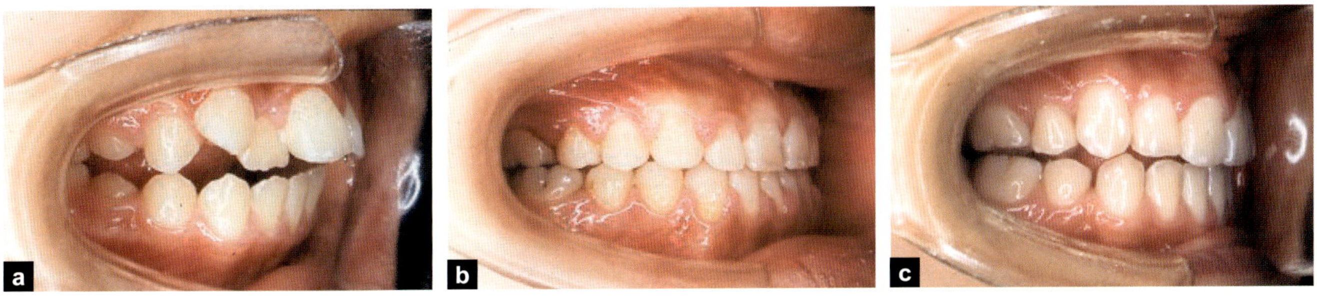

그림 10-3. **a**, 치료 전. **b**, 치료 종료 후. **c**, 보정 1년 후. 14세 여자. 개교를 주소로 내원. 상하좌우 제1소구치를 발치, MFT를 병용하면서 상하 치열에 악간고무를 사용하여 상하 치아를 정출시킴으로써 교두감합위가 얻어졌지만, 혀 습관이 치료 종료 시에도 개선되지 않아 재발된 증례이다.

부정교합의 원인이 되는 구강 습관으로 '손가락 빨기'는 가장 빈도가 높은 원인이며, 유전치가 영구전치로 바뀔 무렵(Hellman's dental age: III A, 6~7세)까지 손가락 빨기 습관이 계속되면 상악 치열궁이 협착되고, 전치가 적정한 위치까지 맹출되지 못하여 교차교합이나 개교를 보이게 됩니다. 이 장에서는 손가락 빠는 습관 이외에 혀 습관이 원인이 된다고 여겨지는 질환을 설명하여 양자의 관련에 대해 말하고자 합니다.

혀 습관이란 어떤 것인가

1. 유아형 연하

수유 시에 보이는 연하의 패턴은 성숙형 연하 패턴과는 다릅니다. 그 특징은 혀를 쑥 내밀면서 하악을 전방으로 이동시켜 구륜괄약근의 활동과 함께 유두를 물어서 빨고, 연하까지의 수유 동작 중 하악을 전후 방향으로 피스톤 운동을 시키는데, 이때 혀는 저위로 설배가 오목한 형태를 취합니다(그림 10-4).

2. 정상(성숙형) 연하

성숙형 연하에서는 혀나 하악은 전방으로 돌출하지 않고, 구륜근의 긴장이 감소하고, 하악거상근이 턱의 위치를 조절하게 됩니다. 또한 혀는 오목해지지 않고 높은 위치로 구개에 접하면서 식괴를 앞에서 뒤로, 그리고 인두로 보내는 파상운동을 합니다. 연하 시에는 상·하악의 치아가 가볍게 접촉합니다(그림 10-5).

3. 이상연하 습관(설돌출벽)

치아 맹출 후에도 유아형 연하 패턴이 오래 남으면 부정교합의 원인 중 하나가 됩니다. 연하 중에 상·하 절치 사이에 설첨을 내미는 동작을 '혀 돌출(tongue thrust)형 연하'라고 정의합니다. 상·하악 치아 사이에 혀가 돌출하거나 입술이 개재되는 등 이상연하 습관은 전치부의 개교를 일으킨다고 여겨지며, 반대로 개교 환자들의 경우에는 연하 시에 구강 내 음압을 유지하기 위한 혀 돌출이 구륜근의 긴장을 피할 수 없게 하여 증상을 악화시키는 요인이 됩니다(그림 10-6).

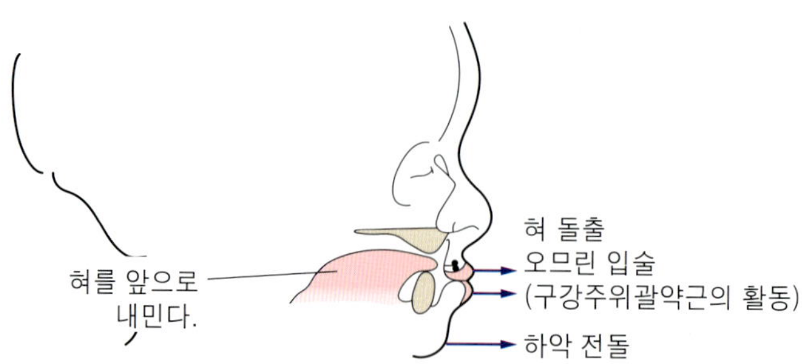

그림 10-4. 유아형 연하.

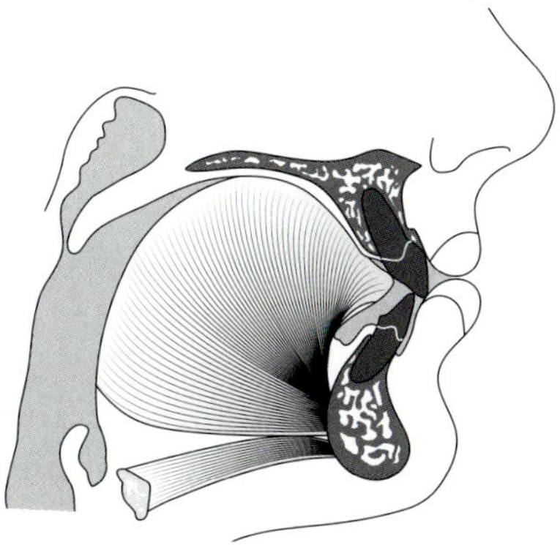

그림 10-5. 정상연하.

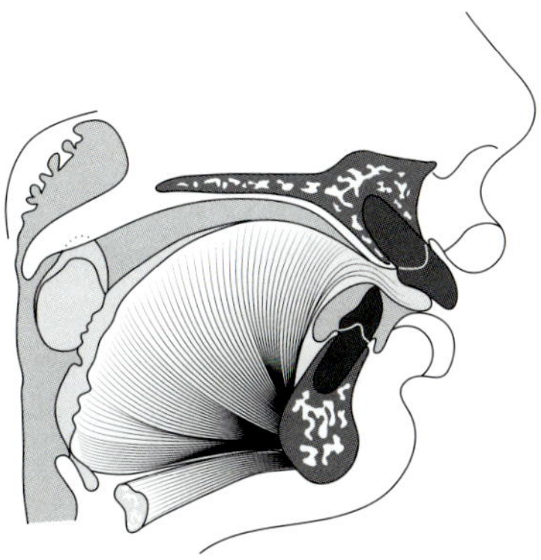

그림 10-6. 이상연하.

4. 교설벽·농설벽

발음이나 연하 이외에 혀를 무의식적으로 깨물거나 내미는 습관입니다. 상·하악 전치의 순측 경사, 전치의 개교, 공극치열 등이 발생합니다.

코 질환

비점막에 장기간 염증이 있으면 만성 기도폐쇄가 생기면서 구호흡을 하게 됩니다. 비폐쇄가 발생하는 질환에는 화분증·실내먼지(house dust) 등에 의한 알레르기, 비중격만곡증, 부비강염 등이 있으므로 증상이 심할 경우에는 전문의에게 진료를 받을 필요가 있습니다.

편도비대(그림 7: 비강과 인두 구조)

편도비대에는 주로 구개편도비대와 인두편도(아데노이드)비대가 있습니다. 스캐먼(Scammon)의 장기발육곡선(그림 10-8)에 의하면, 림프형에 속하는 편도는 12세 무렵까지 급격하게 성장하여 성인 수준을

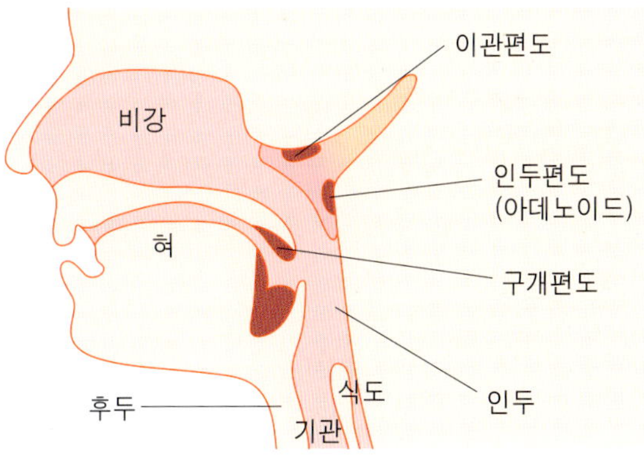

그림 10-7. 비강과 인두의 구조.

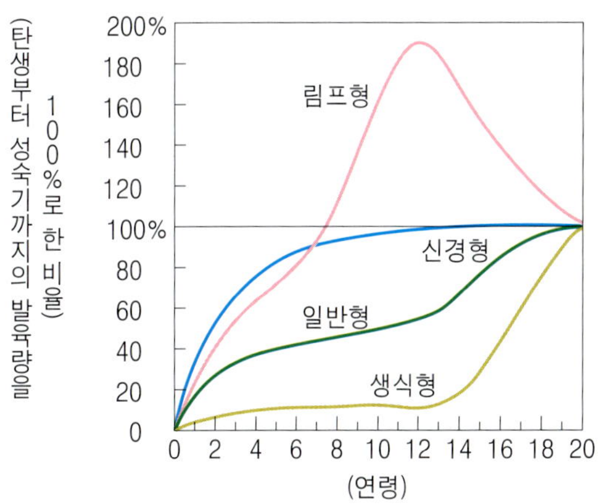

그림 10-8. 스캐먼의 장기발육곡선.

넘지만, 사춘기를 지나면서 성인 수준으로 돌아옵니다. 또한 일반형에 속하는 신장 및 상·하악골은 유아기까지 급속하게 발달한 후 점차 완만해지고, 2차 성징이 나타나는 사춘기에 다시 급격하게 발달하여 사춘기 이후에 다시 발육이 분발하면서 성인 수준에 이릅니다.

편도비대에 의해 정상적인 비호흡이 방해되면, 저위설을 동반한 구호흡을 하게 됩니다.

1. 구개편도비대

구개편도는 면역력(병원균이나 바이러스 등이 신체에 침투해도 병에 걸리기 어려운 상태에 있다는 것)을 향상시키는 장기이지만, 구개편도비대에 의한 증상으로는 (1) 중인두부의 기도가 좁아지는 것에 의한 코골이와 무호흡, (2) 중인두의 공간이 좁아지는 것에 의한 음식물의 통과 장애 등을 들 수 있습니다. 또한 혀의 전방위를 유도하고 혀 돌출 습관의 원인이 된다고도 알려져 있습니다(그림 10-6). 구개편도비대의 정도를 표로 나타낸 것으로 매켄지(Mackenzie) 분류가 있습니다(그림 10-9, 10-10).

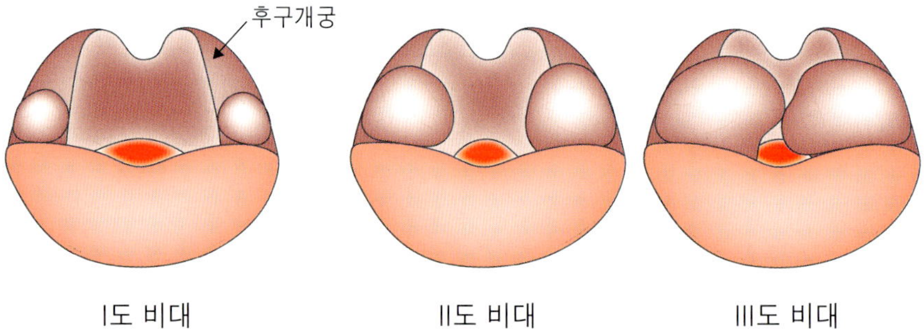

그림 10-9. 매켄지(Mackenzie) 분류. I도: 구개편도가 후구개궁을 조금 넘는 상태. II도: I도와 III도의 중간 상태. III도: 좌우의 편도가 중앙에서 거의 만나는 상태.

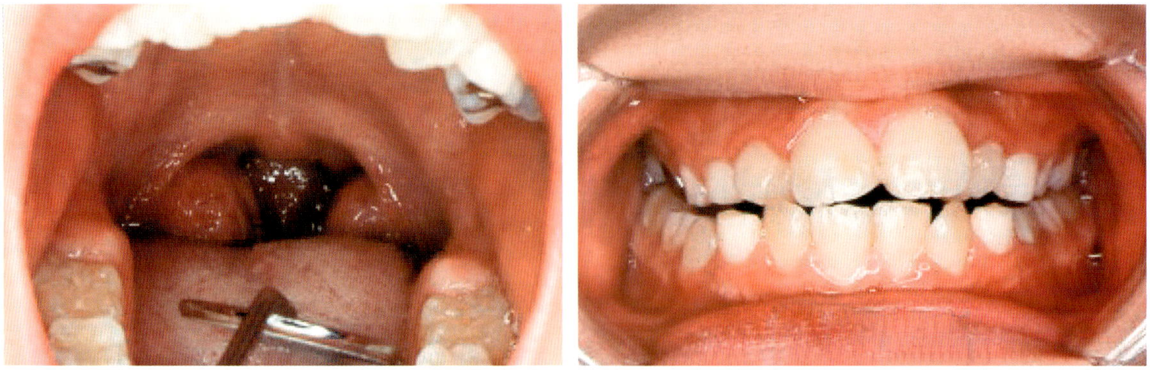

그림 10-10. 8세 남자아이. 구개편도비대(Mackenzie 분류 II도)에 의해 저위설 및 구호흡이 되고, 혀 전방 돌출 습관에 의해 전치부 개교를 보이는 증례.

2. 인두편도(아데노이드)비대

인두편도비대가 있다면 비호흡장애가 생기고 저위설을 동반하는 구호흡을 피할 수 없게 됩니다. 이것이 장기간에 걸쳐 지속되면 구순폐쇄부전, 상악 치열의 협착, 상악 전치부의 순측 경사, 하악골의 성장 방향이 더 하방으로 바뀌게 되어 전안면고 및 하악 하연 평면각이 커지는, 이른바 '아데노이드상 안모'를 나타내게 됩니다(그림 10-11).

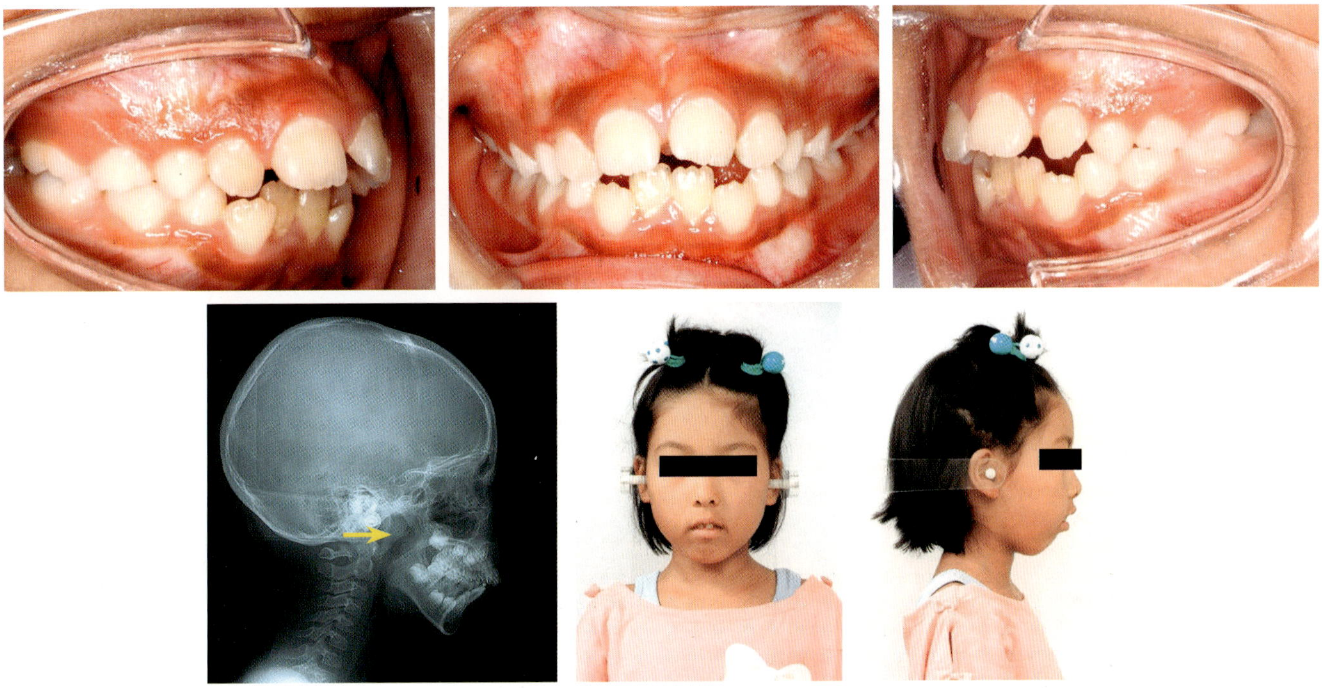

그림 10-11. 7세 여자아이. 인두편도(아데노이드)비대(노란색 화살표)가 보여 상기도 폐색이 일어나고, 구호흡을 하기 때문에 저위설이 되어 상악 치열의 협착, 상악 전치 돌출, 하악골의 후하방 성장 등 이른바 '아데노이드 안모'를 보인다.

저위설

저위설의 원인은 앞서 기술한 바와 같이 코 질환이나 편도비대에 의한 기도장애에 의한 것과 설소대단축증에 의한 경우가 있습니다. 설소대의 단축이나 비후가 있으면 혀 운동을 저해하고, 이상연하 습관이나 발음장애를 일으키는 경우가 있습니다. 또한 교설벽이나 농설벽 등의 습관이 생기거나 혀로 하악 치열을 전방으로 밀어내어 공극치열이나 반대교합이 나타나기도 합니다. 이러한 증례에서는 설소대를 늘리고, 더욱더 혀 거상훈련을 하는 것이 중요합니다(그림 10-12).

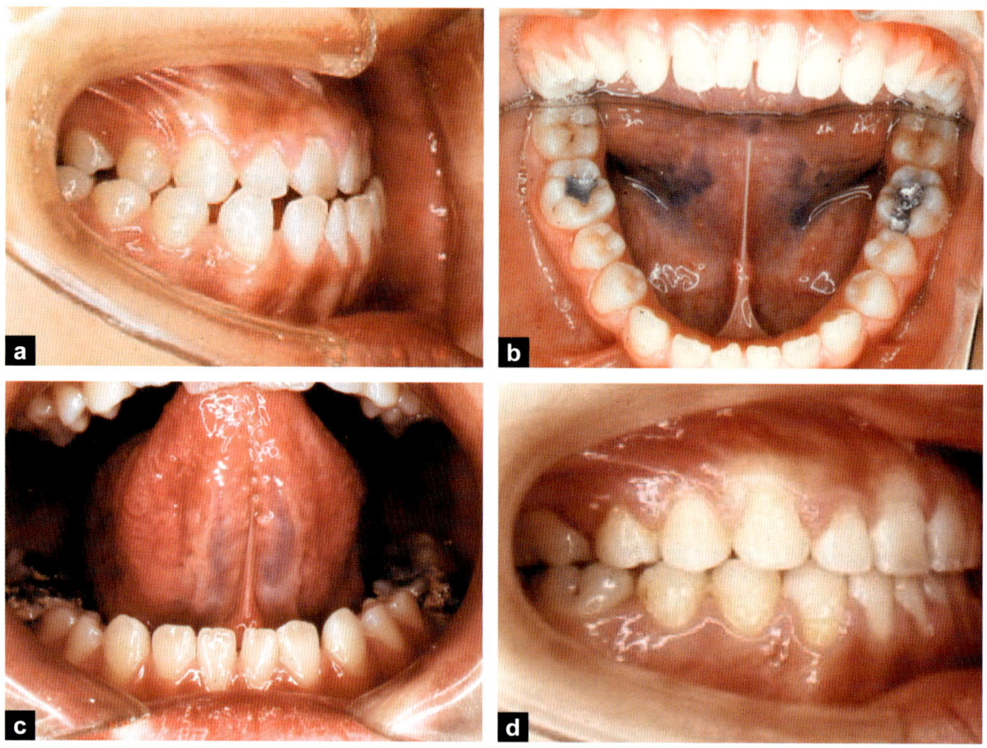

그림 10-12. **a,** 치료 전. **b,** 설소대 신전 전. **c,** 설소대 신전 후. **d,** 치료 종료 후. 14세 여자. 설소대가 짧고 저위설에 의해 하악 전치에 공극 및 반대교합을 보이기 때문에 설소대신전술을 실시한 증례. 신전술 후 혀 거상을 중심으로 MFT를 실시하였다.

구강 습관의 대응 – 손가락 빨기, 손톱 깨물기, 빠는 습관

제 11 장

미와 야스코(Miwa Yasuko)
이바라키현, 미와치과의원
치과 의사

저연령 아동의 구강 습관으로 손가락 빨기, 손톱 깨물기, 구호흡 등이 많이 보입니다. 이 장에서는 일반치과에 내원하는 저연령 아동의 구강 습관에 대한 대응 중에서 특히 손가락 빨기에 관하여 소개하고자 합니다.

손가락 빨기

1. 손가락 빨기의 영향(그림 11-1)

손가락 빨기의 치과적인 영향은 빠는 손가락의 종류와 기간, 빠는 강도와 빈도, 상·하악 관계 등에 따라 표현되는 정도에 개인차가 있습니다.

상악 전돌 및 치성개교는 4세 정도까지 손가락 빨기를 멈출 수 있다면 영향도 경도이고, 개교도 자연치유를 기대할 수 있습니다. 하지만 5세 이후에도 지속적으로 손가락 빨기를 계속하면 골격성 개교로 이행되어 교정치료도 어려워집니다.

개교 상태가 되면 저위설, 혀 돌출 습관에 더해 구순(구륜근)의 근력이 약해짐으로써 발음·저작·연하 기능의 영향이 나타나 습관성 구호흡으로 정착되기 쉬워집니다.

2. 손가락 빨기의 대응

1) 유아기부터 3세경까지는 상태를 본다

유아기부터 1세경까지는 손가락에 한정하지 않고 여러 가지를 핥거나 빨거나 삼키는 행위를 반복하는 것을 자주 볼 수 있습니다. 이것은 입의 감각기능을 향상시키고, 그 발달에 도움이 된다고 하여 의미가 있는 행위라고 여겨집니다. 생리적인 손가락 빨기가 오래 지속되어 습관이 되면 2, 3세 무렵까지 이어지는 모습도 흔히 볼 수 있습니다.

그러나 많은 아이들은 심신의 발달에 따른 활동범위의 확대로 점차 손가락 빨기의 빈도가 줄어들게 됩니다. 빤다고 해도 잠이 들 때나 심심할 때만 하는 것처럼 어떤 정해진 상황에서만 빠는 경우가 많아집니다.

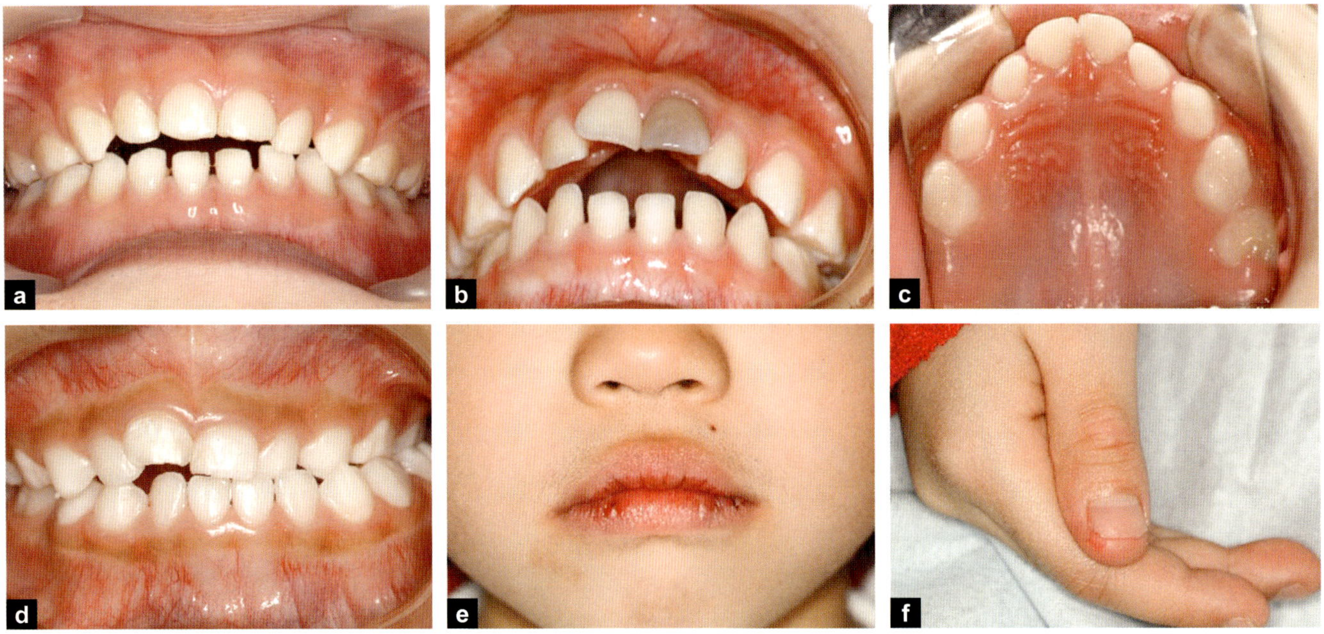

① 치열·교합의 영향	개교, 상악 전돌, 상악 치열궁의 협착, 교차교합
② 기능 면의 영향	개교로 인해 전치로 깨물지 못하는 혀 습관(혀 돌출, 이상연하, 저위설), 불명료한 발음, 구순폐쇄부전으로 인한 구호흡
③ 입가와 측모의 영향	상순의 번전·이완, 구순폐쇄부전, 입가 돌출
④ 피부의 영향	손가락 빠는 것으로 인한 굳은살, 손가락이 불음, 구순 건조
⑤ 심리 면의 영향	수치심, 죄악감, 열등감 등

그림 11–1. 손가락 빨기의 영향. **a,** 개교. **b,** 상악 전돌. **c,** 상악 치열궁의 협착. **d,** 유구치부 교차교합(좌측). **e,** 상순의 번전, 입가 돌출, 구순 건조. **f,** 손가락의 굳은살.

이 시기에는 까다로운 주의나 질책은 역효과로 오히려 더 심해지게 되어, 그 후에 자발적으로 그만두려는 생각을 못 할 가능성도 있습니다. 이 시기의 손가락 빨기는 너무 걱정할 필요가 없다는 것을 보호자에게 설명하여 불안을 덜어주도록 합니다.

또한 일상생활에서 기상, 아침식사부터 시작하는 규칙적인 생활 리듬을 정돈하여 손가락 빨기를 잊을 수 있을 정도로 즐겁게 생활하고 정신없이 놀 수 있는 환경을 만들어주는 것에 유의하도록 하는 등의 조언이 도움이 됩니다.

2) 3세 반경부터는 그만두게 하는 방향으로 유도

유치원 등 집단생활이 늘어나면 사회성이 발달하고, 손가락 빨기가 좋지 않은 행위라는 것을 느끼기 시작합니다. 치열이나 발음이 이상한 것도 서서히 인식할 수 있게 되어 3세 후반이 되면 많은 어린이들이 자발적으로 그만두게 됩니다.

손가락 빨기의 상담을 받으면 어떻게든 그만두게 도와야겠다는 생각만 하기 십상입니다. 심리적으로 불안정한 시기에 억지로 그만두게 하면 다른 버릇으로 양상이 바뀌거나 머리털을 뽑는 등의 자해행위를 하는 경우도 있다는 보고가 있습니다. 손가락 빠는 것이 아이들의 정신적 안정 수단이 되고 있다고 여겨지는 경우에는, '지금은 그만두지 않게 하는 것이 좋은 경우'라고 판단하는 것도 필요합니다.

3) 5세 이후의 '강한 손가락 빨기'

5세 이후에 손가락을 빨아서 굳은살이 생겨 있거나, 부정교합 또는 혀를 내미는 습관이 현저한 '강한 손가락 빨기' 경우에는 전문의에 의한 교정치료나 본격적인 MFT가 필요합니다.

또한 '강한 손가락 빨기'를 계속하는 아이들 중에는 아이 자신의 마음의 문제나 가정 내의 불화, 보호자 측의 문제가 원인이 되는 경우도 있습니다. 이러한 우려가 있는 경우에는 교정치료 전에 마음의 문제를 해결하는 것이 우선되어야만 하고, 전문가(소아정신과 의사나 임상심리사 등)와의 연계가 필요합니다. 또한 발음에 문제가 있으면 언어청각사 등 다른 전문가에게 소개하는 것도 검토할 필요가 있습니다.

3. 손가락 빨기의 지도의 실제

1) 손가락 빨기를 그만두도록 돕는 방법(동기부여)

부모와 아이 모두에게 손가락 빨기를 그만두는 것이 왜 좋은지, 또는 이미 치열이나 교합에 영향을 보이는 경우에는 손가락 빨기를 계속하면 더욱 악화될 가능성이 있다는 것을 설명합니다.

일반 치과에서는 정기검진이나 임상에서 개교의 사진이나 구강 모형을 이용한 구체적이고 시각적인 방법이 아이를 이해시키기 쉽습니다.

아이를 대할 때에는 실제 나이에 구애받지 않고 그 아이의 말이나 행동 등의 발달단계를 고려해 친절하게 알려주어, 스스로 그만두고 싶도록 의지를 이끌어내는 것이 바람직합니다.

2) 손가락 빨기를 그만두고 싶은 생각이 들면

(1) 지도개시 전에

지도 전의 구강 내, 입가, 손가락 빨기에 의한 굳은살을 사진이나 치열 모형 등의 자료로 채득해둡니다. '그만두고 싶어'라는 아이의 기분 또는 부모님이나 가족(조부모, 형제 포함)의 이해와 협력을 빼놓을 수 없음을 다시 확인합니다. 또한 이사나 입원 등 아이의 생활환경이 크게 변화하는 시기는 그만두는 타이밍으로서는 피하도록 합니다. "생일까지 그만두자." 등과 같이 생일이나 크리스마스 같은 이벤트를 그만두는 목표시기로 정하는 것이 더욱 효과가 있습니다.

(2) 지도방법(그림 11–2)

지도방법으로는 스티커를 이용하여 어린이들 자신이 그날을 평가하게 해 자각을 재촉합니다. 또한 싫어하지 않으면 보조적 도구를 병용하거나 밤에 자기 전에 손가락 빨기에 관한 그림책을 읽도록 합니다. 다시 한 번 가정에서 상황을 파악하기 위해 '엄마일지' 쓰는 방법을 기본으로 합니다.

① 달력이나 노트를 이용한 스티커법

손가락 빨기 상황에 맞추어 아이가 약간의 노력으로 달성할 수 있는 정도의 목표를 설정합니다. 그리

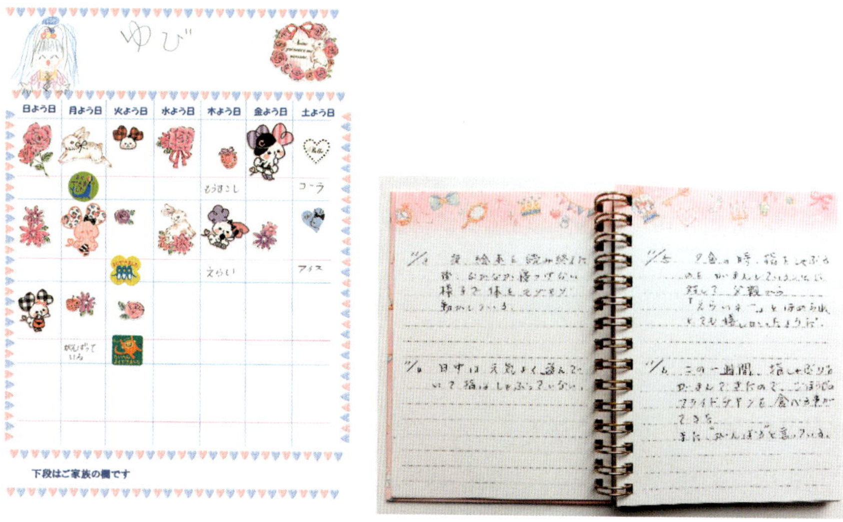

그림 11-2. 좌: 달력 방식의 스티커법, 우: 작은 노트를 이용한 '엄마일지'.

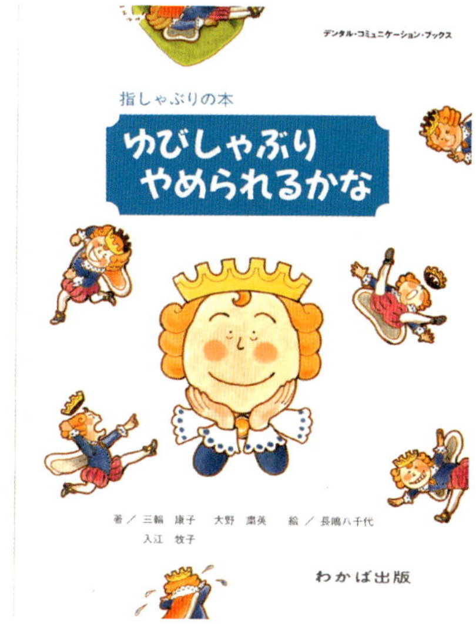

그림 11-3. "손가락 빨기 멈출 수 없을까"(와카바 출판)[32]

고 손가락 빨기를 하지 않는 날에는 아이가 좋아하는 스티커를 작은 달력이나 노트에 아이 스스로 붙이게 합니다. 며칠에 한 번 정도 포상을 정해놓고 그것을 달력에 기록해둡니다. 예를 들어, 햄버거나 카레 등 저녁식사를 좋아하는 메뉴로 하거나 공원에 데려가는 등 일상생활에서 할 수 있는 포상을 생각하도록 합니다.

스티커가 계속되면 칭찬을 받고 노력의 결과를 눈으로 확인할 수 있어 자신감도 생기고, 그것이 더 좋은 동기부여로 연결됩니다. 달력은 거실 등 가족이 볼 수 있는 장소에 두고, 가족에게는 크게 과장된 칭찬과 격려를 해주라고 부탁해둡니다. 달력에 가족의 응원 메시지 등을 써두면 가족 모두의 응원을 피부로 느껴 동기부여도 높아집니다.

잘못했을 때에는 꾸중하지 말고, 조금이라도 노력하는 모습이 보이면 그 내용을 칭찬하고 '내일부터는 열심히 하자'는 긍정적인 마음으로 돕도록 합니다.

② 장갑 등의 보조장비 사용

야간 중에는 그만두려고 생각해도 좀처럼 그만두지 못하는 경우가 있습니다. 아이가 손가락 빨기를 그만두고 싶다는 의사가 명확하고 납득을 하였다면 장갑을 끼거나 폭이 넓은 밴드를 가볍게 팔에 감거나 또는 구강 내에 손가락 빨기 방지 장치를 장착하는 등의 방법을 병용할 수도 있습니다.

이것들은 모두 손가락이 입에 들어가기 어렵게 하므로, 여러 번 지도하여 아이와 보호자 간의 신뢰관계가 생긴 후에 사용하는 것이 좋겠습니다.

③ 말이나 그림책의 활용

막 잠이 들려고 할 때 손가락 빨기를 하는 경우는 잠들 때까지 손을 잡고 이야기를 해주거나 그림책을 읽어주는 방법도 좋습니다.

"손가락 빨기 멈출 수 없을까"(와카바 출판)[32]의 그림책(그림 11-3)을 대출받거나 대기실에 비치해두어 활용해보면 좋겠습니다. 아이들은 '반복하는 것'을 좋아하므로 여러 번 읽어줌으로써, 아이가 문득 한순간에 손가락 빨기를 하면 안 된다고 기억해낼지도 모릅니다.

④ **'엄마일지'를 쓰다**

엄마에게 작은 공책을 이용하여 가정에서의 아이들 모습을 관찰하여 기록하게 합니다. 바쁜 어머니에게는 부담되지 않도록 배려하여 2, 3줄 정도의 메모를 하도록 합니다. 이 일지를 보고 어머니의 열정적인 마음이나 가정에서의 아이 모습을 파악할 수 있습니다.

이상의 방법을 아이의 상황에 맞추어 조합하면서 지도를 반복해나갑니다.

(3) 지도의 계속과 종료시기

지도는 2, 3주간에 한 번의 간격으로 실시합니다. 공책이나 달력, 엄마일지는 지도받는 날에 매번 지참하게 합니다. 지도자는 사소한 것이라도 열심히 한 것에 대한 내용을 칭찬하고 다음번에 대한 기대를 표현하며, 다음 목표를 상담하여 정합니다. 손가락 빨기의 빈도가 줄어 치열교합의 개선을 조금이라도 실감할 수 있게 되면 의욕도 지속됩니다. 부모에 대한 위로의 말을 잊지 말고 필요에 따라 조언을 합니다.

손가락 빨기를 1, 2주 연속으로 안 하게 되었다고 해도 아직 안심할 수 없습니다. 몸에 배기까지는 시간이 필요하고, 손가락 빨기가 완전히 사라지기 전까지는 정기적으로 지도를 반복합니다. 일반적인 기준으로 3개월 정도 계속해서 손가락 빨기를 하지 않는다면 대부분 안심해도 됩니다.

말로는 '안 한다'고 해도 그만두지 못하거나 여러 번 지도해도 전혀 그만둘 기미가 없거나 또는 3, 4개월이 지나도 성과가 나타나지 않는 등의 경우에는 일단 중단하고, 아이의 성장을 조금 더 기다리는 것을 검토합니다. 또한 지도하는 과정에 문제행동이 보이는 경우는 중단하고, 상태를 본 후 심리적인 지원을 해줄 수 있는 전문가와의 상담을 권하는 것이 필요할 수도 있습니다.

3) 손가락 빨기를 멈춘 후의 MFT

예를 들어, 손가락 빨기를 그만두었다고 하더라도 개교 상태인 상하 치아 사이에 하순을 넣는 습관이나 혀 내미는 습관이 남아 있는 경우에는 더욱더 MFT에 의한 구강주위근 부조화의 개선이 필요합니다.

유아기의 MFT는 완벽함을 요구하는 것이 어렵지만, 문제의 중증화를 막는 데 도움이 됩니다. 영구치 열기까지 문제를 지속시키지 않기 위해서도 손가락 빨기를 멈춘 직후, 이 기간에 MFT를 지도하는 의의가 크다고 생각합니다.

유아의 경우에는 간단한 MFT를 보호자와 함께 지도합니다. 보호자에게 MFT의 목적과 방법을 충분히 이해할 수 있도록 설명하고, 가정에서의 실천으로 처음으로 MFT에 의한 증상개선을 기대할 수 있습니다.

손가락 빨기 증례에서는 구륜근의 강화, 씹는 훈련, 혀 내미는 습관에 대한 기초 훈련이 주가 됩니다. 표 11-1의 기본 훈련 중에서 증례에 따라 선택하여 지도합니다(상세한 훈련 내용에 대해서는 책을 참고하기 바랍니다).

아이들은 싫증을 잘 내기 때문에 지도시간은 복습시간을 포함하여 30분 이내로 합니다. 지도 끝에는 가정에서 하는 훈련 과제와 목표 횟수 등을 명확하게 제시하도록 합니다.

가정에서는 식사나 간식 시간, 놀이 중에 훈련의 내용을 잘 포함시켜 부담을 덜면서 몸에 배게 하는 것이 좋습니다. 작은 공책에 매일의 훈련 상황을 기입하도록 하여 매번 지참하도록 합니다.

표 11-1. 손가락 빨기 증례의 기본 훈련

① 구순 훈련(구순 이완·폐쇄부전이나 구호흡이 보이는 경우)
• 입술 스트레칭 • 입을 다무는 연습(비호흡 연습) • 버튼 풀 • 입을 사용하는 놀이(풍선, 피리 등)
② 씹는 훈련(씹는 힘이 약해서 잘 삼키지 못하는 경우)
• 씹는 힘을 강하게 하는 연습 • 어금니로 씹는 연습 • 잘 씹어 먹는 연습
③ 혀 습관의 훈련(혀 내미는 습관을 보이는 경우)
• 혀 스팟 포지션을 기억하는 연습 • 혀의 힘을 기르는 연습 • 바르게 삼키는 방법의 연습

손톱 깨물기

손톱 깨물기는 학령기 이후에 보이는 경우가 많고, 손가락 빨기의 연장으로 '남들에게 보이면 부끄럽다'는 마음에서 생긴, 형태를 바꾼 습관으로 계속되는 경우도 볼 수 있습니다. 손톱 깨물기는 부정교합의 개선을 방해하는 원인이 됩니다. 대응은 손가락 빨기와 비슷한 방법입니다. 그러나 발현 연령이 높다는 것뿐이지 학교 등에서의 인간관계로 오는 심리적 긴장이나 불안이 원인인 경우 또는 손톱을 깨무는 행위가 눈에 띄게 빈번한 경우에는 임상심리사 등에게 소개하는 것도 검토해야 합니다.

공갈젖꼭지

공갈젖꼭지도 손가락 빨기와 같이 장기간에 걸쳐 계속 입에 물고 있으면 치아배열에 영향을 줍니다. 또한 1세 무렵은 언어발달의 중요한 시기로서, 이 시기에 공갈젖꼭지로 입을 막는 것은 바람직하지 않으므로 사용하지 않게 하는 것이 치과 의사로서 바람직한 역할이라고 생각합니다. 어떻게든 사용하고 싶다면 단시간만 사용하게 하거나 치열에 영향을 고려하여 늦어도 2세까지는 그만두도록 지도하는 편이 좋습니다.

♣

저연령 아동에 대한 구강 습관의 지도에는 어린이의 발달상태에 따른 개별적인 대응이 기본입니다. 치과 의원에서는 치과 의사와 치과위생사의 협업에 의해서 지도를 하는 경우가 많습니다. 지도자는 MFT에 대해서도 충분한 지식과 기량을 갖추고 지도에 임하는 것이 좋겠습니다.

CASE PRESENTATION

증 례 4

생활환경의 재검토와 설소대단축증을 MFT로 지도한 손가락 빠는 습관의 증례

증례 개요

환아는 4세 5개월의 여자아이이다. 유치원 입학 후 손가락 빠는 습관을 멈추지 않는 것이 신경 쓰여 어머니가 아이를 데리고 내원하였다(그림 1). 환아는 부모님, 연년생인 오빠와 함께 살고 있다. 아버지의 직업상 단기간에 이동을 하게 되어 초진 5개월 전인 3월에 이곳으로 이사를 와서, 4월부터 유치원에 다니게 되었다. 육아는 전업주부인 어머니가 주로 담당하였다.

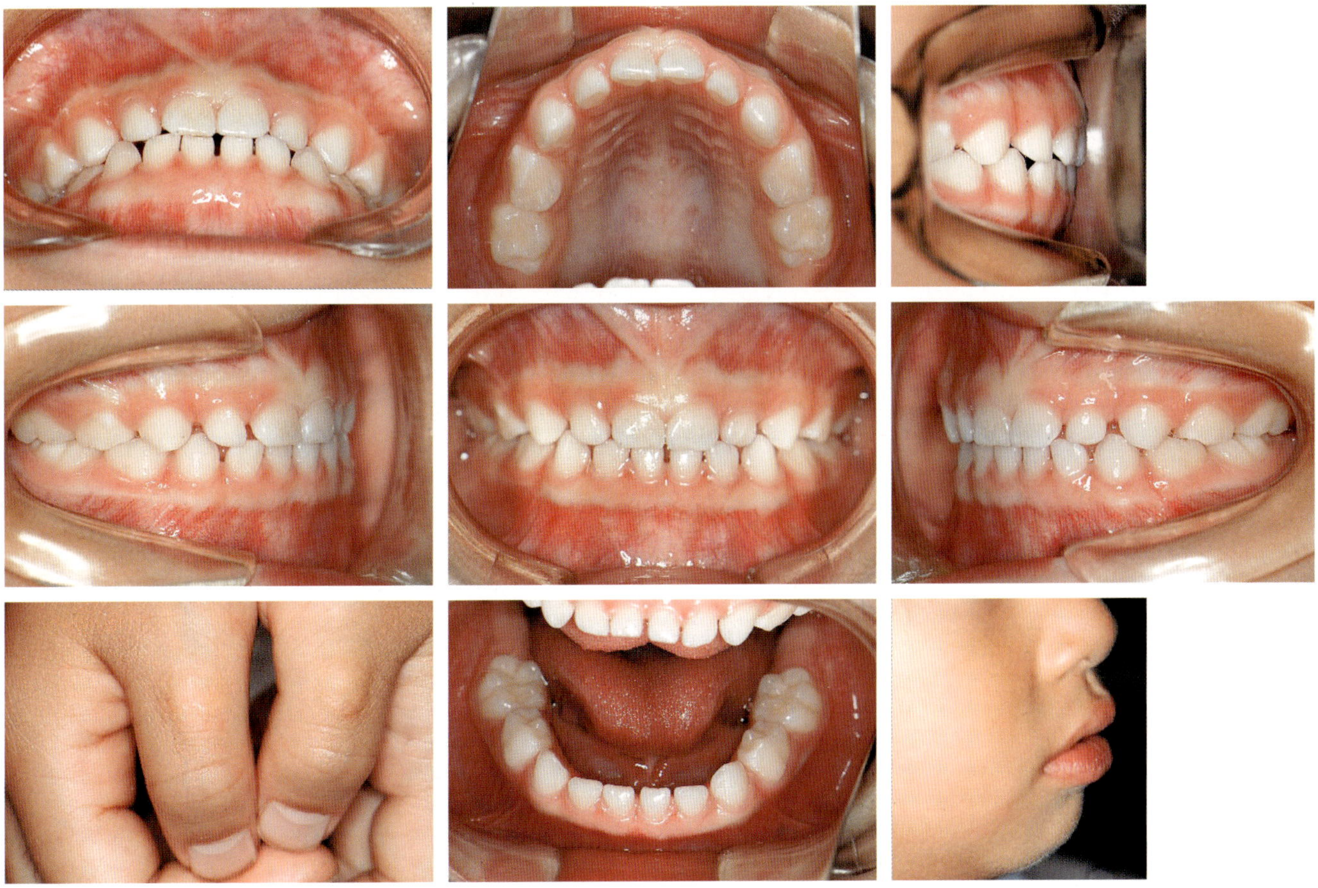

그림 1. 초진 시(4세 5개월) 상태.

손가락 빨기는 1세 무렵부터 시작되어 4세가 된 현재까지 계속되고 있지만, 유치원 생활에서 손가락 빠는 모습은 보이지 않았고 잠이 들 때, 차를 타고 있을 때, TV를 보고 있을 때 등 한정된 상황에서 많이 보였다. 유치원에는 아직 친한 친구가 없어서 집에 돌아온 후에는 혼자 또는 오빠나 오빠의 친구와 집에서 노는 경우가 많았다. 그림 그리기, 종이 접기, 실뜨기, 그림책 읽기 같은 조용한 놀이를 좋아하면서도 TV를 보며 좋아하는 춤에는 흥미를 보이는 등 활발한 면도 있다고 하였다.

좌우의 엄지손가락에 손가락 빨기에 의한 굳은살이 있지만, 구강 내에는 손가락 빨기를 장기간 지속했을 때 특징적으로 발생하는 개교 등의 치열부정은 보이지 않았다. 하지만 입이 돌출하고 경도의 상순번전, 구호흡에 의한 구순의 건조가 보였다. 설소대신전술의 기왕력이 있지만, 현저한 설소대의 단축 상태를 보였다.

TK식 유아용 친자관계 검사*에서는 아버지의 맹목적인 사랑, 어머니의 엄격함과 맹목적인 사랑에 다소 강한 경향을 보였다. 가정에서는 손가락 빨기를 하지 않도록 매번 가족 모두가 주의를 준다고 한다. 문진이나 자료채득 시 어머니의 모습에서, 예를 들어 제대로 예의 바르게 앉아 있지 않는 등의 아이의 행동에 대해 그때마다 여러 번 말하면서 바로잡는 등 과간섭의 태도를 보였다. 동시에 어머니의 '절대 그만두게 하고 싶다'라는 강한 의지도 느낄 수 있었다.

지도목표와 지도개요

구강 내의 상태에 따르면, 부모가 걱정할 정도로 빈번하게 손가락 빨기를 하는 것이 아니라, 4세 후반이라는 환아의 연령, 그리고 손가락 빠는 시간대와 상황이 정해진 점 등으로 보아 그만두려는 경향이 있는 것으로 판단되었다. 아이 스스로 그만두겠다는 의사가 아직 명확하지는 않았지만, 내원을 싫어하지 않는 것이나 어머니의 강한 희망도 있어 지도를 개시하기로 하였다.

손가락 빨기를 멈추게 하기 위해서 (1) 동기부여, (2) 가정과 유치원을 포함해 아이에 관련된 생활환경 재검토, (3) 구호흡의 개선, 설소대를 늘리기 위한 MFT의 지도 등을 실시하기로 하였다.

동기부여로는 사진과 모형을 사용하고 일러스트를 그리는 것 등으로 손가락 빨기를 그만두면 입가나 손가락이 예뻐진다는 것을 알기 쉽게 설명하였다. 가정에서는 잠들 때나 지루할 때에, "손가락 빨기 멈출 수 없을까"(와카바 출판) 그림책을 아이에게 반복해서 읽어주도록 부탁하였다. 아이가 잠들 때까지 곁에 있고, 빠는 손을 잡아줄 것도 부탁하였다. 이러한 것들이 손가락 빨기에 대한 직접적인 지도라고 할 수 있다.

---

* TK식 유아용 친자관계 검사[참고: "TK식 유아용 친자관계 검사"(다나켄 출판)]: 이 검사의 대상은 초등학교 취학 전의 자녀이며, 자식에 대한 부모의 태도에 관한 질문에 대답하게 한 후 결과를 수치화하여 진단 그래프로 나타낸다. 거부적·지배적·보호적·복종적·모순적 태도 등 5가지 태도로 분류된다. 부모가 자녀에 대한 태도의 경향을 객관적으로 알게 됨으로써 더욱 좋은 부모와 자식 간의 관계를 만들기 위해서 시행한다. (안내서에서 발췌)

♣

손가락 빨기에서는 반드시 필요한 검사는 아니지만, 부모의 생각이나 대응법 등을 파악함으로써 지도 시에 참고로 한다. 또한 순수하게 검사에 응해주는 경우에는 지도에 대해 협력적이며 이해를 얻었다고 생각되어 지도가 잘 진행되는 경우가 많다.

손가락 빨기를 그만두겠다는 분명한 의지를 보이지 않는 연령에서는 특히 생활환경을 재검토하는 등의 간접적인 지도도 중요하다고 여겨진다. 이 경우에는 유치원의 집단생활에 잘 적응하지 못하는 모습을 볼 수 있었기 때문에, 친구관계를 포함해 유치원 생활이 즐겁게 되도록 유치원 선생님에게도 배려와 협력을 요청하도록 지도하였다.

가정에서도 부모와 오빠에게 아이의 손가락 빨기를 봐도 못 본 체하고, '손가락 빨기'를 하지 말라는 말을 아이에게 하지 않도록 부탁하였다. 어머니에게는 손가락 빨기를 할 것 같은 상황이 되면 자연스럽게 두 손을 사용하는 놀이를 유도하게 하고, 집 밖으로 데리고 나가 손가락을 빠는 것보다 더 즐거운 것을 찾아주게 하는 것 등을 부탁하였다. 아이가 손가락을 빨지 않을 경우에는 크게 '칭찬'하는 것도 부탁하였다.

MFT의 시작은 손가락 빨기를 그만두고 난 후가 좋지만, 이 경우에는 설소대단축증이 현저하고 어머니가 걱정하고 있었다는 점, 그리고 장차 필요한 신전술에 대비해 어머니나 아이의 관심을 손가락 빨기 이외의 것으로 돌리고자 하는 의도로 시작하게 되었다. 또한 보호자에게 MFT라는 치료법이 있다는 것을 알리기 위한 좋은 기회라고도 생각해 빨리 시작하였다.

MFT는 손가락 빨기의 지도개시 후 4회째부터 실행하였다. 어머니도 함께 비호흡의 중요성을 설명하고, 구호흡의 개선을 도모함과 동시에 설소대를 늘리는 것에 중점을 두고 구순 훈련과 혀끝을 내밀어 상순 핥기, 포핑 등을 소도구를 이용하여 2, 3주에 1회 지도하였다.

결과와 고찰

지도 초기에는 어머니의 손을 놓지 않고 지도자의 눈을 정면으로 보려 하지 않는 등 어머니와의 분리를 두려워하는 기색이 강하였다. 지도 횟수를 거듭하면서 조금씩 어머니 곁을 떠나 지도자와 친해지게 되었다. 본 의원에 내원하는 것이 재미있다는 말도 하였다. 지도 결과, 3개월 후에는 거의 손가락 빨기를 하지 않게 되었다. 어머니에게는 재발할 가능성도 있으므로, 특히 앞으로 3개월 정도는 주의 깊게 지켜보자고 지도하였다.

이 연령에 대한 MFT의 지도는 어머니의 역할을 이해하게 하여 가정에서 지도자가 되게 할 필요가 있다. 아이에게 완벽한 습득은 무리일지라도 오랫동안 흥미를 가지고 계속하는 것이 가장 중요하다는 것을 강조하였다.

이 경우에는 어머니의 열의에 더해 아이를 둘러싼 생활환경의 재검토를 실시한 것이 손가락 빨기를 그만두는 것과 연결되었다고 보인다. 가족의 협력 없이는 손가락 빨기의 지도는 결코 잘 되지 않기 때문에, 어머니의 열정이 지도 성공의 열쇠가 되는 경우가 많다. 그러나 어떻게든 그만두게 하고 싶다고 강하게 생각한 끝에, 특히 과간섭하는 경향이 있는 경우에는 아이가 손가락 빨기를 할 때마다 부모는 자기도 모르게 "그만둬!"라는 말을 떠올리게 된다. '손가락 빠는 것=나쁜 일'이라는 생각을 하게 되면, 부모의 시선을 피해 숨어서 손가락 빨기를 할 수도 있다. 그러면 다시 손가락을 빠는 흐름을 만들 수도 있다. 도구로서의 손가락을 자연스럽게 다른 일에 사용하도록 유도함으로써, 결과적으로 손가락을 빠는 것을 잊게 하는 흐름으로 바꿔주는 것이 바람직하다.

낮 시간을 보내는 유치원의 분위기도 중요한데, 이 증례의 경우에는 협력적인 선생님을 만나게 된 것도 다행이었다. 때마침 가을운동회를 위한 연습이 계속되었고, 그것을 계기로 친한 친구가 생겨 좋아하는 춤을 제대로 출 수 있게 된 일 등 유치원 생활이 충분히 재미있게 된 것도 긍정적인 요인이 되었다고 보인다. 아이 스스로의 성장도 물론 중요한 요인으로, 손가락 빨기를 그만두기 위해 이제까지의 시간이 필요했다고 생각된다.

어머니도 자식의 손가락 빨기가 하나의 고민이 되어 많은 스트레스를 받았다. 제3자로서의 지도자가 그 고민을 받아들여 조금이라도 덜어줄 수 있다면 그 존재의 의미가 있다고 생각한다.

이 증례는 장기간 손가락 빨기를 계속해왔는데도 개교나 상악 전돌 등 손가락 빨기의 특징적인 구강 내 증상을 볼 수 없었던 경우로, 환아를 둘러싼 생활환경의 재검토에 중점을 두어 지도함으로써 그 중요성을 재인식하게 되었다.

제 12 장

설소대단축증과 MFT

츠치야 사야카(Tsuchiya Sayaka)
가나가와현, 오노 교정 클리닉
치과위생사

설소대단축증이란

설소대단축증이란 혀가 선천적으로 짧고 부착위치에 이상을 보이는 경우로서 기능적으로 혀가 구개에 거상하기 어렵고 통통하게 비후되어 있는 상태를 말합니다. 명칭은 이 밖에도 '설소대부착이상', '설소대강직증', '설소대유착증' 등 다양하고, 일반인에게는 '혀가 짧다'는 것으로 알려져 있습니다.

설소대단축증 상태에서는 혀의 움직임이 억제되기 때문에 수유·저작·연하·발음 시에 혀의 운동기능 장애를 일으키게 됩니다. 또한 혀를 들어 올리는 것이 어렵기 때문에 안정 시에는 저위설로, 연하 시에는 혀가 전방위가 되기 쉽고, 전방으로 설압에 의해 하악 전치가 순측 경사되거나 공극치열이 생기는 등 치아배열에 영향을 주기도 합니다.

설소대단축증의 치료법은 설소대신전술과 같은 외과적 처치가 일반적입니다. 이와 함께 혀 거상훈련을 포함한 MFT를 해야 하는 이유는, 설소대단축증으로 혀를 거상할 수 없고 혀끝을 사용하지 않아 설소대신전술만으로는 혀를 잘 컨트롤할 수 없으므로 바른 혀의 위치 및 연하 시 혀의 움직임을 얻을 수 없기 때문입니다. 또한 수술 후에도 훈련을 실시하지 않으면 창상 반흔화의 원인이 되는 경우도 있습니다.

설소대단축증의 분류에는 막상속형(그림 12-1)과 선유속형(그림 12-2)이 있습니다.

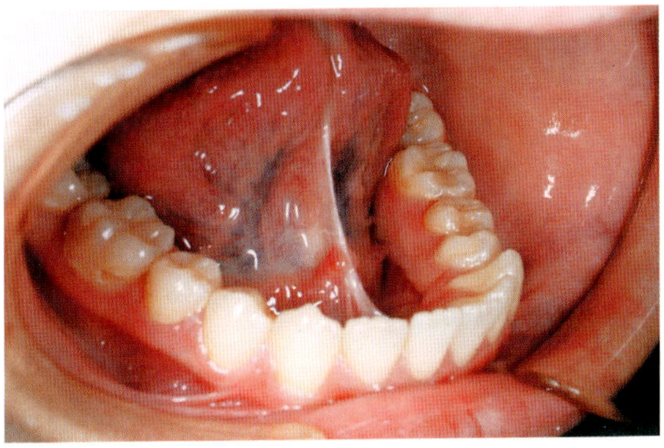

그림 12-1. 막상속형.

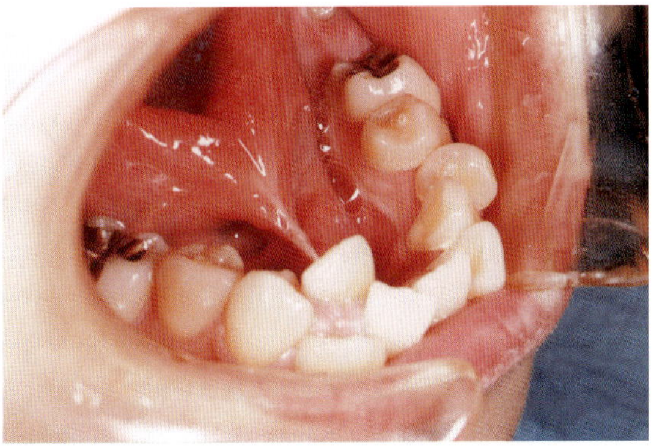

그림 12-2. 선유속형.

막상속형이란 설소대가 얇은 점막 모양으로 혀 운동장애의 가벼운 유형입니다. 혀 거상훈련에 의해서 어느 정도 설소대를 신장시킬 수 있기 때문에 경우에 따라 설소대신전술을 하지 않을 수도 있습니다.

선유속형이란 이설근 하부와 설소대가 굵고 섬유화되어 혀 운동장애가 현저한 유형입니다. 혀 거상훈련만으로 설소대를 신장시키기는 어렵기 때문에 설소대신전술이 필요합니다.

임상적인 빈도로는 막상속형이 거의 4/5를 차지합니다.

설소대신전술

본 의원에서는 설소대신전술을 해야 하는 판단기준으로 아래의 항목을 고려합니다.

- 설첨을 구개에 거상했을 때의 개구량이 최대 개구 시의 1/2 이하입니다.
- 설첨을 거상했을 때 설첨이 설소대 때문에 당겨져 하트 모양이 됩니다(그림 12-3).
- 혀를 전방으로 내밀었을 때 설첨이 내려간다거나(그림 12-4) 잘록해집니다(그림 12-5).

또는 모우츠키 등의 분류(표 12-1)도 참고로 합니다.

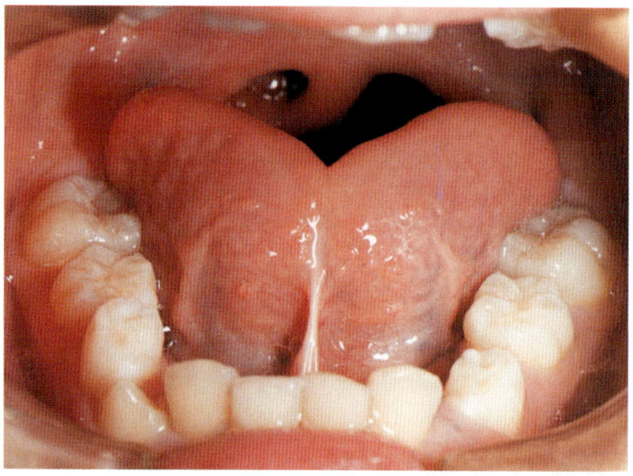

그림 12-3. 설첨을 거상했을 때 하트 모양이 된다.

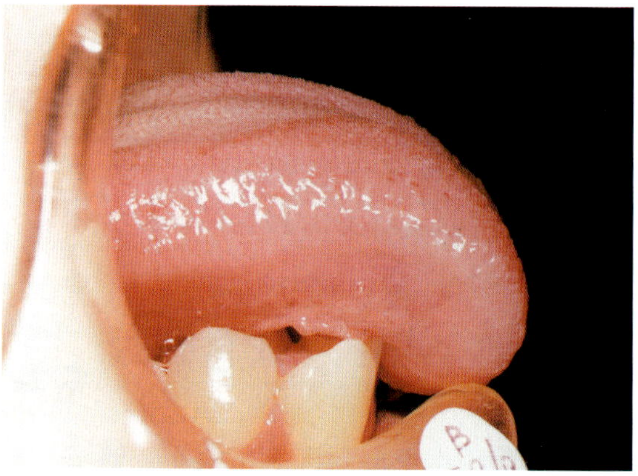

그림 12-4. 설첨이 내려간다.

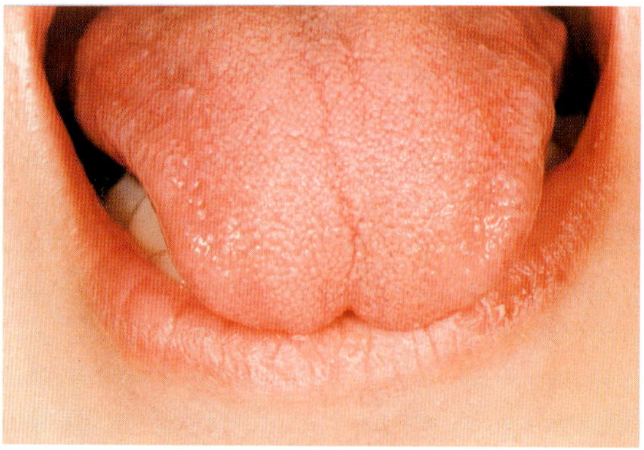

그림 12-5. 설첨이 잘록해진다.

표 12-1. **모우츠키 분류**[35]

1도	입을 충분히 벌리고 설첨을 거상해도 구개에 닿지 않는 경우 설첨이 잘록해져서 2개로 보이는 경우
2도	설첨을 거상해도 교합평면보다 조금밖에 올라가지 않는 경우
3도	설첨을 거의 거상할 수 없는 경우(교합평면까지의 거상도 불가능한 경우)

그 밖에 발음장애가 인정되거나 MFT나 교정치료의 장애가 되는 경우에도 설소대신전술을 검토합니다.

설소대신전술을 하는 시점은 신생아에게 수유가 곤란한 경우에는 출산 후 바로 실시하기도 합니다. 치과의원에 내원하는 환자를 대상으로 하는 경우, 설소대신전술을 하는 가장 좋은 시기는 취학 전 5, 6세경이라고 알려져 있습니다. 그 이유로는 바른 발음을 하기 위해서는 혀 운동이 중요하므로, 언어발달 면에서 '사'행과 '라'행의 발음이 거의 완성되는 5, 6세까지 설소대신전술을 함으로써 혀의 운동범위를 넓혀 구강 내 환경을 개선할 필요가 있기 때문입니다.

그러나 치과 의사가 한 설명을 어느 정도 이해해서 국소마취에 견딜 수 있는 등의 조건이 필요하기 때문에 아이의 협력을 얻을 수 있는 연령까지 경과 관찰을 하는 경우도 있습니다.

혀 거상훈련을 포함한 MFT

설소대단축증에 대한 MFT는 혀 거상훈련으로 혀의 컨트롤, 설소대 신전, 혀를 거상하는 근력의 강화 연습을 중심으로 구성합니다. 신전술 후에는 원포인트 지도로 안정 시의 혀 위치와 올바른 연하 패턴을 습득하는 연습을 혀 거상훈련에 더해서 지도합니다.

1. 설소대신전술 전의 MFT

- **목적**: 혀의 컨트롤, 설소대 신전, 혀 근력 강화
- **기간**: 2~3주에 1회 간격으로 1~3개월간 훈련한다.
  1회 지도는 15~20분 동안 한다.
- **내용**: 혀의 컨트롤, 혀 근력 강화 훈련
  - 팻 텅 스키니 텅(fat tongue skinny tongue)
  - 립 트레이서(lip tracer)
  - 팁 앤드 스틱(tip and stick)

  설소대 신전, 거상하는 힘을 기르는 연습
  - 포핑(popping)
  - 오픈 앤드 클로즈(open and close)
  - 바이트 팝(bite pop)

설소대신전술 전의 훈련에서는 설소대가 짧기 때문에 혀의 운동범위가 좁아서 거의 거상할 수 없는 환자도 많습니다. 이러한 환자에 대한 지도 포인트로서 혀의 컨트롤 훈련에서 하순에 혀를 올릴 수 없는 경우에는 구강 내에서 혀를 이완하는 연습을 시키고, 하악 전치에서 하순으로 서서히 단계적으로 시행합니다.

또한 포핑이 불가능한 경우에는 혀를 옆으로 흔드는 훈련 및 립 트레이서처럼 혀로 상악 전치를 만지는 티스 트레이서 등 설첨을 움직이는 연습을 지도합니다. 그리고 혀가 어느 정도 잘 움직이게 되면 개구량을 작게 하여 포핑을 지도합니다.

설소대신전술 전에 MFT를 실시하면 기초적인 혀 움직임의 감각을 파악하고 의식하는 자세를 취할 수 있으므로, 신전술 후의 훈련을 원활하게 이행할 수 있는 효과를 얻을 수 있습니다.

2. 설소대신전술 후의 MFT

- **목적**: 반흔화 방지, 혀의 컨트롤, 설소대 신전, 혀 근력 강화, 안정 시 혀의 위치, 바른 연하 패턴의 습득
- **기간**: 발수 후에 통증이 없다면 훈련을 개시하고 2, 3주에 1회 간격으로 3개월간 훈련한다.
  1회 지도는 15~20분 정도로 한다.
- **내용**: 혀의 컨트롤, 혀 근력 강화 훈련
  - 팻 텅 스키니 텅
  - 팁 앤 스틱
  - 스팟 포지션

  설소대 신전, 거상하는 힘을 기르는 연습
  - 포핑
  - 오픈 앤드 클로즈
  - 텅 드래그

  안정 시 혀의 위치를 습득하는 연습
  - 포스처

  바른 연하 패턴을 습득하는 연습
  - 스왈로

바른 혀의 위치나 연하 훈련은 원포인트로 지도를 하지만, 이 단계에서 개선되지 않으면 워크북을 사용한 본격적인 MFT를 합니다.

훈련은 환자의 증상이나 협력 정도에 따라 기간, 횟수, 내용을 바꿀 필요가 있습니다. 또한 혀의 상태를 파악하기 위해서도 동일한 치과위생사가 지도하는 것이 이상적입니다. 집에서의 연습은 1일 1회씩 매일 합니다. 나이가 어린 경우에는 보호자와 함께 연습합니다.

증례

여기서 설소대단축증의 증례를 소개합니다.

환자는 초진 시 연령이 6세 0개월인 남자아이로서 소아과에서 설소대단축증을 지적받아 내원하였습니다. 설소대는 막상속형으로 설첨을 약간 움직일 수 있지만, 혀를 거상하는 힘이 약해서 조절할 수가 없었습니다.

3월에 내원하여 여름휴가 때 설소대신전술을 하고 싶다고 희망하였기 때문에, 6월부터 1개월에 1회 간격으로 훈련을 실시하였습니다.

1. 설소대신전술 전의 MFT(그림 12-6)

- **1회째:** 스스로 혀를 움직이는 감각을 익히기 위한 목적으로 혀 컨트롤 훈련을 지도하였습니다. 먼저 혀를 하순 위에 올려놓고 이완시켜 움직이지 않도록 한 후에 천천히 10초간 세는 연습과, 혀를 구각에 대는 것처럼 옆으로 흔드는 연습을 지도하였습니다. 혀를 옆으로 흔드는 연습으로 혀를 가늘게 하는 감각을 느끼도록 합니다.
- **2회째:** 혀의 수의운동을 가능하게 하는 것을 목적으로 팻 텅 스키니 텅, 립 트레이서를 지도하였습니다. 또한 설소대를 신전시키는 것과 혀를 거상하는 힘을 기르는 것을 목적으로 포핑을 지도하였습니다. 이 시점에서의 포핑은 스팟의 위치를 의식하지 않고 혀를 평평하게 해서 '딱' 하고 소리를 내는 정도로 훈련을 지도합니다.
- **3회째:** 전 회에 이어 포핑을 지도하였습니다. 여기서의 포핑은 확실히 혀를 거상하고 3초간 빨아올려 '딱' 하고 소리를 냅니다. 가능한 입을 크게 벌리고 설소대를 늘리도록 지시합니다.

2. 설소대신전술 후 MFT(그림 12-7)

- **1회째:** 신전술 1주일 후에 발수 시부터 훈련을 재개하고, 오픈 앤드 클로즈만 지도합니다. 수술 전의 훈련으로 혀를 거상하는 힘이 붙어 있지 않으면, 이 시점에서 거상이 어렵습니다. 또한 설소대가 당겨져 아픈 느낌이 들어 공포심이 생기기 때문에 거상할 수 없는 경우도 있습니다. 거상 시에는 약간 당겨지는 느낌이 있다는 것, 혀를 확실히 거상하고 설소대를 충분히 늘리는 것이 수술 부위의 반흔화를 방지하기 위해 필요하다는 것을 설명하고, 확실히 연습하게 합니다.
- **2회째:** 설소대 신전, 혀의 운동범위 확대, 혀 근력 강화, 안정 시 올바른 혀 위치 등을 목적으로 오픈 앤드 클로즈, 팁 앤드 스틱, 스팟 포지션 등의 설첨 거상훈련을 지도하였습니다. 여기서 안정 시 혀의 바른 위치에 대해 지도하였습니다. 오픈 앤드 클로즈는 스팟의 위치를 의식시키고, 더욱더 거상 시간을 길게 하도록 지도하였습니다.
- **3회째:** 설소대 신전, 혀의 운동범위 확대, 혀 근력 강화, 안정 시 올바른 혀 위치의 습관화, 연하 패턴의 습득 등을 목적으로 오픈 앤드 클로즈 외에 연하 훈련으로서 스왈로를 지도합니다. 여기에서의 스왈로는 물을 스프레이로 구강 내에 넣고 설첨을 스팟에 댄 후 어금니를 물고 삼키는 훈련입니다.

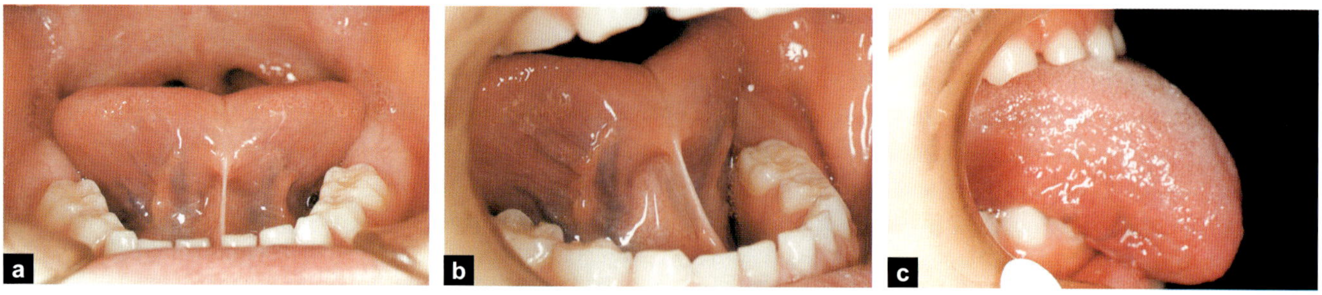

그림 12-6. a~c, 설소대신전술 전.

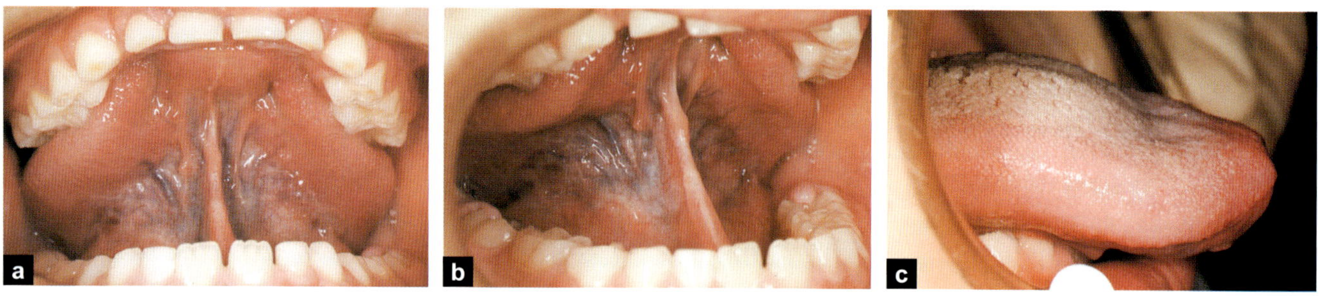

그림 12-7. a~c, 설소대신전술 후.

♣

설소대신전술 후 3회째 MFT 지도 시에 혀의 기능이나 움직임을 구강근기능 평가표로 확인하여 문제가 없었기 때문에 훈련을 종료하였습니다.

이 환자는 협력적이어서 비교적 순조롭게 진행되었습니다. 혀의 신전 상태 등의 비교에 대해서는 표 12-2와 같이 개선된 것을 알 수 있습니다. 보호자의 문진에 의하면, 설소대신전술 전에는 "섬유성 채소 등을 토해내는 경우가 많습니다.", "식사 중에 수분을 섭취하지 않으면 잘 삼킬 수 없습니다."는 등 저작 시에 식괴 형성을 하기 어려웠지만, 설소대신전술과 MFT를 실시함에 따라 "섬유성 채소를 일상적으로 먹을 수 있게 되었습니다."라고 하였습니다.

설소대신전술을 하는 환자들은 나이가 어리기 때문에 지도 시 보호자의 협력이 꼭 필요합니다. 환자뿐만 아니라 보호자에게도 훈련의 필요성과 훈련방법 등을 설명할 필요가 있습니다. 또한 수술에 불안을 느끼는 사람들도 많고 MFT를 싫어하는 환자들도 있기 때문에, 훈련의 효과를 높이기 위해서는 정신적인 측면의 관리나 다양한 매체를 이용하여 동기부여를 높이며 훈련을 지속하는 방법도 중요합니다. 그러기 위해서도 팀 의료로서 치과위생사의 역할이 중요하다고 생각합니다.

표 12-2. 신전술 전과 신전술 후 6개월의 혀 신전 상태 등의 계측치

	신전술 전	신전술 후 6개월
혀 전체를 구개에 빨아올렸을 때의 개구량	1.1mm	28.9mm
혀 전체를 구개에 빨아올렸을 때의 정지시간	5초	30초
설소대 신전의 설첨 높이	21.3mm	32.2mm
신전 시 부착부의 최대 폭	6.4mm	10.3mm

COLUMN 2

'씹지 못하는' 아이가 '씹기' 위해서는

씹지 못하는 아이가 증가하고 있다고 말하지만, 어금니로 씹는 것만이 아니라 전치로 한입 베어 무는 것조차도 안 되는 경우가 있다고 느낀다.

요코하마 시립 초·중학교에는 난청언어통급 지도교실이라는 '언어교실'이 있다. 그곳에서는 난청이나 구음장애, 말을 더듬는 아동 등을 도와주고 있다. 필자는 치과위생사의 입장에서 그중 구강기능이 미숙한 아동의 기능평가를 하고 있다. 기능평가를 할 때에 혀나 입술의 움직임을 평가하기 위해 사과를 먹게 하면서 섭식·저작·연하 등의 모습을 관찰하는데, 대부분의 아동들은 '빨리 먹기', '통째로 먹기', '앞니로 먹기' 등의 먹는 방법을 보이고 있다. 한입을 베어 어금니로 씹어서 혀를 이용해 식괴를 보내는 것이 안 되기 때문에 이러한 방법으로 먹겠지만, 보호자의 상당수는 지적을 받고 처음으로 깨닫는 것 같다. '짭짭짭' 소리를 내면서 먹거나 보기에도 안 좋고 지저분하게 먹는 것에 대해서는 신경을 쓰지만, 바르게 섭식·저작·연하를 하는 것까지는 신경을 쓰지 않는 경우가 많다.

'잘 씹어 먹는 것이 건강에 좋다'는 것은 일반적으로 알려져 있지만, 거기에 역행하듯이 아이들에게는 부드러운 음식이 선호되고 있다. TV에서는 미식 프로그램의 리포터가 맛을 표현할 때, "혀 위에서 녹아버려요.", "씹지 않아도 삼킬 수 있어요."라고 말한다. 고기나 디저트가 '부드럽다'는 것은 맛있다는 칭찬의 말이라는 의미이다.

필자는 씹는 느낌이 있는 것을 좋아하지만, 시간이 없을 때는 잘 씹지 않고 먹을 수 있는 면류 등으로 때우는 일도 적지 않다. 생각해보면 현대의 아이들을 둘러싸고 있는 식생활 환경은 시대와 더불어 변화하고 있다. 개별식이 되기 쉽고, 전자레인지로 따뜻하게 데우면 되는 냉동식품을 먹거나 학원을 다니면서 중간에 패스트푸드로 간단히 식사를 때우는 등 부드러운 음식을 단시간에 먹는 경우가 많아지는 것 같다.

식사 때마다는 아니지만 식감이 있는 제철 식재료를 사용한 반찬을 잘 씹어 맛보며 가족과 함께 식탁에 둘러앉을 수 있는 기회를 만들었으면 한다.

오늘날 씹지 못하는 아이들이 잘 씹게 하기 위해서는 오징어 등 질긴 음식을 주고 저작 횟수를 많이 하여 턱을 단련하는 것보다도, 사과를 한입 양으로 베어 문 덩어리를 어금니로 으깨는 감각을 기르는 것처럼 바른 섭식·저작·연하를 익히는 것이 필요할 것으로 보인다.

(오노 교정 클리닉, 하시모토 리츠코)

CASE PRESENTATION

증 례 5

손가락 빨기, 혀 내미는 습관, 설소대단축증을 보이는 증례

증례 개요

초진 시 연령: 3세 2개월의 여자아이.

주소: 손가락 빨기, 얼굴이 우측으로 틀어진다(그림 1, 2). 보호자는 유치가 맹출했을 때부터 아이의 얼굴이 틀어지는 것이 신경 쓰였다. 손가락 빨기는 생후 4개월 무렵부터 초진 시인 현재까지 계속되고 있다.

수유방법: 생후 0~6개월은 모유만, 생후 6~8개월은 혼합수유, 생후 8~14개월은 인공수유를 하였다. 생후 5개월부터 이유를 시작해 우유병은 생후 6개월부터 사용하였다.

가족구성: 아버지, 어머니, 본인. 부모님은 맞벌이를 한다.

기타: 설소대단축증을 보였다. 손가락 빨기, 혀 내미는 습관 등이 있었지만, 그 밖의 습관이나 이비인후과 질환은 보이지 않았다.

지도목표와 지도·치료의 흐름

- 초진 시 3세 2개월의 저연령이었기 때문에, 손가락 빨기를 그만하기 위한 시도 및 MFT 지도는 하지 않고, 우선 상악 치열에 확대장치를 설치하여(그림 3), 안면 비대칭의 원인인 교차교합의 개선을 유도하였다.
- 교정장치를 장착하게 됨으로써 손가락 빨기를 하지 못하게 되었다.

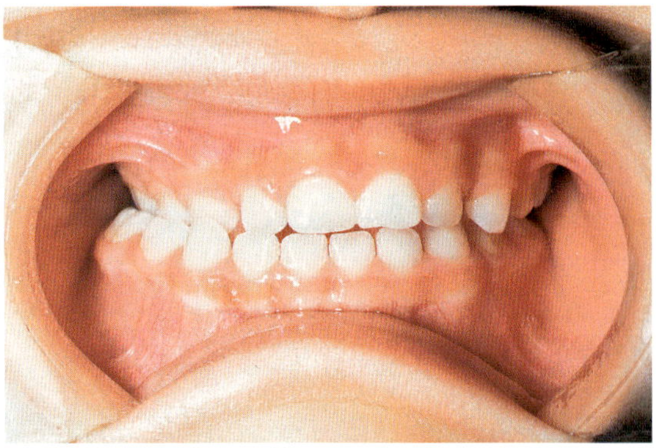

그림 1. 초진 시(3세 2개월). 손가락 빨기에 의한 교차교합.

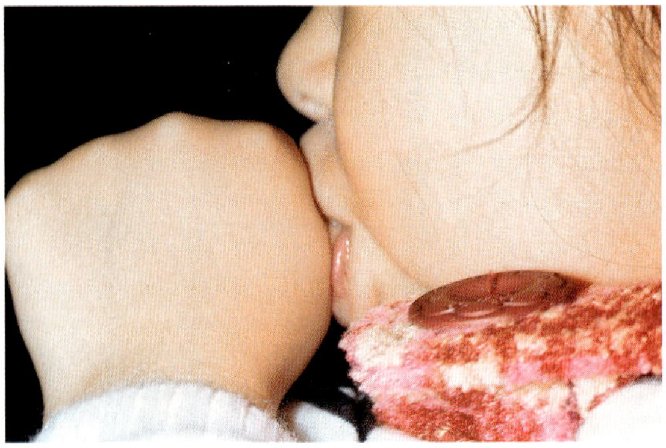

그림 2. 손가락 빨기.

- 교차교합을 보이는 환자는 편측 저작에 의해서 교근의 좌우 차를 보이는 경우가 많다. 따라서 치열 확대장치를 통해 교차교합을 개선한 후, 교근의 균형을 개선하기 위해 실리콘제의 기성 마우스피스로 씹는 훈련을 하였다.
- 혀 내미는 습관을 보였지만, 설소대신전술이 필요하기 때문에 신전술을 할 때까지 경과 관찰을 하였다.
- 환아가 설소대신전술을 하는 것에 대해 이해하였기 때문에, 3개월 동안 혀 거상훈련을 하여 6세 5개월 만에 설소대신전술을 실시하였다(그림 4).
- 설소대신전술 일주일 후부터 혀 거상훈련을 재개하였다(그림 5).
- 6세 9개월, 손가락 빨기가 재발되어 손가락 빨기 지도를 시작하였다.

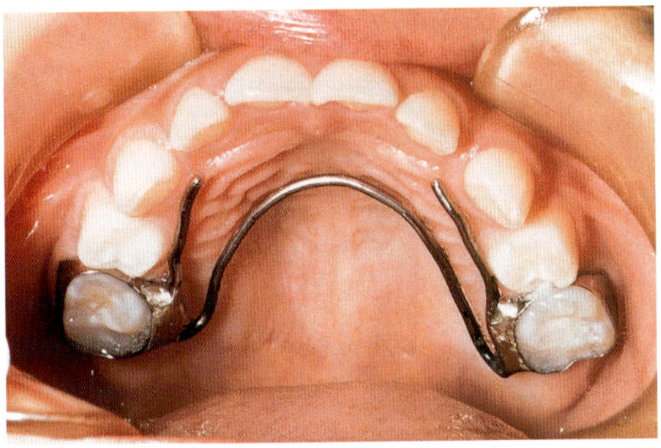

그림 3. 상악 치열 확대개시 시(3세 10개월). 상악 치열을 확대하기 위한 교정장치를 장착하였다.

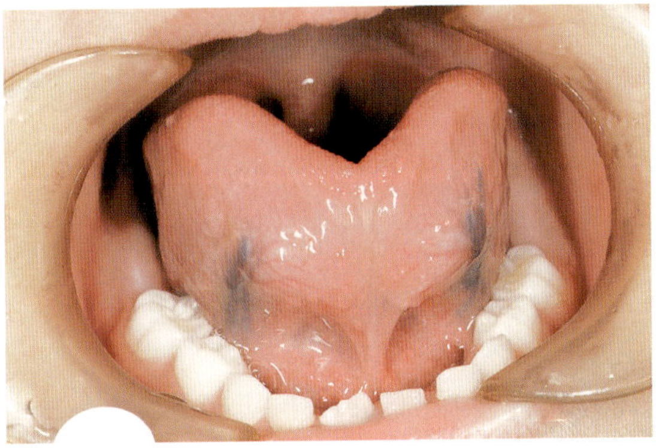

그림 4. 설소대신전술 전(6세 0개월). 설첨을 거상하면 하트 모양으로 갈라진다.

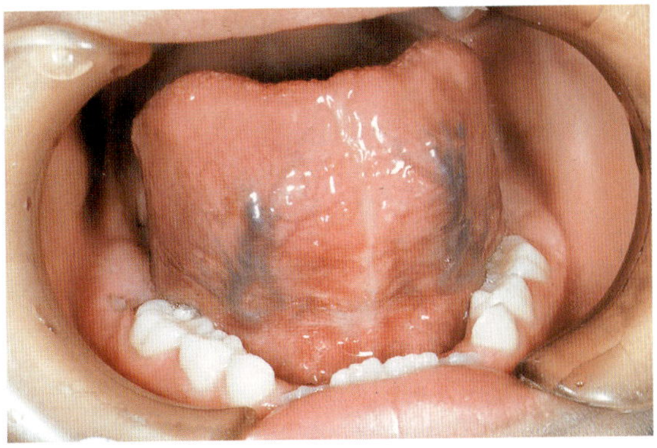

그림 5. 설소대신전술 후(6세 7개월). 설첨을 거상해도 설첨이 갈라지지 않았다.

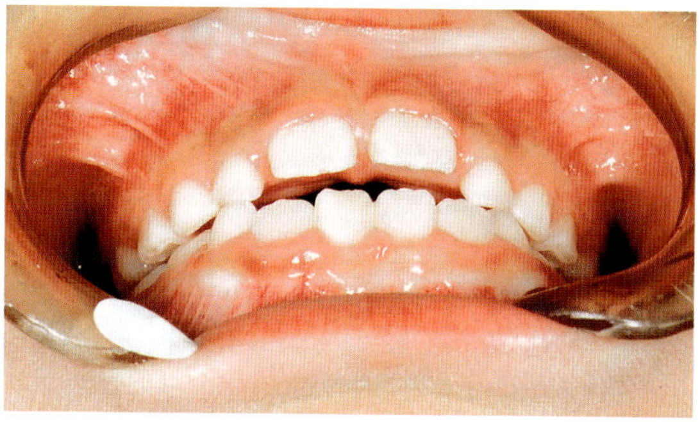

그림 6. MFT 지도 전(6세 11개월). 혀 내미는 습관에 의해 전치부가 개교되었다.

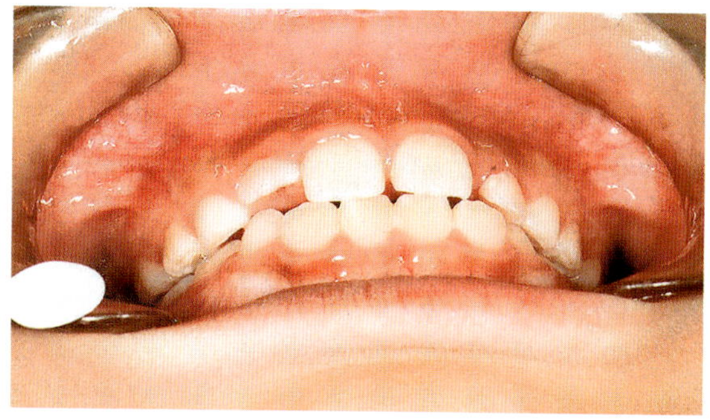

그림 7. MFT 지도 후(7세 7개월). 개교 상태가 개선되었다.

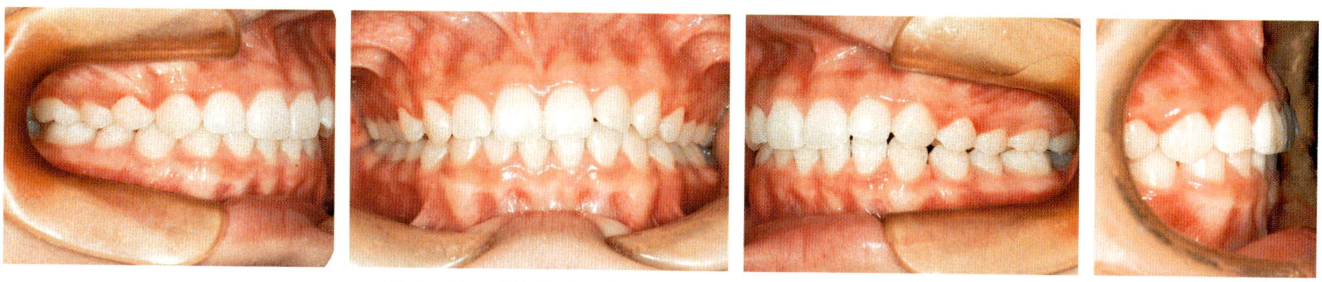

그림 8. 영구치열 완성 시(13세 8개월). 교합은 안정되어 있다.

- 손가락 빨기는 한 달 만에 그만두었고, 워크북을 이용한 본격적인 MFT를 시작하였다(그림 6).
- 약 9개월 만에 MFT는 종료되고 영구치로 교체되기까지 정기 관찰을 실시하였다(그림 7).
- 13세 8개월, 영구치열 완성 후 치열·교합, 혀·구강주위근의 기능도 안정되었기 때문에 종료하였다(그림 8).

결과와 고찰

- 손가락 빨기, 교차교합, 개교, 설소대단축증 등 여러 가지 문제가 있는 증례의 경우, 무엇을 우선할 것인지를 생각한 후 지도·치료 계획을 세울 필요가 있다.
- 손가락 빨기가 원인이라고 여겨지는 교차교합의 경우, 조기에 손가락 빨기를 그만두는 것이 이상적이다. 그러나 손가락 빨기는 연령과 가정환경에 따라 그만둘 수 없는 경우도 있다. 교차교합에 의해 안면 비대칭을 보이는 경우에는 먼저 교정장치를 이용해 교차교합을 개선해야 턱변형증 예방에 도움이 된다.
- 설소대단축증을 보이고 본격적인 MFT도 필요하다고 판단했을 경우, 설소대신전술을 먼저 실시한다. 신전술 전에 포핑 등의 거상훈련을 실시하고, 신전술 후에 본격적인 MFT를 지도한다.
- 본 증례는 구강 습관이나 부정교합의 조기지도로 본격적인 교정치료 없이 종료된 증례이다. 조기에 구강 습관을 제거하는 것이 가능했기 때문에 영구치 교체 후 안정된 교합을 얻을 수 있었다. 유·혼합 치열기의 구강 습관은 영구치열기까지 지속되지 않도록 하는 것이 중요하다고 생각한다.

장애아에 대한 대응

제 13 장

키타자와 마사코(Kitazawa Masako)
니가타현, 사와 교정치과의원
치과위생사

장애아란

'장애인 기본법'에 '장애인'이란 '신체장애, 지적장애 또는 정신장애가 있기 때문에 계속적인 일상생활이나 사회생활에 상당한 제한을 받는 자'라고 정의되어 있습니다. 장애인 중 18세 미만의 사람을 '장애아'라고 부릅니다.

MFT는 구강근기능의 발달이 미성숙한 장애아에 대해 유효한 훈련법입니다. 하지만 MFT 중에 장애아를 위한 특별한 훈련은 없습니다. 각 환자의 상태에 맞추어 기본적인 훈련을 반복해서 지도해나감으로써 구강기능의 개선을 기대할 수 있습니다. 장애가 있는 환자에게 MFT를 실시할 때에는 장애의 특징을 파악하고, 각 환자에게 맞추어 목표를 정한 후 훈련을 연구하는 것이 중요합니다.

이 장에서는 필자가 임상으로 경험해본 결과로부터 장애아의 특징이나 대응법에 대해 설명하고자 합니다.

1. 자폐증의 특징

자폐증은 정신발달 정도에 개인차가 있고, 다른 사람과 의사소통을 잘 못합니다. 그러나 지도자와 양호한 관계가 형성되면 MFT 지도가 가능해지고 효과도 기대할 수 있습니다. 복잡한 것은 이해할 수 없기 때문에 지도내용을 단순화하거나 그림 또는 일러스트로 설명하는 것이 필요합니다.

2. 피에르로뱅증후군의 특징

피에르로뱅증후군(Pierre Robin syndrome)은 구개열, 시력장애, 언어장애, 운동장애 등을 동반하는 경우가 있습니다. 하악이 작고 설근부가 침하하여 호흡장애를 보이는 경우가 있으므로, 저위설이 되기 쉬워 설근부부터 근력 강화가 중요합니다.

3. 지적장애의 특징

입을 벌리고 있는 경우가 많고, 입술 근력이 약합니다. 이해력이 낮아서 복잡한 운동은 외울 수 없기 때문에 통상의 프로그램을 나누어 훈련을 반복하게 되므로 지도기간이 장기화하기 쉽습니다.

장애아의 구강 주위의 기능부전에 의한 증상

장애아에게서 흔히 보이는 구강 주변의 기능부전으로는 (1) 입술을 다물고 있기가 어렵다, (2) 혀가 항상 치열보다 바깥쪽으로 나와 있다, (3) 입을 항상 벌리고 있다, (4) 구호흡, (5) 발음장애, (6) 저작·연하장애 등이 있습니다. 또한 안모에 장애아의 특징을 보이는 경우가 있습니다(그림 13–1, 13–2).

훈련개시 전 상담의 중요성

1. 희망하는 '개선점'을 알다

보호자가 '침 흘리는 것을 안 하도록' 하는 등의 생활 면이나 '입가' 등 외모의 개선을 희망하는 경우도 있습니다. 보호자가 희망하는 개선점은 MFT의 목표가 되는 경우가 많습니다.

2. 현상과 목표를 설명하다

현상과 목표를 설명하는 것으로 문제점이나 개선 과정을 공유할 수 있습니다. 개선에는 시간이 걸리는 점이나 개선이 기대되는 점과 어려운 점에 대해서도 설명해둘 필요가 있습니다.

3. 즐거운 지도가 되도록 유의하다

환자의 가능성을 믿고 즐겁게 훈련해나가는 것을 항상 유의하도록 합니다.

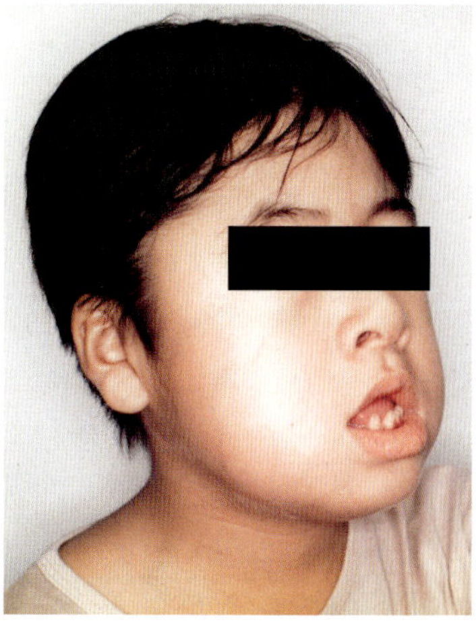

그림 13–1. 지적장애 환자의 안모.

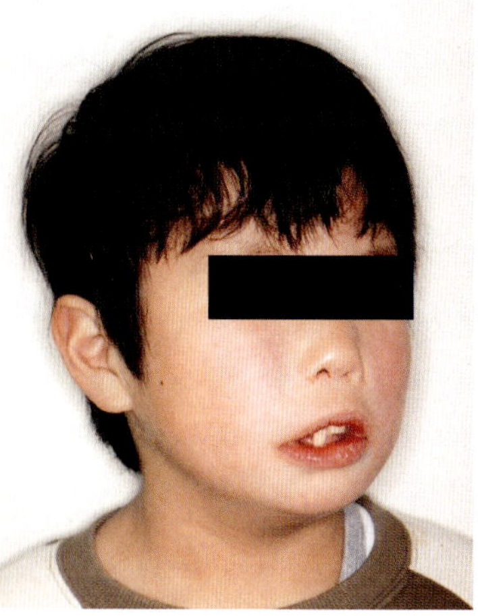

그림 13–2. 피에르로뱅증후군의 환자의 안모.

장애아에 대한 MFT의 연구

1. 장애의 특징과 환자 개인을 알다

역연령(실제 나이)이 아니라 정신연령에 맞춘 훈련을 선택하거나 환자 개인에게 맞춘 목표를 설정하기 위하여 장애의 특징이나 환자의 성격, 장애 정도, 환경 등을 아는 것이 중요합니다. 환자의 정보는 환자와 소통을 하면서 MFT를 지도하는 데 반드시 필요한 것입니다.

2. 전신 상태를 관찰하다

구강 내의 기능부전이 안면이나 신체의 균형과 자세에 나타나는 경우가 있습니다.

3. 성취감을 얻을 수 있는 목표를 설정하다

하나의 훈련을 몇 가지로 구분 짓고 목표 설정을 낮추어 성취감을 얻기 쉽게 합니다. 성취감을 얻을 수 있는 것은 환자의 의욕으로 이어집니다(그림 13-3).

4. 의욕을 끌어내어 질리지 않게 하도록 연구하다

목표를 달성했을 때 상이나 좋아하는 것, 환자가 관심 있는 것들을 훈련 중에 포함시키는 것이 좋습니다. 또한 열심히 하거나 잘하게 되면 조금 과장되게 칭찬합니다. 보호자 앞에서 칭찬하거나, 지도자가 기뻐하는 모습을 보이거나, 치과 의사나 다른 스태프가 칭찬하는 것도 효과적입니다.

5. 보호자의 이해와 협력

보호자는 가정에서 지도자가 되어줍니다. 훈련이 장기화할 경우가 많기 때문에 보호자의 동기부여를 유지하는 것도 중요합니다. 목표에 대한 설명이나 사진 또는 동영상 자료를 활용하여 시각적으로 변화나 개선을 확인시켜줍니다.

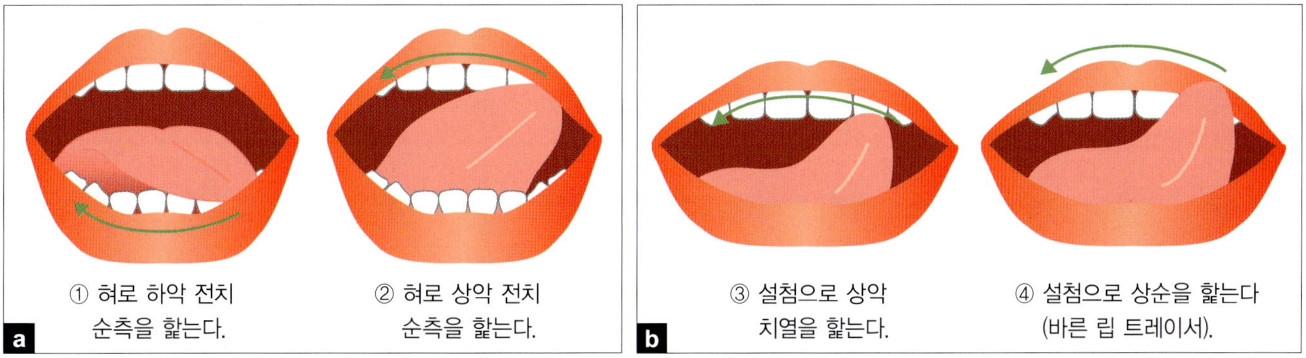

그림 13-3. **a**, 립 트레이서가 어려울 때에는 목표 설정을 낮추고 단계적으로 훈련해나간다. **b**, ①, ②가 가능해지면 목표를 높이고 올바른 립 트레이서에 가깝게 한다.

6. 환자가 할 수 있는 것을 늘린다

기능부전인 부분에 대한 훈련을 하고 있지만, 가지고 있는 능력을 키우는 훈련도 하여 목표를 달성하는 것이 '나도 할 수 있다'는 자신감과 동기부여로 연결됩니다.

7. 지도자도 환자와 함께 즐긴다

지도자가 즐기고 있다는 것이 느껴지면, 환자는 '시키는 것을 한다'는 느낌보다는 '내가 열심히 하면 지도자도 즐겁게 할 수 있다'는 긍정적인 기분이 듭니다.

장애아에게 MFT로 기대할 수 있는 것

장애아의 보호자가 "말을 잘 못합니다.", "조금이라도 깨끗하게 먹었으면 좋겠습니다.", "침 흘리는 것을 멈췄으면 좋겠습니다." 등의 개선을 요구하는 경우가 있습니다.

1. 말을 하는 것을 촉구

말을 하는 것에 문제가 있는 장애아의 대부분은 표정이 없어 보입니다. 대기실에서의 모습을 관찰하거나 얼굴을 만져보면 표정근의 움직임이 적고 근력이 약한 것을 확인할 수 있습니다. 장애에 따라 MFT로 말하는 것이 어려운 경우도 있지만, 표정근 자극, 구순 근력 강화, 혀 움직임의 강화 등으로 근육을 움직이기 쉽게 하는 것은 말하는 것을 촉진하기 위한 좋은 환경 만들기가 될 것이라고 여겨집니다.

① 손가락 마사지

표정근과 구강근을 손가락으로 마사지합니다. 훈련을 개시함으로써 워밍업이 됩니다. 환자가 직접 할 수 없다면 보호자가 실시합니다(그림 13-4a, b).

② 구순 근력 강화

구순 근력 강화는 '파'행, '마'행 음을 발음하기 쉽게 하여 발음개선에 효과적입니다.

2. 바른 저작·연하

MFT 목표 중 하나는 정상적인 저작·연하이므로, 음식을 사용한 훈련을 실시합니다. 장애아들이 좋아하는 음식부터 시작하여 상황을 보면서 껌이나 건포도, 사과 등의 음식을 단계적으로 사용합니다. 처음부터 먹는 방법으로 훈련하면, '훈련을 하면 음식을 먹을 수 있다'는 의욕을 불러일으키기 쉬워 MFT에 흥미를 갖기 쉬워집니다.

3. 침 흘림

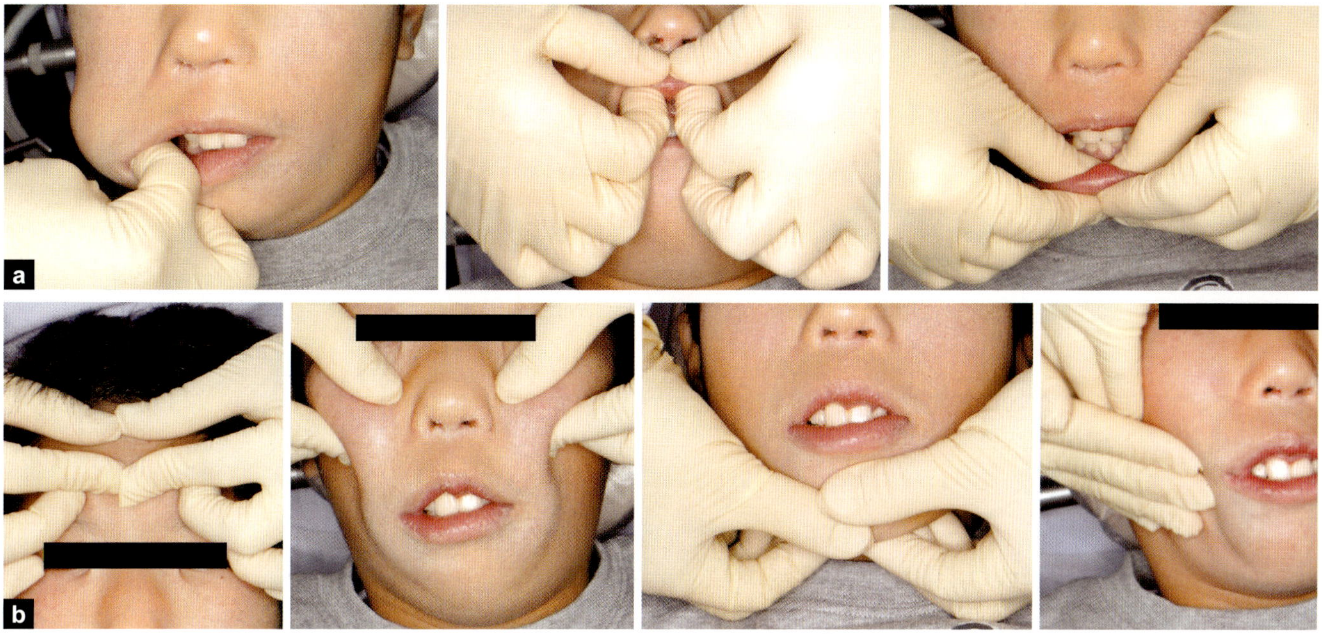

그림 13-4. a, 손가락으로 구강 내 마사지(일부). b, 통원 시에 표정근 마사지(일부).

혀 돌출 및 설소대가 짧은 것에 의한 연하 장애, 구순폐쇄부전 등 구강 주위의 약한 근육 때문에 침 흘리기를 하는 경우에는 MFT가 유효합니다. 안정 시 올바른 혀 위치, 타액의 수집·연하, 구순폐쇄기능의 획득 등을 목적으로 한 훈련을 선택합니다. 현저한 설소대단축증과 같은 경우에는 설소대의 절제가 필요합니다. 구순폐쇄부전을 일으키는 현저한 상악 전돌이나 개교 증세가 있는 경우에는 교정치료에 의한 교합상태의 개선이 필요한 경우도 있습니다.

① 안정 시의 올바른 혀 위치 획득을 위한 훈련

포핑, 오픈 앤드 클로즈 등으로 혀의 거상력을 강화하면서 설하부에 빨대를 두어 가볍게 물고 입술을 다무는 연습 등을 실시합니다.

② 구순폐쇄를 위한 근육 강화

구순폐쇄를 위한 근육이 약한 경우가 많기 때문에 간단한 입술 훈련부터 단계적으로 훈련을 진행합니다(그림 13-5, 13-6). 입술만이 아니라 표정근의 자극에도 유효합니다(그림 13-7).

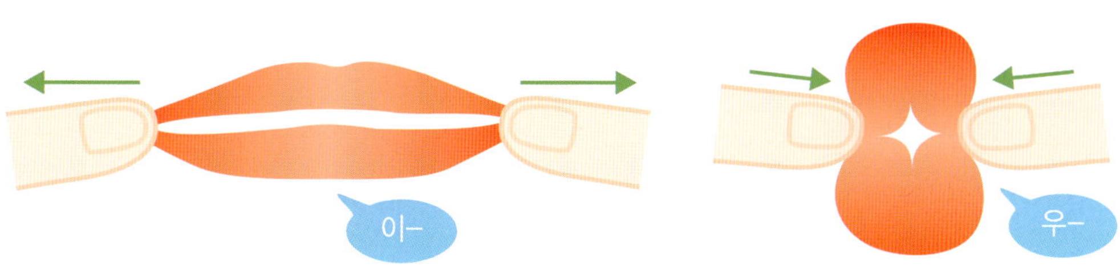

그림 13-5. 구륜근 강화를 위한 훈련. '이-', '우-'의 발음 시 직접 입술을 움직일 힘이 없는 환자는 손가락으로 실시한다.

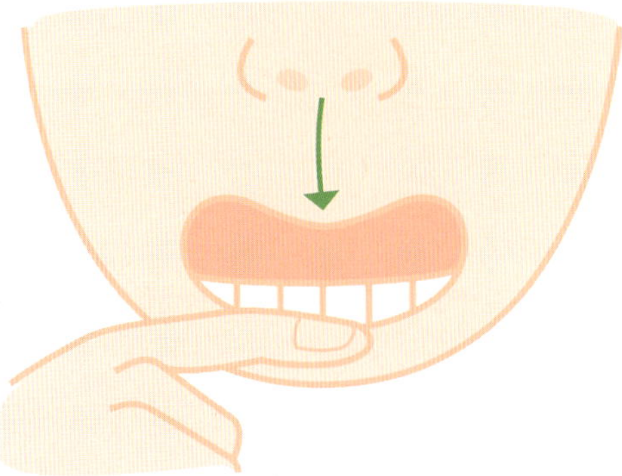

그림 13-6. 상순이 올라가거나 상순의 근력이 약할 때 유용한 훈련. 하악 전치에 부담이 되지 않도록 손가락으로 하순을 가볍게 눌러 내리면서 상순을 늘린다.

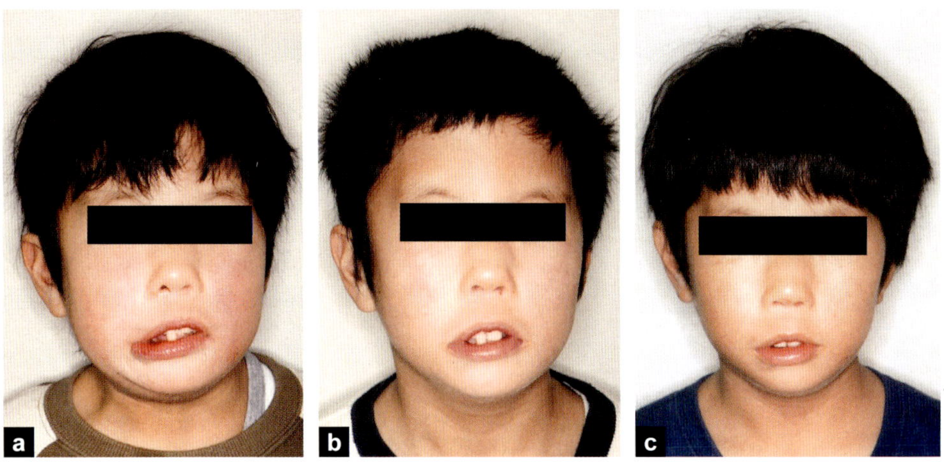

그림 13-7. 침 흘리기와 발음을 주소로 내원한 피에르로뱅증후군 환자. 표정근의 마사지와 구륜근의 강화, 혀 거상훈련 등으로 인해 침 흘림 감소, 발음개선, 안모의 변화가 나타났다. **a,** 초진 시. **b,** 훈련개시 후 10개월. **c,** 훈련개시 후 1년 5개월.

장애아들의 지도에는 다소 부담을 느낄 수도 있습니다. '어떻게 대하면 좋을까', '지도할 수 있을까', '결과가 나올까' 등 장애아에 대한 MFT는 특별하다고 생각하기 쉽습니다. 하나의 목표를 위해 여러 가지 훈련 또는 노력이 필요하거나, 운동능력이 낮고 이해하는 데 시간이 걸리는 등 어렵게 생각하기 쉽습니다. 우선은 보호자의 협력이 중요하지만 학교 교사, 통원하는 의료기관, 언어교실 등과 연계하는 것도 효과적입니다. 또한 지도자가 환자나 보호자와 함께 훈련을 하면서 함께 기뻐하고, 함께 생각하는 것으로 극복할 수 있지 않을까 생각합니다.

CASE PRESENTATION
증 례 6

신경 쓰이는 행동적 결함이 있는 어린이의 개교 증례

증례 개요

초진 시 연령: 6세 11개월, 여자아이(그림 1)

주소: 전치부의 개교, 손가락 빨기

증례 개요: 환자는 부모님, 언니, 할아버지, 할머니 등과 함께 살고 있다. 학교에서 조용하게 따돌림을 당하는 일도 있었고, 가정에서도 말이 없는 내성적인 성격이었다. 학교에서 있었던 일이나 가정에서의 일을 느닷없이 이야기하는 경우도 있지만, 대화는 넓어지지 않고 질문을 해도 답은 "네."로만 끝나는 경우가 많아 연령보다 어리게 느껴졌다. 보호자가 발달장애와 지적장애에 대해서는 설명하지 않았다.

왼쪽 엄지를 빠는 것을 잠이 들 때나 학교생활 이외에도 하고 있었다. "싫어!", "안 돼!" 등과 같은 자기주장을 하지 못하고, 학교나 가정에서 참는 경우가 많을 때 손가락을 빤다고 어머니가 말해주었다.

지도계획과 지도경과

지도계획: 낮 시간의 손가락 빨기 지도를 시작한 후 MFT를 실시하였다. 손가락 빨기를 멈추고 혀 돌출의 개선을 기다린 후, 개교 및 총생의 개선을 위해 멀티브라켓 장치를 사용하여 교정치료를 하기로 하였다.

지도경과: 낮 동안의 손가락 빨기를 하지 않았을 때에는 공책에 스티커를 붙이는 지도부터 시작하였다. 통원 시에 본인은 손가락 빠는 빈도가 줄었다고 했지만, 어머니는 줄지 않았다고 하였다.

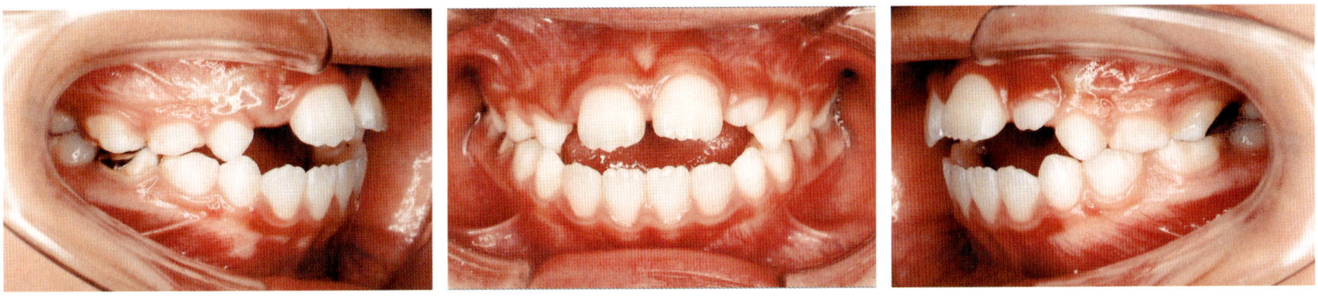

그림 1. 초진 시 연령이 6세 11개월인 여자아이. 지도개시 전.

한 달 뒤, 어머니가 희망하고 본인도 훈련에 대한 흥미를 느껴 MFT를 시작하였다. 본인의 능력을 생각하여 훈련 수를 줄이고 목표를 낮게 설정하여 진행하였다. 지도개시 7개월 후, 손가락 빠는 습관을 좀처럼 멈추지 않아 본인에게 그만두는 것에 대한 장점과, 지금 그만둘 마음이 없으면 무리하지 말고 장래에 고칠 수 있다는 설명을 하였다. 그리고 다시 한 번 그만둘 의사를 확인하였다. 본인의 희망에 따라 노트 체크를 계속하였다. 새로운 훈련을 계속해서 진행하지만 지속하지 않았기 때문에 흥미 있는 훈련, 놀이와 유사한 훈련을 선택하였다.

지도개시 1년 후 멀티브라켓 장치로 교정치료를 개시하였고, 본인이 처음으로 손가락 빨기를 그만두고 싶다는 의사를 나타내어 손가락 빨기를 그만두는 훈련도 열심히 하기로 하였다. 집에서는 손가락 빨기를 하는 손톱에 스티커를 붙이게 하여 신경을 씀으로써 낮에는 손가락 빨기를 거의 하지 않게 되었다. MFT는 계속되었다(그림 2).

지도개시 2년 3개월 후, '외로울 때'에는 낮의 손가락 빨기를 다시 했다고 본인이 말하였다. 잠이 들 때 손가락 빨기를 그만두기 위해 손가락 빨기 방지용 장갑을 자기 전에 착용하기로 하였다. "미국에서 온 마법의 장갑(그림 3)이라 반드시 그만하게 될 거야!"라고 설명하고, 스스로 장갑을 착용할 때에도 똑같이 말을 하면서 사용하도록 지도하였다.

지도개시 3년 5개월 후, 장갑 착용으로 손가락 빨기를 완전히 그만둘 수 있었다.

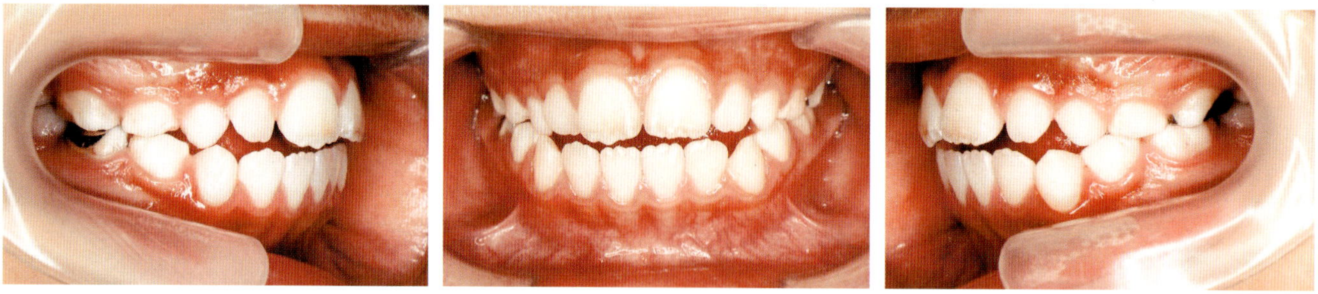

그림 2. 훈련개시 후 1년 4개월, 8세 3개월. 손가락 빨기가 약간 감소하여 교합이 개선되었다.

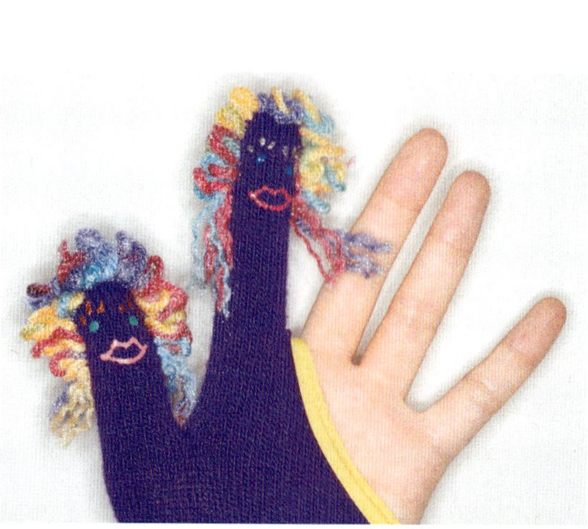

그림 3. 손가락 빨기 방지용 장갑(줄리 지케프스가 고안한 장갑).

결과와 고찰

결과: 손가락 빨기를 그만두고 혀 돌출도 개선되어 교합이 개선되었고, 교정치료는 희망하지 않아 그대로 종료하였다(그림 4). 손가락 빨기의 재발로 지도에 시간이 걸린 증례이다.

고찰: 건강 악화 시 손가락 빨기를 다시 하거나 학교 행사 또는 학기·학년이 바뀔 때 스트레스가 되어 손가락 빨기를 하게 된 것이므로 "~해지니까(있으니까) 그만해."라는 지도는 하지 않았다. 또한 격려가 아닌, "~하면 좀 더 ~하게 돼."라고 이중 긍정으로 말을 함으로써 부담을 줄여준 것으로 추정한다.

본인 스스로 마음을 표현하지 못하거나 거짓말을 하는 경우에도 어머니로부터 정보를 얻고 아이를 믿는다고 전하였다. 훈련 이외의 이야기도 듣는 시간을 가짐으로써 아이에게 통원이 즐거운 시간이 되었고, 장기간이지만 통원할 수 있었다고 생각한다.

특이한 행동이나 대화가 잘 되지 않는 등 이해력이 낮은 특징을 알게 된 시점에서 어머니와 시도 방법에 대해 상담하였다. 장애 유무는 확인되지 않았지만, 본인의 특징에 맞춘 대응이나 지원을 하였다.

이 증례에서는 종래의 훈련을 실시하였지만, 목표를 낮게 설정하고 순서를 바꾸거나 때로는 이야기를 듣는 것만 했기 때문에 지도가 장기화하였다.

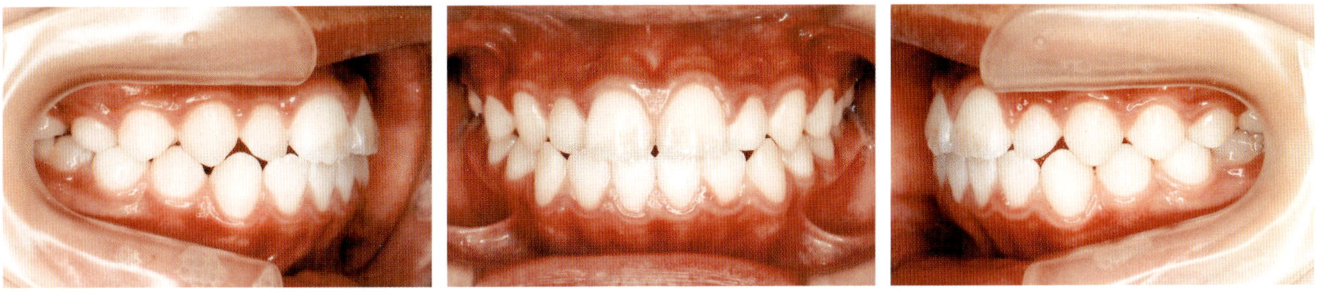

그림 4. 훈련개시 후 4년 0개월, 10세 11개월. 동적 치료는 희망하지 않아 종료하였다.

제 14 장

MFT에 의한 기능개선을 어떻게 평가하는가

타카하시 오사무(Takahashi Osamu)
도쿄도, 타카하시 교정치과 클리닉
치과 의사

MFT는 구강기능을 개선하기 위한 훈련법으로, 그 효과의 판정은 저작·연하·발음 등의 기능 시 근육의 움직임을 평가함으로써 진행됩니다.

또한 구강기능 개선과 함께 치열에 미치는 구강주위근의 근압이 균형화됨으로써 생기는 치열형태의 변화로 MFT의 효과를 간접적으로 알게 되는 경우도 있습니다. 다만 '개교의 개선'처럼 치열형태가 개선되어야만 MFT의 효과가 있는 것은 아니며, 판정기준에 오해가 생기기 쉬우므로 주의가 필요합니다. 구강 내 사진이나 구강 모형 등 '정지된 상태의 기록'만으로는 MFT의 효과를 판정하기 위한 정보가 부족하므로, 근기능 자체를 평가하는 것이 중요합니다.

검사용지(그림 14-1)의 기입에 따라 근기능 평가를 진행합니다. 레이더 차트, 혀의 유의운동 평가법 등에 의한 평가도 가능합니다[10,12,13,37].

근기능을 기록하는 방법으로는 EMG(근전도), 압력 센서, EPG(일렉트로 파라토그래피), 연하 기능을 검사하는 VF(연하조영검사), 초음파검사, 음성의 파형 분석 등 다양한 검사가 있습니다. 이러한 검사법은 필요에 따라서 도입이 가능하지만, 비디오 촬영은 MFT의 효과를 임상적으로 평가하기 위해 유용한 방법입니다. 환자의 저작·연하·발음 등의 실제 모습을 음성과 동영상으로 기록함으로써 MFT에 의한 기능개선을 평가하는 것이 가능합니다.

검 사 용 지　　　　　　　　　　　　년　　월　　일

번호 ____ 이름 ____________ 남/여 ____ 년 ____ 월 ____ 일생 연령 ____ 세

1. 혀 내밀기 종류　: ___전방(___상방 ___치간 ___하방)
　　　　　　　　　___측방(___양측성 ___편측성)
2. 구강습관　: ___손가락 빨기 ___혀 빨기 ___ 손톱 깨물기 ___이갈이 ___그 외
3. 혀의 상태　: ___큼 ___움직임이 나쁨 ___측연에 치아 압흔 ___거상 불가능 ___정상
4. 설소대　: ___짧음 ___불명료함 ___정상
5. 혀의 자세위　: ___저위 ___치간 ___치아에 접하고 있음 ___정상
6. 입술의 상태　: 상순(___짧음 ___이완 ___정상)
　　　　　　　하순(___긴장 ___이완 ___정상)
7. 입술의 자세위　: ___벌리고 있음 ___다물고 있음 ___하순이 상악 전치 후방에 있음
8. 이부의 상태　: ___긴장(___안정 시 ___연하 시) ___정상
9. 알레르기, 코막힘　: ___유 ___무
10. 편도 비대, adenoid: ___유 ___무
11. 경구개의 상태　: ___높음 ___낮고 평탄 ___좁음 ___정상
12. 연구개의 상태　: ___짧음 ___움직임이 나쁨 ___정상
13. 교근의 수축　: ___좌측(___강함 ___약함 ___과긴장 ___정상)
　　　　　　　___우측(___강함 ___약함 ___과긴장 ___정상)
14. 구토반사　: ___유 ___무
15. 무교합 연하　: ___유 ___무
16. 턱관절의 문제　: ___유 ___무 증상:
17. 발음의 문제　: ___유 ___무 증상:
18. 신체의 자세　: ___좋음 ___나쁨
19. 시력　: ___좋음 ___나쁨
20. 귀의 문제　: ___유 ___무
21. 저작 패턴　: ___좋음 ___나쁨
　　※ ___혀로 전방으로 밀어냄
　　※ ___과잉의 타액
　　※ ___얼굴의 과도한 긴장
　　※ ___소리를 내며 먹기
　　※ ___음식이나 컵으로 혀가 마중 나감
22. 구순력　: ___kg
23. 환자의 태도　: ___좋음 ___보통 ___나쁨
24. 보호자의 태도　: ___좋음 ___보통 ___나쁨
25. 코멘트　:

그림 14–1. 검사용지.

검사용지에 의한 평가

1. 혀 돌출의 종류: 환자의 구강 내에 스프레이로 물을 뿌려 넣어 삼키게 합니다. 집게손가락과 가운뎃손가락을 하악골 하연의 전방부에 V자형으로 대고, 연하의 순간에 엄지손가락으로 아랫입술을 눌러 내려 혀 돌출 방향을 관찰합니다(그림 14–2).

2. 구강 습관: 시진과 문진에 의하여 구강 습관의 유무를 검사합니다.

3. 혀의 상태: (1) 혀를 전방으로 내민다(그림 14–3), (2) 혀를 좌우로 흔든다(그림 14–4), (3) 혀를 구개에 빨아올린다(그림 14–5) 등의 동작을 실시하여 혀의 움직임이나 크기를 검사합니다.

4. 설소대: 설소대의 부착부위, 길이, 형상 등을 검사합니다(그림 14–6).

5. 혀의 위치: 안정 시 혀의 위치를 관찰합니다. 환자와 대화를 나누면서 말과 말 사이에 혀가 어떤 위치에 있는지를 판단합니다.

6, 7. 구순 상태와 위치: 구순의 형태와 긴장도 및 안정 시의 위치를 검사합니다(그림 14–7).

8. 이부의 상태: 안정 시 및 연하 시의 이부의 상태를 검사합니다.

9. 알레르기, 코막힘: 문진을 통해 확인합니다. 필요에 따라 소아과, 이비인후과, 알레르기내과 등의 검진이 필요할 수 있습니다.

10. 구개편도비대, 인두편도비대: 구개편도비대는 설압자로 설근부를 눌러 내려서 검사합니다(그림 14-8). 인두편도(아데노이드)비대는 측면 세팔로그램을 통해 확인합니다.

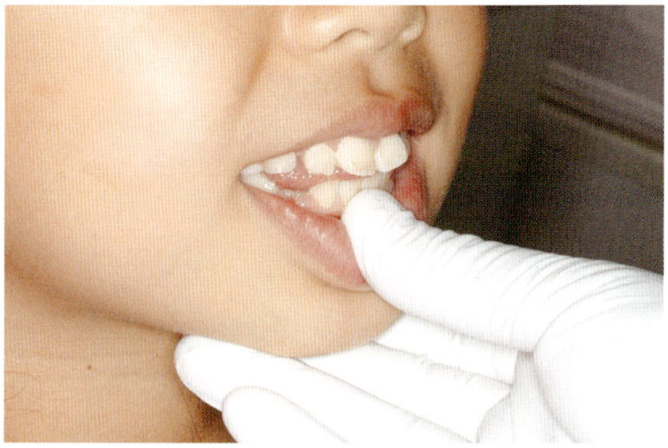

그림 14-2. 혀 돌출의 관찰법. 연하의 순간에 손가락으로 하순을 눌러 내린다.

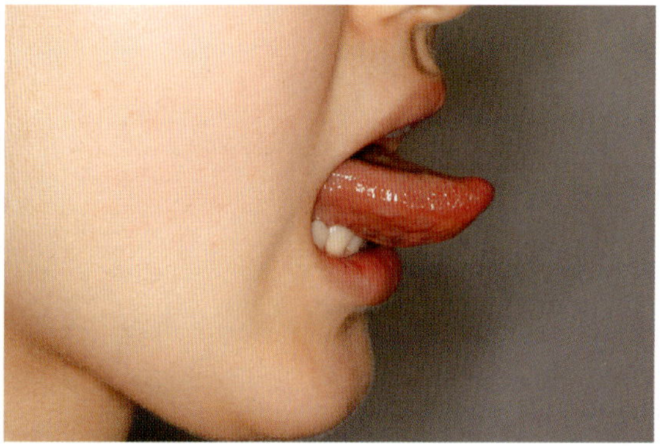

그림 14-3. 혀의 움직임 검사법 1. 입을 벌린 채 혀를 전방으로 내미는 정도를 체크한다.

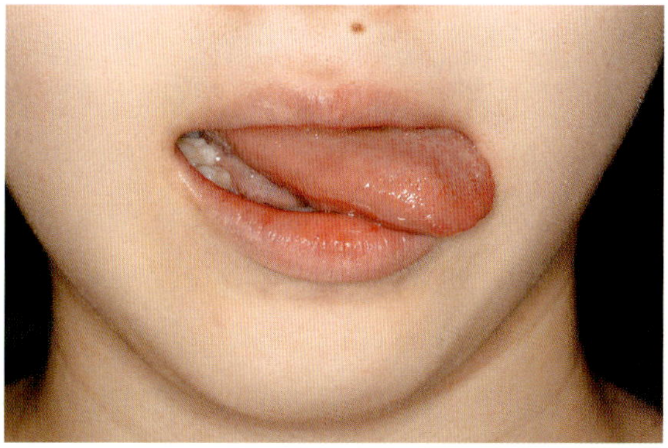

그림 14-4. 혀의 움직임 검사법 2. 혀를 좌우로 움직이게 하여 민첩한 정도를 체크한다.

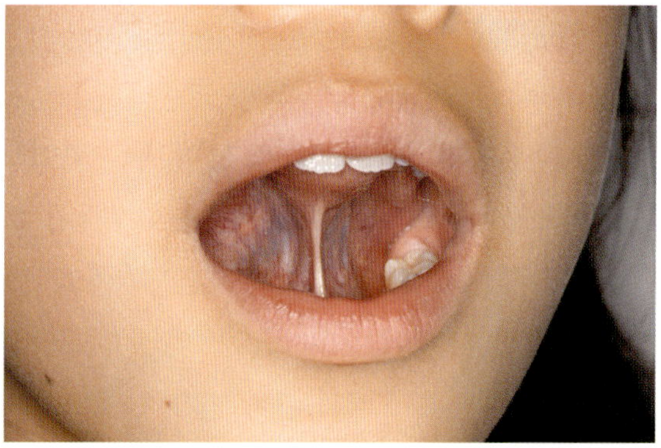

그림 14-5. 혀의 움직임 검사법 3. 혀를 구개에 빨아올려서 혀를 차는 것이 가능한지 체크한다.

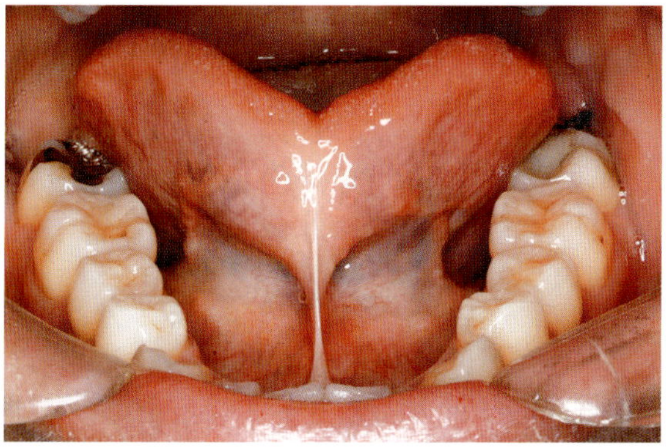

그림 14-6. 설소대단축증 환자의 혀 모양. 혀를 전방으로 내미는 동작을 지시하면 설첨이 하트 모양으로 갈라진다.

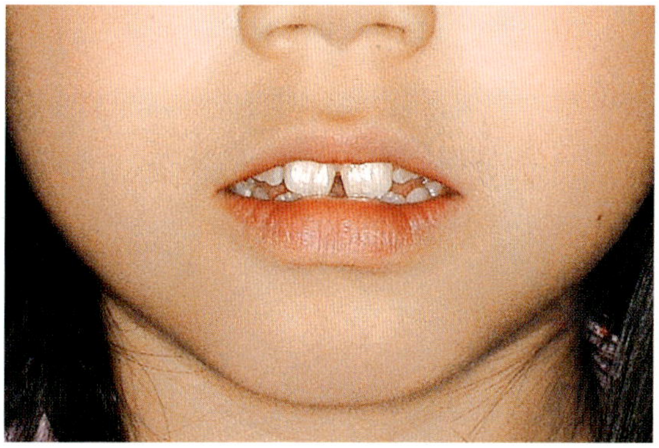

그림 14-7. 구호흡을 하는 환자의 안정 시 구순의 위치.

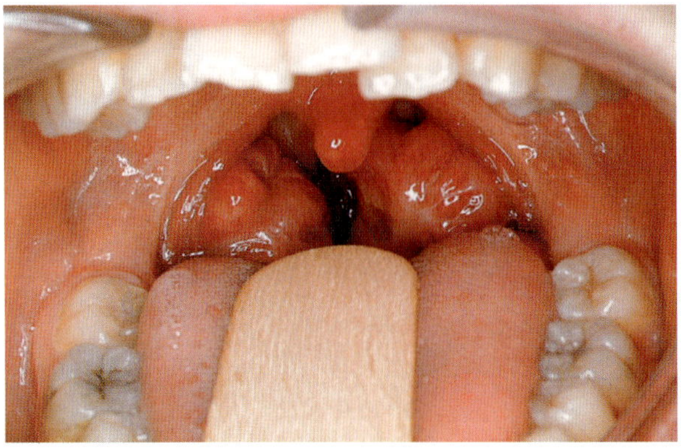

그림 14-8. 구개편도비대 검사. 설압자에 의해 설근부를 눌러 내려서 관찰한다.

11. 경구개 상태: 경구개 형태를 관찰합니다. 좁고 높은 구개는 혀를 거상할 만큼 충분한 용적이 안 되며 MFT의 방해가 되는 경우가 있습니다. 또한 이 경우는 비기도가 좁다는 것을 시사합니다.

12. 연구개 상태: 입을 크게 벌린 채 "아-" 하고 발성시켜 연구개의 움직임을 관찰합니다.

13. 교근의 수축: 환자의 우각부에 가볍게 양손을 대고 교근 수축의 강약을 판정합니다.

14. 구토반사: 설압자로 연구개부나 설근부를 가볍게 만져서 확인합니다.

15. 무교합 연하: 환자의 우각부에 손을 대고, 연하 시 교근의 수축 유무를 촉진합니다.

16. 턱관절의 문제: 문진, 시진, 촉진, 청진 등에 의해 턱관절부의 통증, 잡음, 운동장애 등을 검사합니다.

17. 발음의 문제: 발음 시의 구순 및 혀의 움직임을 검사합니다.

18. 신체의 자세: 자세의 좋고 나쁨을 검사합니다.

19, 20. 시력, 귀의 문제: 문진 등에 의해 검사합니다. 필요에 따라 타과와 협진합니다.

21. 저작 패턴: 음식을 먹어보게 하고, 그 모습을 관찰합니다. 비디오 촬영이 유용합니다.

22. 구순력: 필요에 따라 측정기를 사용하여 계측합니다.

23, 24. 환자 및 보호자의 태도: MFT 실시에는 환자의 의욕과 가족의 이해·협력이 필요하므로 검사항목 중 하나로 합니다.

25. 코멘트: 그 밖에 본인이나 보호자로부터 얻은 정보가 있는 경우나 술자가 특별하다고 느끼는 것을 기입합니다.

비디오 촬영

MFT에 의한 기능개선의 평가법으로서 비디오 영상이 유용합니다. 또 음성을 동시에 기록하는 것은 발음 및 훈련 중에 동작으로부터 생기는 소리 등의 변화를 평가하는 데 도움이 됩니다.

비디오카메라는 삼각대에 설치합니다(그림 14-9). 촬영내용의 양식을 정해놓으면 도움이 됩니다.

1. 연하의 기록: 컵의 물을 한 모금씩 마시도록 지시하면서 촬영합니다(그림 14-10). 컵은 투명한 것이 바람직하고, 정면·사면·측면 등으로 각도를 변경하여 촬영하면 좋습니다. 관찰해야 할 포인트는 연하 시

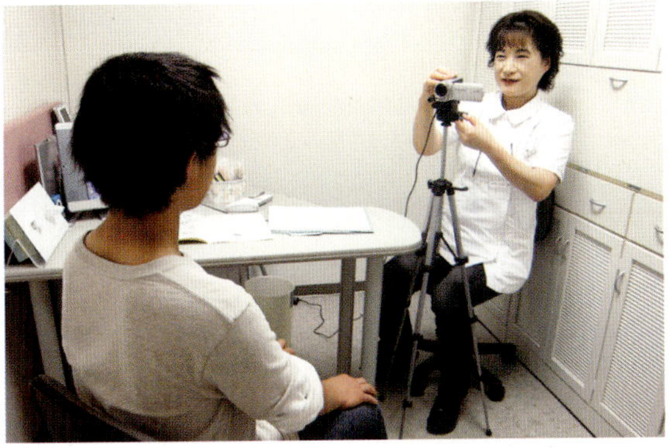
그림 14-9. 비디오 촬영 모습. 비디오카메라와 삼각대가 있으면 특별한 설비는 필요 없다. 환자가 앉는 의자는 회전 가능한 것이 촬영에 좋다.

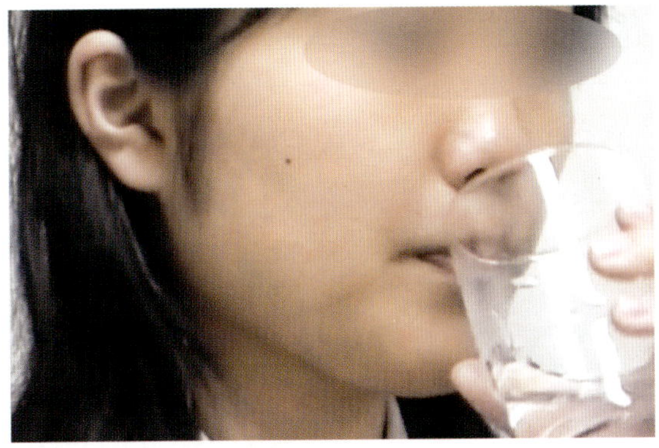
그림 14-10. 연하의 기록. 위는 눈의 라인, 아래는 후두융기(목 중간의 갑상연골)가 찍히는 정도로 촬영범위를 조절한다.

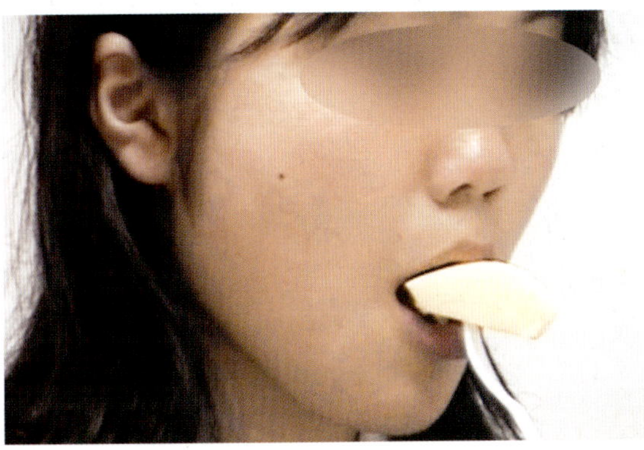
그림 14-11. 저작 기록. 수분이 많은 것과 건조한 것 등 두 가지 식재료를 사용하면 좋다.

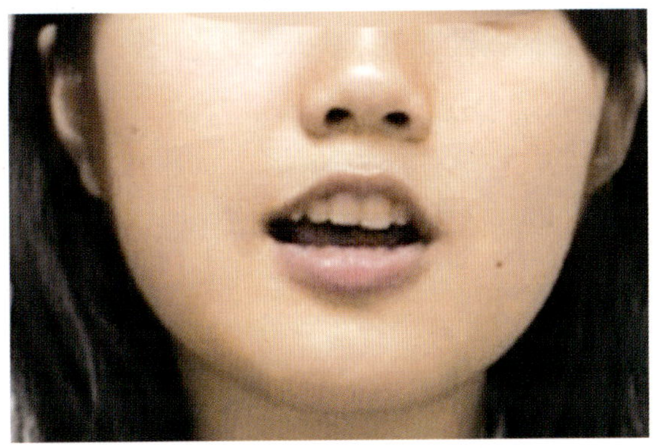
그림 14-12. 발음 기록. 입이 잘 찍하도록 위는 코의 중앙부, 아래는 이부가 찍히는 정도로 촬영범위를 조절한다.

의 혀 돌출, 구순 및 이부의 긴장 정도, 연하 시 두부의 움직임과 목의 경사각도, 교근의 활동성, 목의 움직임, 전신의 자세 등입니다.

2. 씹는 기록: 사과, 배, 오이 등 수분이 많은 식재료와 크래커, 쿠키 등 건조한 식재료 등과 같이 2가지를 사용해 촬영합니다(그림 14-11). 연하의 기록처럼 촬영각도를 바꾸어 가며 촬영하면 좋습니다. 관찰해야 할 포인트는 편저작의 유무, 구순의 폐쇄 상황, 구순의 움직임(구순을 내미는 움직임의 유무, 구각이 후방으로 당겨지는 방법 등), 저작횟수와 저작부위(대구치부에서 저작하는지 소구치부에서 저작하는지), 음식을 넣을 때의 한입 크기, 음식을 혀가 데리러 가는지 아닌지, 저작 시 발생하는 소리('쩝쩝' 하고 먹는 소리 등), 비호흡을 하면서 저작할 수 있는지, 혀의 움직이는 모양(전후 방향으로 움직임, 전방으로 돌출한다, 혀를 이용해 구치부로 음식을 나르는 등), 잉여 타액의 유무, 안면의 과도한 긴장 유무, 저작 시 두부의 움직임과 경부의 경사각도, 교근의 활동성과 좌우 차, 목의 움직임, 전신의 자세 등입니다.

3. 발음의 기록: 입이 잘 나오도록 위쪽은 코의 중앙부, 아래는 이부가 찍히는 정도로 촬영범위를 조정합니다(그림 14-12). 술자는 비디오카메라의 뒤에서 발음 체크를 위한 단문이 씌어 있는 패널을 들고 환자에게 차례대로 읽게 합니다. '사'행, '타'행 및 1~20 정도의 수를 세도록 지시하는 것도 좋습니다. 환자

와의 대화 중 이상한 소리가 나는 경우, 특히 '나'행, '라'행 등은 기본 단문 이외에 그 소리를 포함한 다른 단문을 추가하여 촬영합니다.

본 의원에서 사용하는 단문은 다음과 같습니다.

- 벚꽃이 피었다.
- 하얀 흰곰은 아주 흰색이다.
- 달걀을 많이 먹었다.
- 빨간 사과가 하나 있다.
- 작고 매우 차가운 토마토가 2개 있다.
- 테니스를 치다가 손에 상처를 입어서 치료를 받았다.

발음촬영을 하는 목적은 음을 체크하는 것뿐만 아니라 발음 시 구강주위근의 움직임을 평가하기 위함입니다. 음의 변형, 생략 등 구음의 문제 외에 발음 시 혀의 움직임을 기록합니다. MFT 대상 환자에게서 자주 보이는 것은 발음 시에 상하 치아 사이에서 전방으로 혀가 돌출하는 상태입니다. '타'행, '나'행, '라'행을 발음할 때에는 혀끝이 구개에 올라가고, '가'행, '사'행, '야'행을 발음할 때에는 혀 측방이 구개에 올라가는 것이 필요하지만, 이 움직임이 바르게 이루어지지 않는 경우에는 실제 움직임의 문제점을 촬영해둡니다. 발음 시의 구순과 하악의 움직임, 발음과 발음 사이의 구순과 혀의 위치 등도 중요한 관찰 포인트입니다.

4. 그 밖의 기록: 환자가 촬영을 의식하지 않도록 자연스럽게 신체의 자세, 구순과 혀의 위치, 구호흡 유무 등을 기록합니다. 또한 새우등처럼 경부가 앞으로 기울어지는 등 나쁜 자세를 보이는 환자의 경우에는 먼저 자연스러운 상태를 찍고, 다음으로 '등을 똑바로 펴고 턱을 당겨서' 등과 같은 구체적인 지시를 하고, 그 모습을 촬영합니다.

설소대단축증이 의심되는 경우나 혀의 움직임이 나쁜 상태를 보이는 경우에는 혀를 전방으로 내민다, 혀로 입술을 핥는다, 크게 입을 벌리고 설첨을 구개에 댄다, 혀를 찬다 등으로 움직이게 하고 촬영합니다. 초기단계에서는 이러한 움직임 자체를 할 수 없는 환자들도 많지만, 이런 경우에는 그 상태를 그대로 기록해둡니다.

그 밖에 치열·교합 상태, 설측연 치아의 압흔, 협점막의 백선, 편도비대, 빰을 깨무는 습관, 손가락 빨기 습관 등의 구강 습관이나 턱 괴는 습관 등의 자세습관 등 특이한 점이 있으면 추가 촬영을 합니다.

♣

비디오 촬영이나 기능평가는 MFT의 지도 전후뿐만 아니라 지도 중에도 부지런히 촬영합니다. '할 수 없는 때'를 포함한 기록을 해두는 것은 기능개선 시의 평가에 큰 도움이 됩니다.

일반치과에서의 MFT

제 15 장

야마구치 요시코(Yamaguchi Yoshiko)
도쿄, 야마구치 치과의원
치과위생사

카와이 사토시(Kawai Satoshi)
도쿄, 야마구치 치과의원
치과 의사

MFT는 혀의 습관 등에 의한 구강주위근의 부조화를 훈련을 통해 균형 잡힌 상태로 개선하는 훈련법으로서 주로 소아치과나 교정치과 분야에서 사용됩니다.

일반 치과에서는 혀 습관에 의한 개교나 공극치열에 대하여 보철치료나 부분교정을 하는 경우가 있지만, 혀 습관이 있기 때문에 치료 후에 개교가 재발할 수 있으므로 혀 습관에 대한 개선(MFT)이 필요합니다. 하지만 일반치과에서 MFT를 도입하기까지는 장애가 많아 제로에서부터 임상으로 도입하는 것은 상당히 곤란합니다.

이 장에서는 전치부의 개교를 보철치료에 의해 개선한 후, 혀 습관 때문에 개교가 재발한 증례를 제시하여 일반치과에서의 MFT 필요성에 대해 생각해봅니다.

MFT의 필요성

혀가 저위에 있어서 연하와 발음 시에 혀를 전방으로 돌출하는 것 같은 혀 습관이 있으면, 치열이 혀에 눌려 이개되는 경우가 있습니다. 혀 습관에 의해 전치부의 교합접촉이 없고 구치부만 교합되는 개교 환자의 경우, 구치부의 과부담을 덜기 위해 또는 심미적인 요구를 위해 등, 여러 가지 이유로 개교 개선을 시도하고 있습니다.

MFT 도입의 계기가 된 증례

그림 15-1~15-6은 혀 습관에 의한 개교 환자를 예방적으로 4전치를 연결하여 보철한 증례입니다. 경과 관찰 중에 다시 개교가 된 것을 경험하여 혀 습관의 개선(MFT)이 필요하다고 느꼈습니다.

혀 습관의 가능성

혀 습관이 있다는 것을 고려하여 4전치를 연결·고정하여 보철치료를 했지만, 그로부터 1년 반 후의 정기검진 시에 #13, 12 사이와 #22, 23 사이에 치간이개와 개교를 보였습니다. 연결한 4전치가 함께 전방으로 이동한 가능성으로부터 원인은 역시 혀 습관이라고 생각하고, 이 시점에 처음으로 MFT를 도입해야만 하는 필요성을 느끼게 되었습니다.

MFT를 시작할 당시, 환자는 자신의 혀가 커서 남는다고 느끼는 듯한 모습이었습니다. 혀가 저위에 있어 자신의 의지로 컨트롤하는 것이 어렵고, 또한 설배의 색도 나쁠 뿐만 아니라 지저분한 것이 부착되어 있었습니다.

[증례 경과]

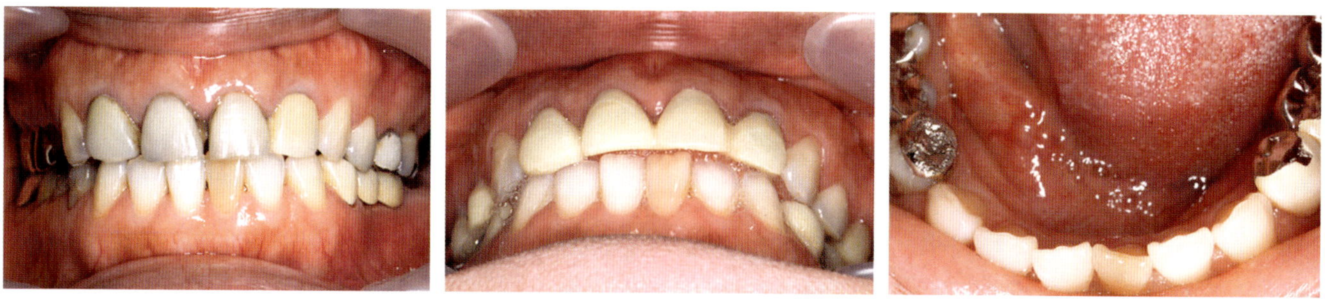

그림 15-1. 초진 시(2002년), 52세 여성. 혀 습관이 있어 연하 시에 혀를 돌출시켰다. 구치부는 교합통과 동요가 있었다. 하악 전치에는 절연결절이 남아 있어 맹출 시부터 전치부가 교합접촉을 하지 않았음을 알 수 있다.

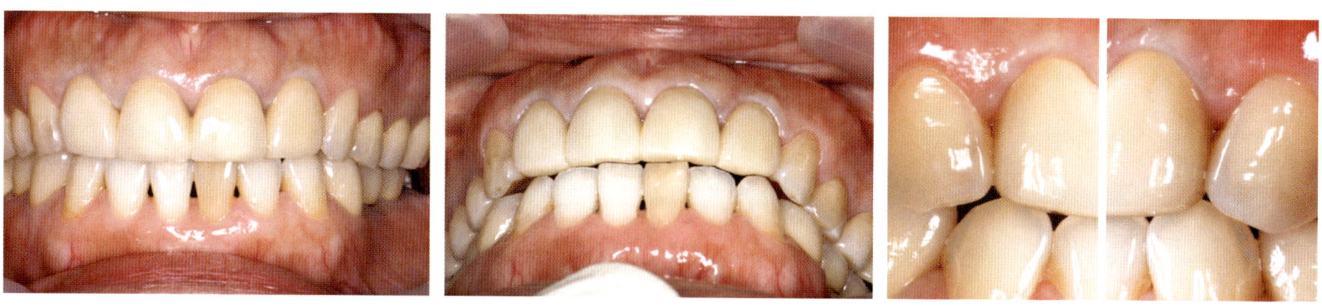

그림 15-2. 보철 시(2003년 10월). MFT를 실시하지 않고 보철적으로 개교를 개선하여 가능한 한 모든 치아에 교합접촉을 주었다. 혀 습관을 고려하여 #12~22의 4전치를 연결·고정하였다. 이 시점에서는 #13, 12 사이와 #22, 23 사이가 접촉하였다.

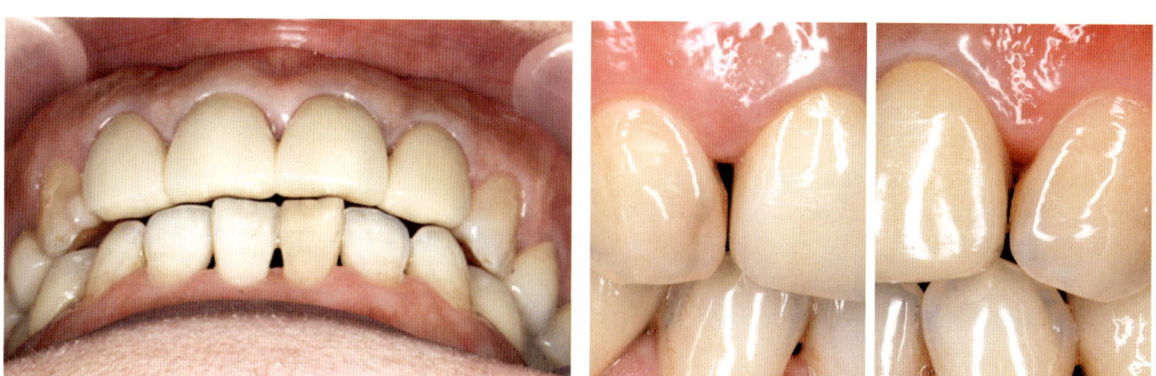

그림 15-3. 그러나 보철개시 1년 반 경과 후(2005년 7월 정기검진 시). 4전치를 연결·고정했지만 치간이개를 보이며 다시 개교가 되었다. 개교의 재발 원인을 혀 습관이라고 판단하여 MFT를 도입하였다.

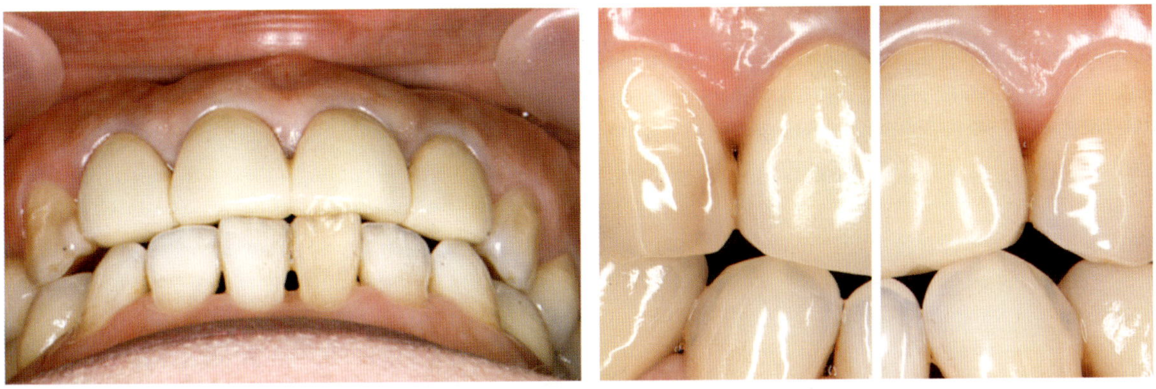

그림 15-4. 정기검진 시(2005년 12월). 혀를 전방으로 돌출하지 않는 움직임과 연하 방법을 습득하는 데 시간이 걸렸지만, 반년 후에는 치간 접촉의 이개가 개선되었다.

[증례 경과]

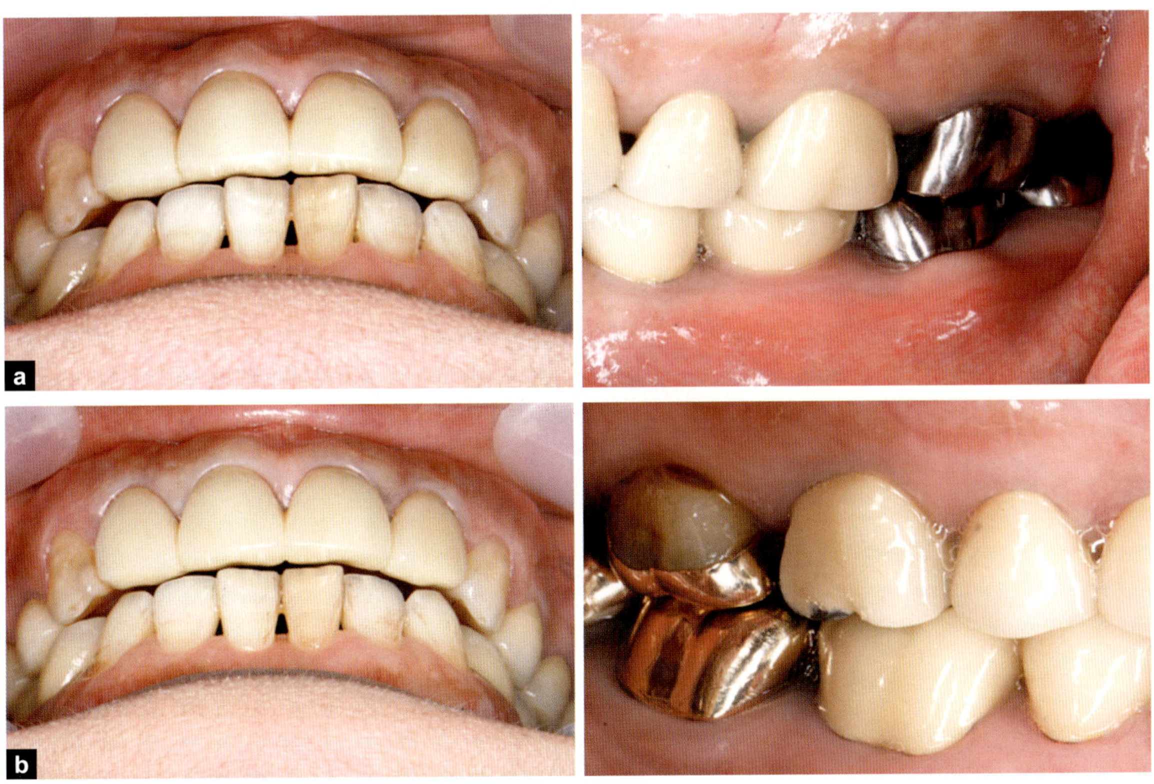

그림 15-5. 그 후 경과 관찰 중에 개교의 재발과 개선을 반복하였다. 우연일지도 모르지만, 개교의 재발시기에 #36의 치주병이 생기거나 #16의 포셀린이 빠지는 등 문제가 생겼다. 혀 습관에 의해 전치부가 개교됨으로써 구치부에 과부담이 가해지는 것이 원인이 되었을 가능성을 생각할 수 있었다. 그 후에도 혀의 컨트롤이 정착되지 않고, 개교의 재발과 개선이 반복되었다. 문제 발생 시기가 개교 발생 시기와 일치하는 점으로 볼 때, 전치부의 교합접촉을 유지하기 위해서는 역시 혀 습관의 개선(MFT)이 필요하다고 판단하였다. **a**, 2006년 6월 경과 관찰 시. **b**, 2007년 7월 경과 관찰 시.

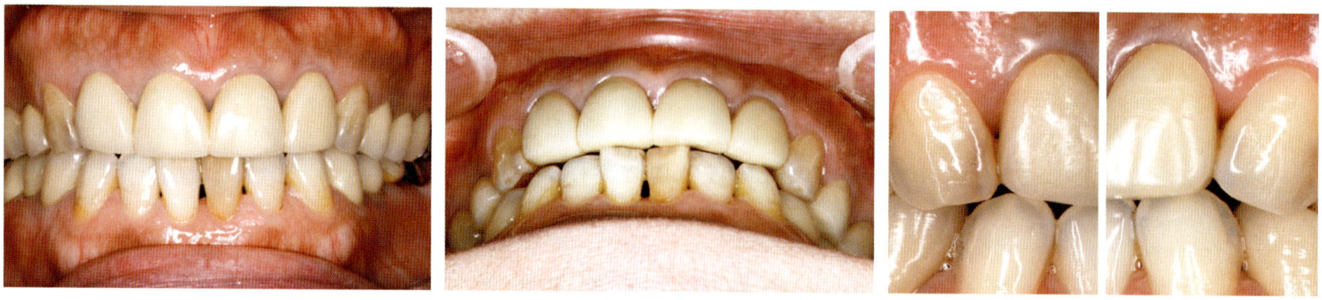

그림 15-6. 2014년 3월. 전치부는 교합접촉이 되고, #13, 12 사이와 #22, 23 사이의 치간이개가 개선되었다. 변함없이 개교가 되면 문제가 생긴다는 점으로 보아 유지 중에도 MFT를 계속할 필요가 있다고 판단하였다.

혀 훈련 내용

혀의 근력이 부족했기 때문에 근력 강화 훈련부터 시작하였습니다(그림 15-7~15-12). 혀끝을 스팟에 대는 것을 의식하게 된 후, 혀로 껌을 구개에 밀어붙이는 훈련을 하면서 혀 전체의 근력을 기르도록 하였습니다. '포핑'이나 '미드 앤드 스틱' 등의 훈련으로 혀 중앙을 거상할 수 있게 된 후, 구개에 혀를 거상한 채 뒤쪽으로 질질 끄는 '드래그 백'을 추가하였습니다다. 혀의 근력 강화로 컨트롤하는 힘이 늘어남에 따라 설배의 색도 개선되었습니다. 환자 자신도 혀의 변화를 느끼게 되었고, 발음도 부드럽게 되어갔습니다.

이 환자는 구순 이완도 있었습니다. 치아의 위치를 유지하기 위해서는 입술에 의한 외압과 혀에 의한 내압의 균형도 중요합니다. 그래서 구순력을 기르기 위한 훈련기구(파타카라)를 도입하여 구순폐쇄력을 높이기 위해 노력하였습니다(그림 15-13).

MFT를 도입한 것으로 치간이개는 개선되었고 연결·고정했던 전치도 다시 교합접촉을 하게 되었습니다. MFT의 지도기간 중에는 동기부여가 향상되어 유지가 가능하지만, 정기검진에 들어가면 동기부여가 저하되어 혀 습관이 있다는 것을 계속 의식하기가 어려웠습니다. 본 증례에서는 일시적인 개선이 보였지만, 가끔 개교가 재발되기도 하였습니다.

[훈련에 의한 혀의 변화]

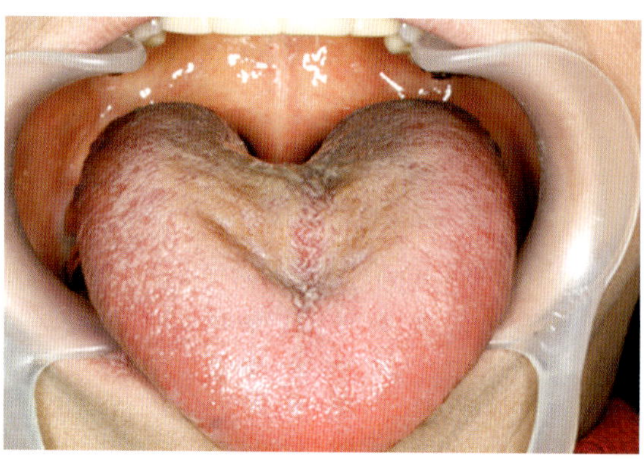

그림 15-7. 혀는 비후되어 있고, 훈련 당시는 입을 벌리면 혀가 구강 내에서 흘러넘치는 상태였다.

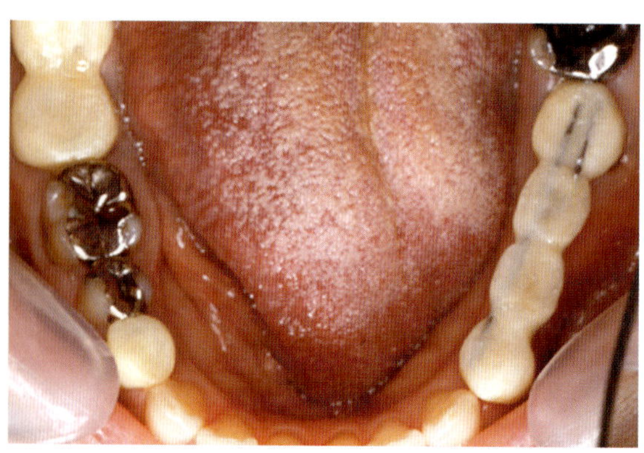

그림 15-8. 입을 벌리면 혀는 저위이고 지저분한 갈색을 띠었다. 설첨이 밀려나와 항상 넘쳐나는 모습이었다.

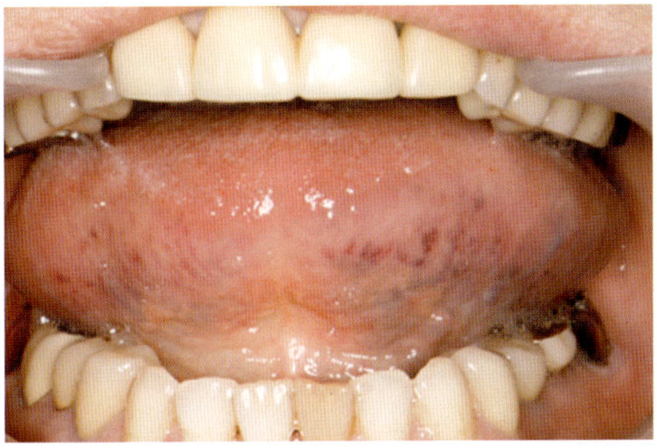

그림 15-9. 저위에 있는 혀는 거상해도 구개에 빨아올리는 힘이 약해 혀를 구개에 붙인 상태를 유지하는 것이 어려웠기 때문에 공중에 떠 있는 듯한 상태였다.

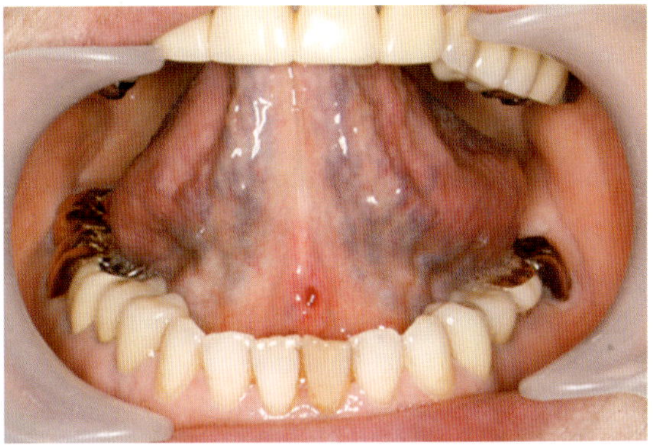

그림 15-10. 훈련의 첫 단계로 혀의 바른 위치를 기억하기 위해 설첨을 스팟에 두는 것을 습관화시켰다.

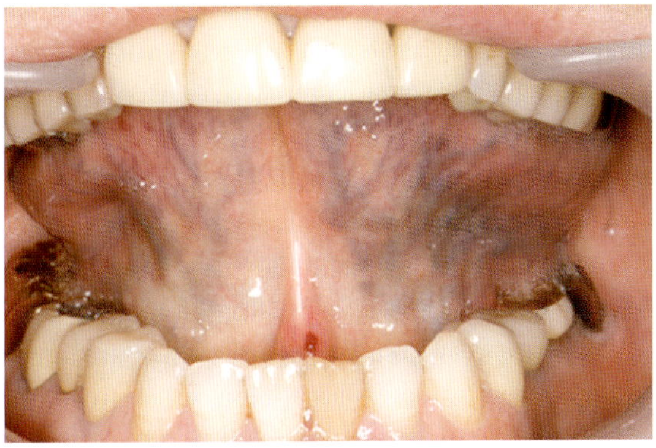

그림 15-11. 혀의 근력이 강화됨에 따라 서서히 혀 전체를 거상할 수 있게 되었고, 구개에 붙인 채로 유지할 수 있게 되었다.

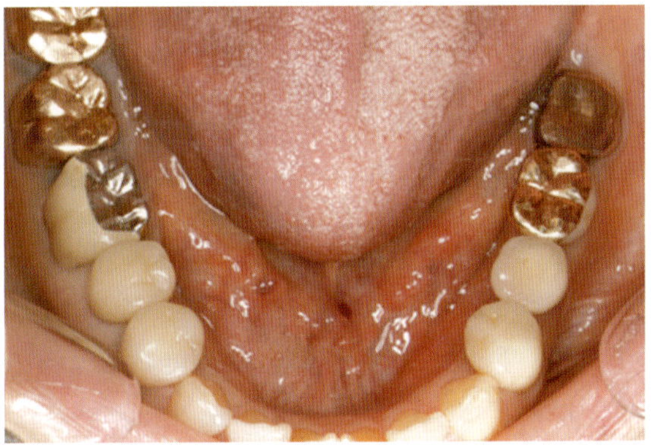

그림 15-12. 현재에는 혀 컨트롤이 몸에 배어 건강한 혀의 색으로 개선되었고, 모양도 좌우가 균등해져 후방에 위치하게 되었다.

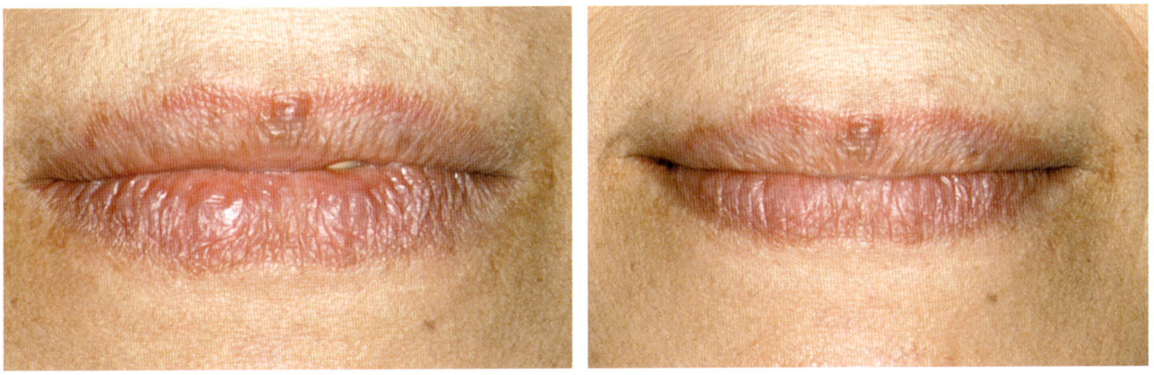

그림 15-13. 구순의 변화훈련 초기에는 입술을 다물어도 빈틈으로 치아가 보이는 경우가 있어 구각이 처지고, 입가가 이완되었다(좌). 구순폐쇄력이 붙음과 동시에 입가가 죄어들어 자연스럽게 구순폐쇄가 가능하게 되었다. 또한 입술의 두께는 얇아지고 탄력이 생겨 구각도 올라가 입술의 이완이 개선되었다(우).

그 후에도 치료가 필요하게 되어 통원 시기 중에는 혀에 대한 의식을 유지할 수 있어도, 정기검진이 되면 개교가 재발하여 구치부에 부담을 주는 문제가 일어나는 경우가 몇 번 있었습니다. 치주병의 급발 등 여러 가지 문제를 겪음으로써 환자의 이해나 의식에도 변화가 생겼습니다. 동기부여가 향상되고 MFT에도 적극적으로 임하게 되어 현재는 안정된 경과를 보입니다. 정기검진에서는 통상의 플라크 컨트롤이나 클리닝과 함께 혀의 컨트롤을 유념하도록 하고 있습니다.

MFT를 도입하기 위한 유의사항

혀 습관을 개선하려면 환자들 자신에게 혀 습관이 있다는 것을 자각하도록 하고, 그 위에 혀의 바른 위치와 움직임을 몸에 배도록 혀 컨트롤을 유지하게 할 필요가 있습니다.

MFT를 실시하는 데에 혀 습관의 원인을 검사하고 파악할 필요가 있습니다. 혀 습관의 원인은, 예를 들어 '설소대가 짧고 혀를 거상하기 어렵다', '혀의 근력이 약하다', '이상연하 습관이 있다', '구륜근이 약하다' 등 환자에 따라 차이가 있습니다. 현재 혀에 근력이 있는지 없는지를 판단하고, "MFT 입문—첫걸음부터 배우는 구강근기능요법"(와카바 출판)에서 각각의 문제점에 대해 필요한 훈련을 선택하였습니다.

MFT를 해야 하는 중요성을 설명하면 이해하지만, 혀 습관의 개선에는 환자의 의식과 일상생활을 바꾸는 것이 필요하므로 상당히 어렵습니다. 또한 혀 습관은 시간이 지나면서 재발할 가능성도 있기 때문에, MFT를 계속해나가는 것이 중요합니다. 치료기간에는 혀의 근력이나 형태의 변화를 실감하기 쉽게, 또는 구순폐쇄력의 측정수치가 올라가는 것으로써 환자들의 의식이나 동기부여가 유지되기 쉽지만, 정기검진을 하게 되면 환자의 의식이 저하되기 쉽습니다. 특히 훈련을 하는 환자가 고령자인 경우에는 고령과 함께 구강 주위의 근력 저하가 일어날 가능성이 높고, 근력과 동기부여의 유지가 플라크 컨트롤을 유지하는 것보다 어려울 수도 있습니다.

정기검진에서 혀나 입술의 사진을 촬영하고 이전의 것과 비교하거나 구순폐쇄력을 측정하여 근력이 유지되고 있는지 확인하는 등 적극적으로 환자에게 MFT의 필요성을 전해주려고 하고 있습니다. 플라크 컨트롤 유지와 같은 정도로 MFT에 임하는 것으로써 혀의 컨트롤이나 동기부여 유지에 힘쓰고 있습니다. 보철조치나 교정치료에서 획득한 교합접촉을 장기간 유지하기 위해서는 MFT가 필수입니다.

♣

보철치료로써 교합접촉 관계가 개선된 증례를 통해 교합접촉을 유지하기 위해서는 MFT가 유효하다는 것을 경험하였습니다. 혀 습관의 재발로 다시 개교가 될 가능성도 있기 때문에 정기검진을 통해 플라크 컨트롤과 같은 정도로 MFT를 계속하는 것이 중요하다고 생각합니다.

CASE PRESENTATION

증례 7

MFT와 보철치료에 의해 개교를 개선한 치주병 이환 증례

증례 개요

2003년 10월에 내원한 38세 여성이다. 구치부의 교합통과 동요를 주소로 내원하였다. 38세라는 나이에도 불구하고 치주병의 진행을 보였고, 상하 구치부에는 수직성 골결손과 3도에 가까운 동요를 보였다. 혀 습관에 의한 개교로 전치부에는 교합접촉이 없었다. 전후적인 그라인딩도 있어 개교로 구치부 교합의 부담이 집중되었을 가능성이 있다(그림 1~4).

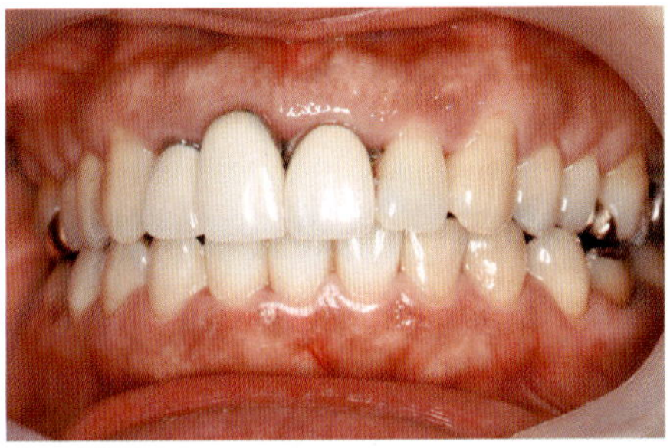

그림 1. 정면.

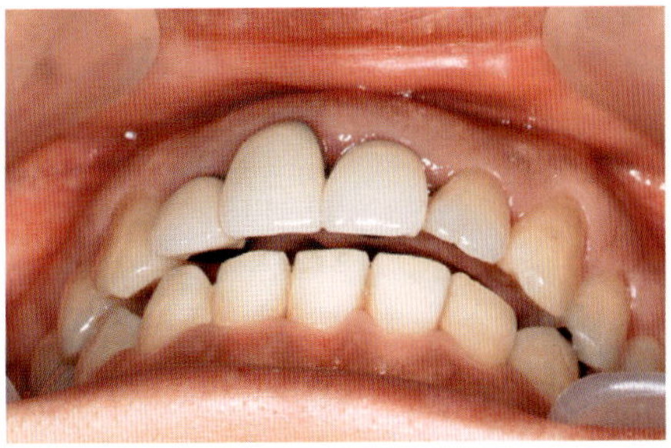

그림 2. 전치부 교합상태.

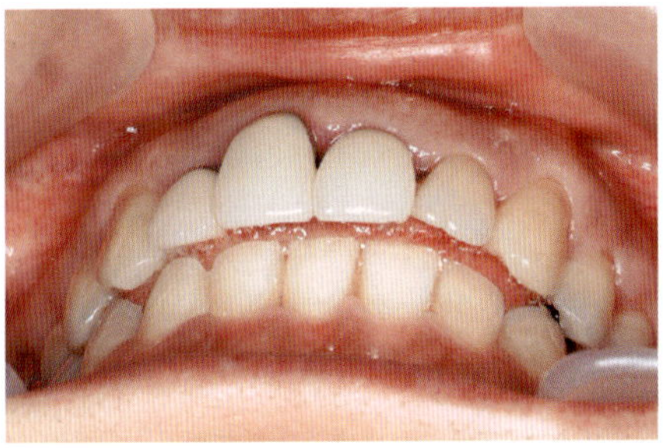

그림 3. 이상연하 습관.

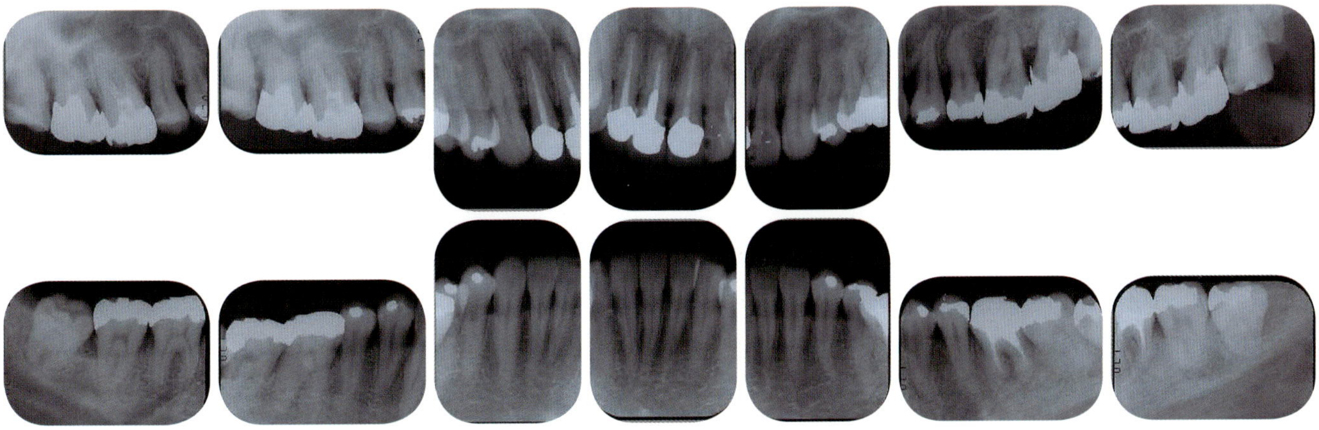

그림 4. 초진 시 X선사진.

그림 1~4. 초진 시(2003년 10월). 혀 습관에 의한 전치부 개교 때문에 구치부만 교합한다. 구치부의 과부담이 의심되고 #18과 17, #27과 28 그리고 #48과 47, #37과 38 사이에 6mm 이상의 치주포켓이 있고 치주병의 진행이 관찰되었다.

치료목표와 지도개요

치주병에 이환된 환자들 중에는 혀 습관에 의한 개교 때문에 전치부에 교합접촉 없이 구치부에서의 과부담이 의심되는 증례가 있다. 힘이 치주병을 악화시키는 인자가 될 수 있다고 생각한다. 따라서 이 증례처럼 혀 습관에 의한 개교가 구치부에 과부담을 준다고 생각되는 경우에는 염증의 컨트롤과 함께 전치부를 포함한 모든 치아의 교합접촉으로 인한 교합 시의 부담 완화, 전측방 운동 시 전치부 가이드의 확립 등을 목표로 하였다. 치열 전체가 교합접촉이 되기 위한 목적으로 보철처치나 교정치료로 전치부에 교합접촉을 주고, 개교의 원인이 되는 혀 습관의 개선을 위해 MFT를 병용하는 것으로써 전치부의 교합접촉을 유지하도록 하였다. 이 증례에서도 기존 보철물을 제거하고 임시치아로 보철적 교합접촉을 주어 혀를 돌출시키기 어렵게 만든 후에 MFT를 시행함으로써 모든 치아의 교합접촉을 목표로 하였다(그림 5).

MFT에서는 설소대가 짧고 혀가 저위로 되기 쉬웠지만 혀에는 근력이 있어 '포핑'을 하는 것이 가능하였다. 그래서 설소대를 늘려 혀를 거상시키는 훈련을 하고, 혀를 스팟에 두어 혀 전체로 상악을 지지하는 것을 이미지화하였다. 올바른 연하를 몸에 익히는 것과 느슨한 입을 개선하는 것을 목표로 하고, 구순폐쇄력을 키우기 위해 '파타카라'(치과용 구순 근력 고정장치, (주)파타카라)를 도입하였다(그림 6).

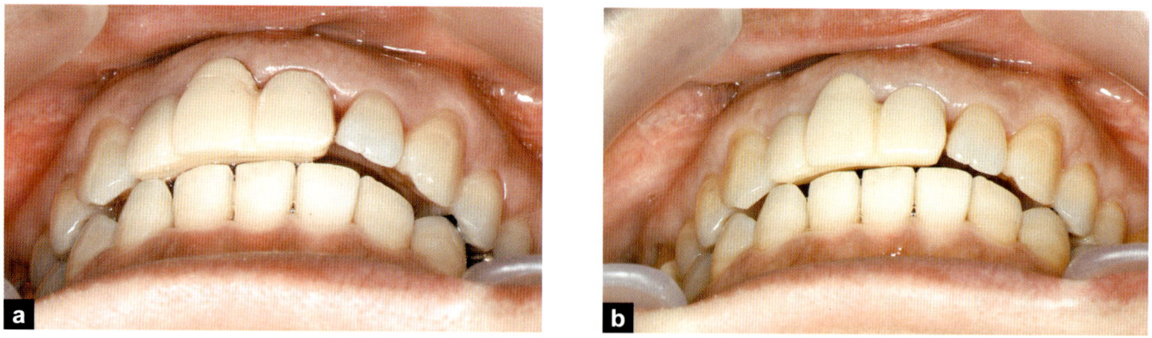

그림 5. 2003년 10월부터 2005년 4월까지. 당시는 전치부의 이개가 크고 혀의 컨트롤이 어려웠으므로, #12~21의 기존 보철물을 제거한 후 임시치아로 보철적인 교합접촉을 형성하였다. 이로 인해 혀를 돌출시키기 어렵게 만든 다음, MFT를 하여 훈련하기 쉽게 하였다. MFT 효과로서 #22, 23의 개교는 개선 경향을 보였다. **a,** MFT 도입. **b,** MFT 도입 후.

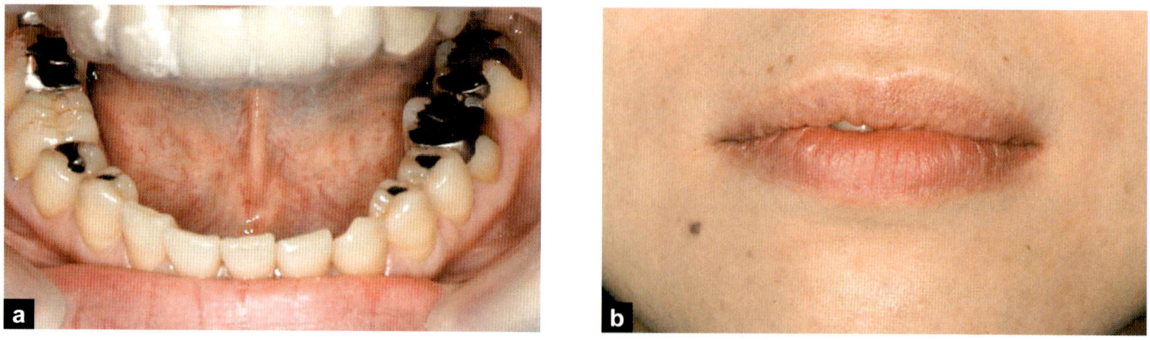

그림 6. 2003년 10월부터 2005년 4월까지. 설소대가 두껍고 짧아 혀가 저위되기 쉬웠기 때문에 설소대를 늘리는 훈련을 하고, 혀를 스팟에 두고 클렌칭을 억제하도록 하였다. 훈련 당시에는 입술이 이완되어 있고, 입술을 다물어도 치아가 보였다. **a,** 짧고 두꺼운 설소대. **b,** 이완된 구순.

치료내용

MFT와 임시치아의 조절을 진행시킴으로써 모든 치아에서 교합접촉을 얻고, 전측방 운동 시의 전치부 가이드도 확립할 수 있었다. 재발도 고려하여 #12~21의 3전치는 연결·고정하여 보철물을 장착하였다. 구치부의 수직성 골결손은 스케일링 및 루트 플래닝만으로 개선하여 치주포켓은 전체적으로 4mm 이하가 되었다. 처음에는 구순폐쇄부전도 있었다. 구순폐쇄부전은 구호흡이나 구강 내 건조의 원인이 되고, 구갈은 침에 의한 자정작용을 방해하여 치석침착을 초래하므로 치주병을 악화시키는 인자가 된다. MFT로 구강주위근을 단련하고 구순폐쇄력을 획득하는 것도 치주병 개선에 유효하다고 판단하였다(그림 7).

치료경과

경과 관찰에서는 교합접촉도 유지되고 치주병도 안정된 경과를 보였지만, 보철치료로부터 2년 반이 지난 2007년 10월부터 2014년 2월까지 약 7년간 내원하지 않았다. 재내원 시에는 보철적으로 개선한 전치부의 교합접촉이 없어지면서 다시 개교 상태가 되었다. 구치부가 동요되었고 구순폐쇄력도 저하되어 있었다. 교합접촉의 필요성과 혀 습관의 컨트롤에 대한 중요성을 설명한 후, 다시 염증을 컨트롤하고 MFT를 시행하여 반년 후에는 전치부 접촉이 개선되고 구치부의 치주포켓도 개선 경향을 보였다(그림 8, 9).

이후의 유의사항

경과 중에는 혀 습관이 재발하여 개교 상태가 되면 구치부의 치주병이 악화되는 상태가 되었다. 이 경과로부터 교합접촉을 유지하여 구치부의 과부담을 줄이기 위해서는 계속해서 MFT를 할 필요가 있다고 여겨졌다.

현재는 플라크 컨트롤과 같이 MFT를 계속하여 장기간에 걸친 정기검진에 의해 전치부의 교합접촉을 유지하는 것이 중요하다고 생각한다.

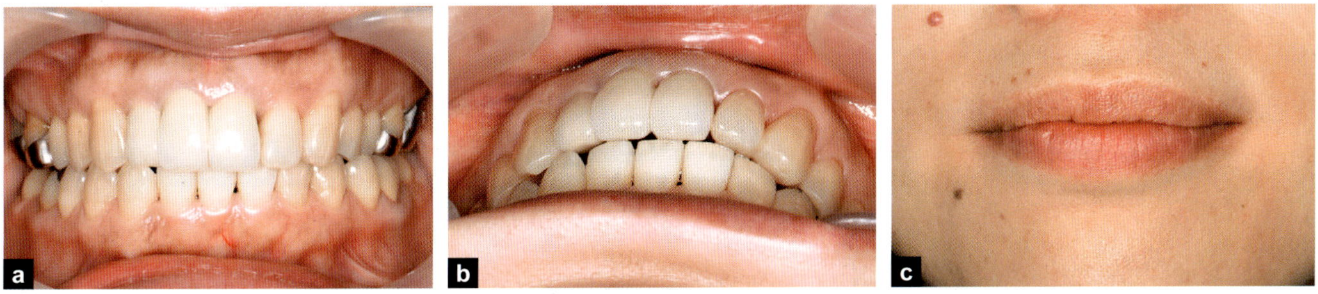

그림 7. 보철 시(2005년 4월). #12~21은 연결·고정. 전치부를 포함하여 모든 치아에서 교합접촉을 얻었다. 구치부의 수직성 골결손이 개선되고, 구치부의 동요도 크게 개선되었다. MFT 효과에 의해 입가의 느슨함도 개선되어 폐구 시에는 입가에 탄력이 생겼다. **a,** 보철 시 정면. **b,** 전치부 교합접촉. **c,** 탄력 있는 입가.

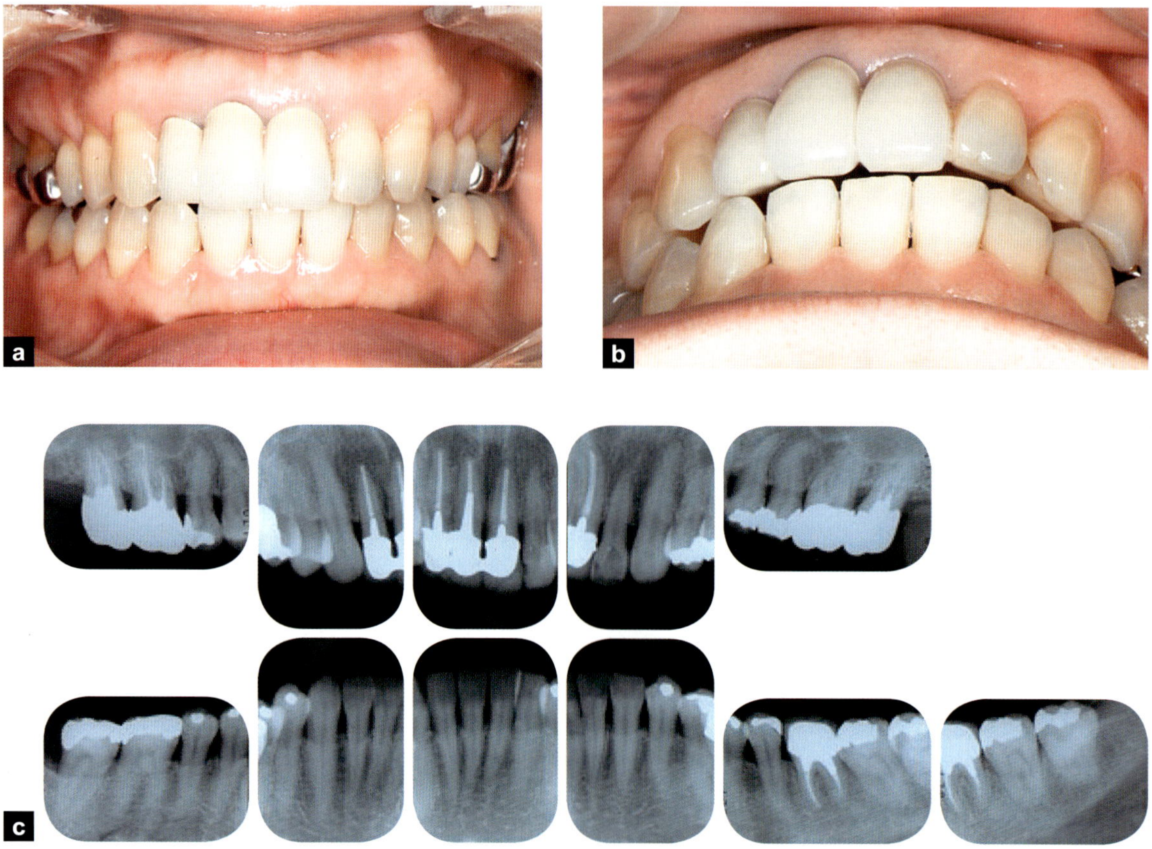

그림 8. 재내원 시(2014년 2월). 치료 종료 후 약 9년. 정면에서는 알기 어렵지만 전치부의 교합접촉이 없어졌다. 구치부의 과부담으로 인해 다시 약간의 동요가 생겼다. X선사진에서도 구치부 치경부의 치근막강이 다시 넓어져 있다. **a,** 정면 모습. **b,** 전치부 접촉 상태. **c,** 재내원 시 X선사진.

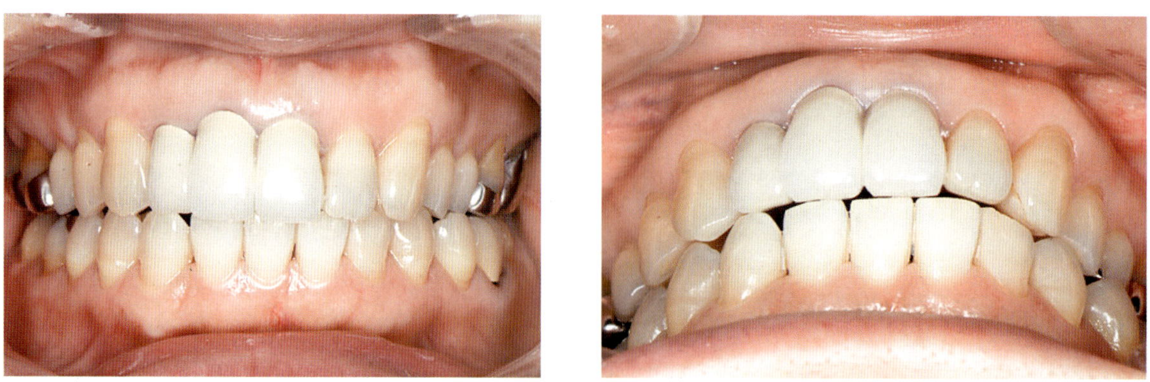

그림 9. 정기검진(recall) 시(2015년 4월). 2014년 4월 이후, 반년에 1회 정기검진을 지속하였다. 염증의 컨트롤과 MFT로 전치부의 교합접촉이 다시 얻어졌고, 구치부에 과부담도 해소되어 동요도 개선 경향을 보였다. **a,** 정면 모습. **b,** 전치부의 접촉 상태.

'예쁘게 만드는' 표정근 훈련과 MFT

제 16 장

이시노 유미코(Ishino Yumiko)
토쿄, 니코타마가와 가든 교정치과
치과위생사, 페이스닝 공인 강사

MFT의 미용효과

주로 교정치과 분야에서 행해지고 있는 MFT는 구강 습관에 의한 구강주위근의 부조화로 부정교합 환자에게 혀와 입술, 뺨 등 구강주위근의 균형을 정돈하는 훈련입니다. 하지만 이러한 훈련은 부정교합 환자에게 국한되지 않고, 유아부터 고령자까지 여러 가지 기능훈련으로 활용할 수 있습니다. 더욱이 MFT에 의한 구강기능 개선에 따라 안모의 심미적인 효과도 얻을 수 있습니다. 이러한 효과는 많은 표정근이 입 주위에서 방사상으로 주행하기 때문에(그림 16-1), MFT에 의한 구강주위근의 운동이 입가의 인상이나 표정에 영향을 주기 때문이라고 여겨집니다.

이 장에서는 아름다운 입과 표정근에 대한 MFT의 효과에 대해 소개하겠습니다.

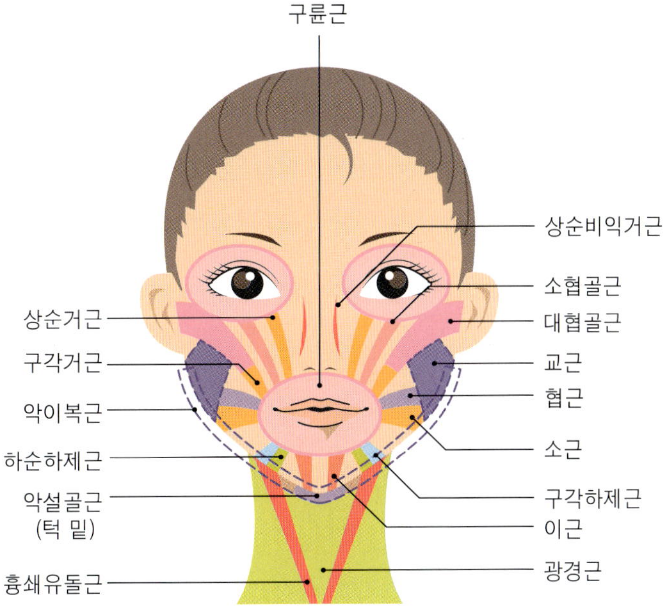

그림 16-1. 입 주위의 주된 표정근.

교정치과에서의 안모 평가

교정치과 임상에서 검사항목인 안모 소견으로 안면의 외형이나 대칭성과 함께 입가의 형태를 평가합니다. 상·하순의 돌출도나 이개도, 이근의 긴장, 하순구의 유무 등 형태적 평가를 치료 전후에 합니다. 또한 MFT에 대해서는 구순폐쇄 시, 안정 시 및 스마일 시 등 입가의 형태를 평가합니다.

예를 들어, 구순폐쇄 시와 안정 시에 '구순폐쇄부전', '구륜근의 과긴장', '구순 이완', 구각이 내려간 'ㅅ'자형 입', '이근의 긴장' 등을 평가하고, 스마일 시에는 '구각이 올라가지 않는다', '상악의 치아가 안 보인다' 등을 평가합니다. 또 '무표정', '표정이 쓸쓸하다' 등 대화할 때의 표정과 인상에 대한 소견도 평가합니다.

아름다운 입과 웃는 얼굴의 기준

1. E-라인

'E-라인'이란 얼굴을 옆에서 봤을 때 비첨과 턱의 선단을 연결한 라인(그림 16-2)을 말합니다. 구순폐쇄 시 상·하순이 이 라인보다 약간 안쪽에 있는 것이 '아름다운 측모'라고 합니다. 이러한 균형은 코와 턱의 형태, 전치의 치열이나 돌출도, 골격적인 형태의 영향을 받지만 구강주위근을 단련하는 것으로 상·하순의 균형은 양호하게 변화되어 '아름다운 얼굴'의 기준에 가까워질 수 있습니다.

2. 스마일라인

스마일라인이란 미소를 만들었을 때 보이는 상악의 치아 선단을 연결한 라인(그림 16-3)을 말합니다. 이 라인이 하순 상연의 라인을 따르면 웃는 얼굴이 아름다워 보입니다. 웃는 얼굴을 만들 때 구각을 거상시켜 '스마일라인'을 따라 상악의 치아를 아름답게 보이기 위해 입을 벌리는 방법을 정돈하는 것이 아름답게 웃는 얼굴의 포인트가 됩니다.

입과 표정에 의한 인상

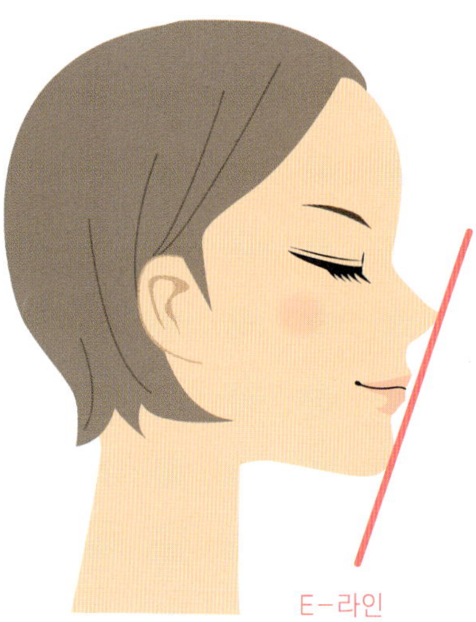

그림 16-2. E-라인.

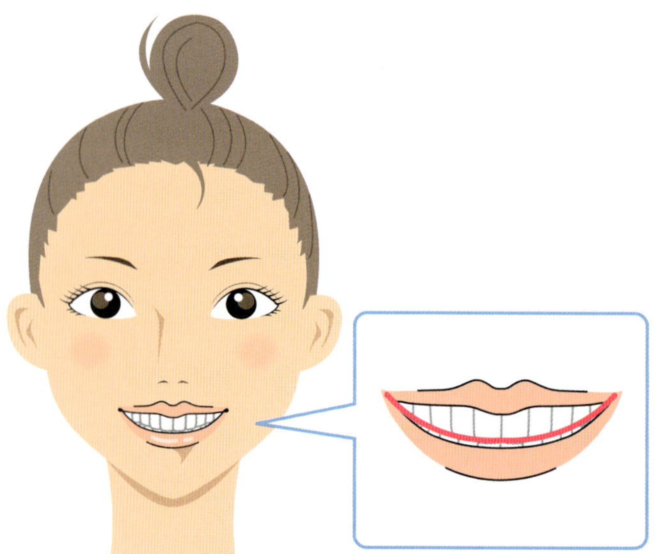

그림 16-3. 스마일라인.

구강주위근의 균형이나 움직임이 나쁘면 표정이 쓸쓸하거나 무표정한 인상을 주고, 흔히 구각이 내려가 있는 'ㅅ'자 입이나 이근의 긴장에 의해 '우메보시(매실장아찌)의 주름'이라고 불리는 표정은 불쾌한 인상을 주기도 합니다. 치아나 입, 웃는 얼굴에 자신이 없어 손으로 입을 가리거나 입의 근육을 너무 움직이지 않으면 더욱더 근육이 약해져 움직이기 어렵게 되어 악순환에 빠집니다.

이러한 것에 대해서도 MFT가 유효한 해결책이 됩니다. 구강주위근을 움직여 '아름다운 옆얼굴', '아름다운 웃는 얼굴'을 하는 것으로 자신을 가지고 자연스럽게 아름다운 웃는 얼굴을 만들 수 있게 되어 좋은 인상의 입, 웃는 얼굴과 표정을 만들 수 있습니다.

표정근 훈련과 MFT

표정근은 일상생활에서는 20~30%밖에 움직이지 않는다고 합니다. 움직이지 않으면 근육이 딱딱해지고 움직임도 나빠지게 되며, 또한 중력에 대해서 형태를 유지하지 못하여 처지게 됩니다. 따라서 이러한 변화는 안면 주름과 처짐이 되어 나타납니다.

이 때문에 안면의 안티에이징 방법으로 다양한 표정근 훈련이 제창되고 있습니다. 일반적인 표정근 훈련은 우선 근육을 움직이기 쉽게 하기 위해 근육스트레칭으로 유연하게 하여 움직임을 부드럽게 합니다. 그리고 안면에 주행하는 표정근 하나하나를 강하게 의식하여 움직입니다. 표정근의 유연성을 높임으로써 표정이 부드럽고 풍부하게 됩니다. 또한 혈행을 촉진시킴으로써 피부에 탄력을 줄 수 있어 주름과 처짐 예방에도 효과가 있다고 합니다.

한편, MFT에 의한 구강주위근의 훈련은 그 근육의 균형을 정돈하고 표정근도 단련시킵니다. MFT를 실시할 때에 표정근 훈련을 도입하고 구강주위근 하나하나의 주행이나 움직임을 이해하며, 각각의 근육을 의식적으로 훈련시킴으로써 더욱 효과적인 훈련을 할 수 있습니다. 또한 일상생활에서 표정근 전체를 습관적으로 의식하는 것은 매우 효과적입니다.

MFT에 표정근 훈련을 도입하는 것은 환자 및 보호자의 동기부여 향상에도 도움이 됩니다. 구강기능이나 형태의 개선과 함께 변화해가는 입, 표정 그리고 웃는 얼굴로 환자의 자신감이 높아집니다. 이러한 훈련의 효과를 본인과 보호자가 느끼게 되면, MFT의 동기부여가 높아져 교정치료의 성공과 치료 후의 유지 안정으로 이어진다고 생각합니다.

안모의 변화

표정근 훈련을 도입한 MFT에 의한 안면(입)의 변화를 소개합니다(그림 16-4).

환자는 혀 내미는 습관이 있는 개교를 보이는 남자아이(10세)입니다. 초진 시의 소견으로는 구순폐쇄 시에 구륜근이 현저하게 이완되어 하순이 비후되고 번전되어 있었습니다(그림 16-4a). 구각은 내려가 'ㅅ'자 입으로, 이근에는 과도한 긴장을 보였습니다. 스마일 시에 구각이 거상되지 않고(그림 16-4b), 상악의 치아는 거의 보이지 않았기 때문에, 스마일라인과 하순의 내측이 일치하지 않았고 전체적으로 표정이 쓸쓸한 얼굴이었습니다.

교정치료에 앞서 MFT를 개시하였고 구순 훈련, 혀 거상훈련을 할 때 구각을 거상하는 표정근군을 의식하도록 하였습니다. 또한 저작훈련을 할 때에는 입술을 다문 채로 구각부를 조이고, 협부근군을 의식하면서 어금니로 잘 저작하도록 지도하였습니다.

그 후 훈련 10개월 후에는 구순력이 강화되고 구륜근의 이완이 개선되면서(그림 16-4c), 이근의 긴장도 소실되어 구강주위근의 균형으로 인해 구순폐쇄를 할 수 있게 되었습니다. 또 구강주위근은 유연해지고 구각도 부드럽게 올라가게 되어, 스마일 시를 포함해 표정 전체의 개선을 보였습니다(그림 16-4d).

본 증례의 경우, 혀 내미는 습관이 개선되어 전치부의 개교증례로 마이너스였던 수직피개(overbite)도 양호하게 개선되어 경과 관찰 후, 제2대구치 맹출 후에 멀티브라켓으로 제2기 교정치료를 시행하였습니다.

♣

초진 시

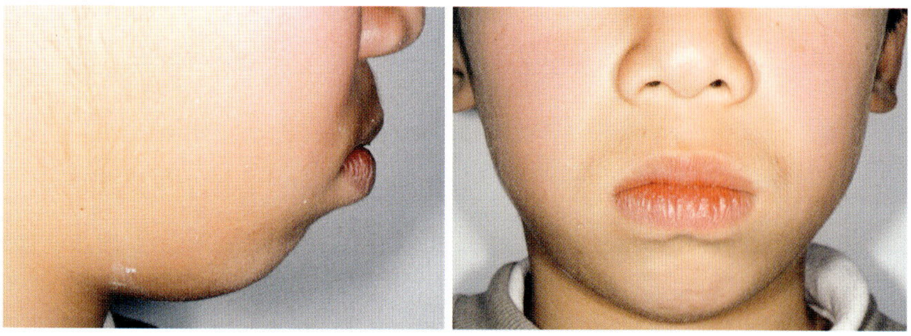

a, 구순폐쇄 시(좌: 측모, 우: 정모). 구륜근이 현저하게 이완, 하순은 비후·번전되어 구각이 내려간 'ㅅ'자형 입으로, 이근에는 과도한 긴장을 보이며 표정이 좋지 않다.

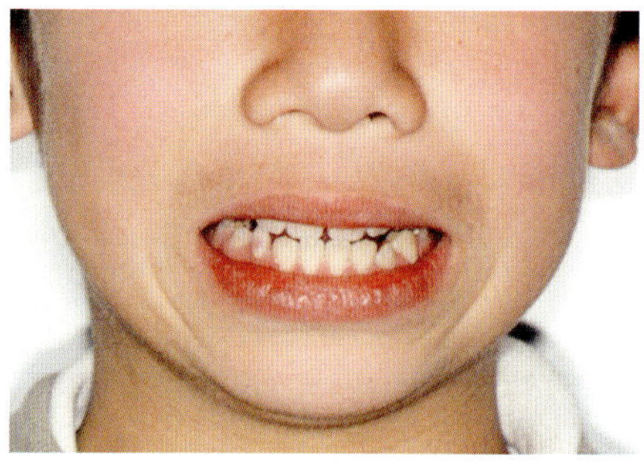

b, 스마일 시. 구각을 거상하지 못하고 상악 전치가 거의 보이지 않는다.

훈련 10개월 후

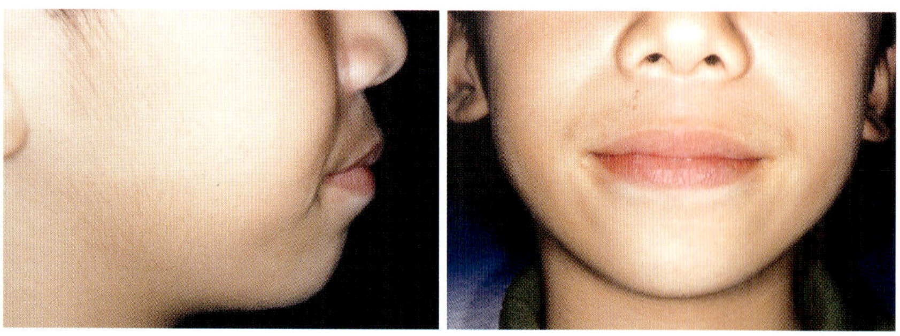

c, 구순폐쇄 시(좌: 측모, 우: 정모). 구순폐쇄력이 강화되어 구륜근의 이완 개선, 이근의 과긴장이 소실되었다. 구각이나 뺨 등 표정 전체가 개선되었다.

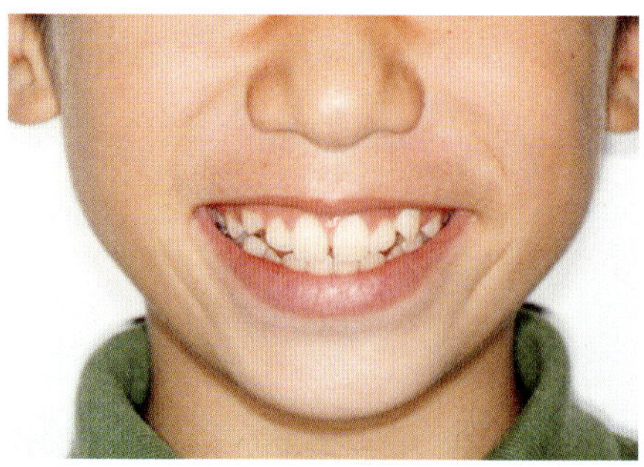

d. 스마일 시. 자연스럽게 구각을 올릴 수 있게 되어 표정근 전체가 개선되었다.

그림 16-4. 훈련 전후의 안모 변화.

이상과 같이 MFT를 실시할 때 구강주위근 하나하나의 주행이나 움직임을 이해하고, 개개의 표정근을 의식하여 훈련함으로써 더욱 효과적인 훈련을 할 수 있습니다.

마지막으로 표정근의 훈련 방법을 몇 가지 소개하겠습니다. 환자의 요구에 맞게 사용해보기 바랍니다(그림 16-5~16-7).

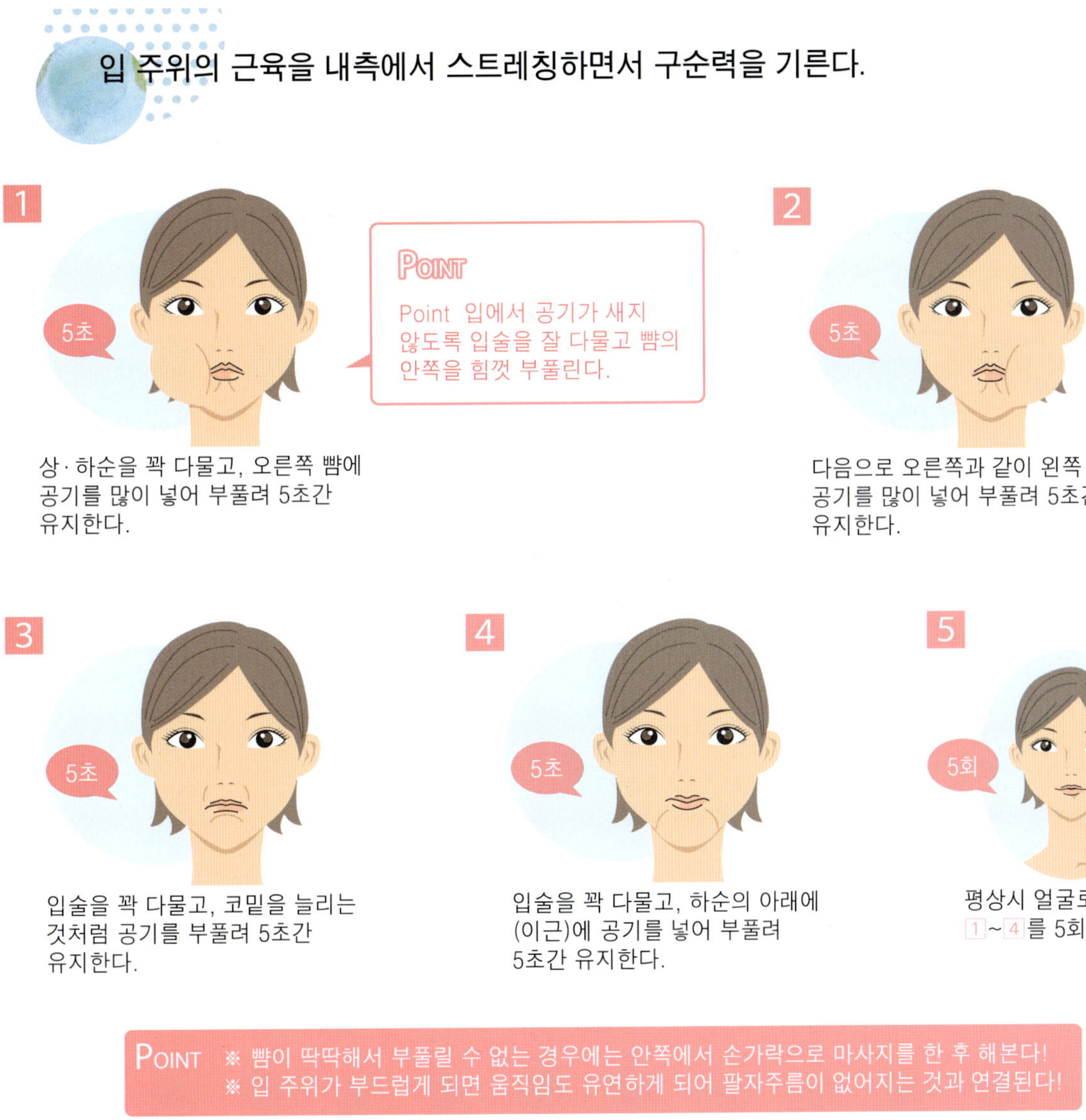

그림 16-5. 훈련 1.

뺨을 움직이기 쉽게, 구각을 올려서 인상 업!

1

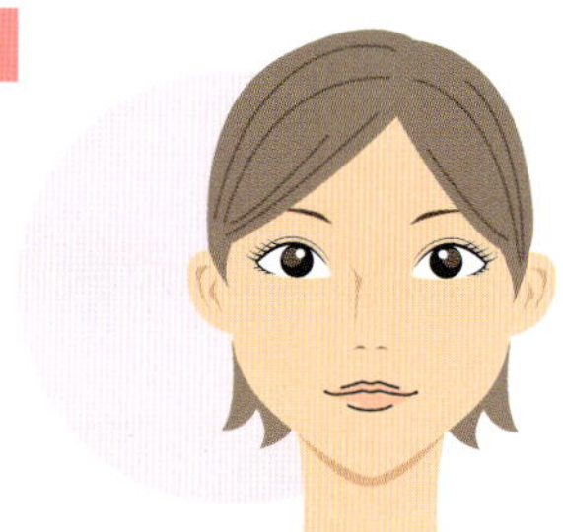

위아래 입술을 다문다. 구각이 내려가지 않았는지 확인하면서 입술을 다문다.

2

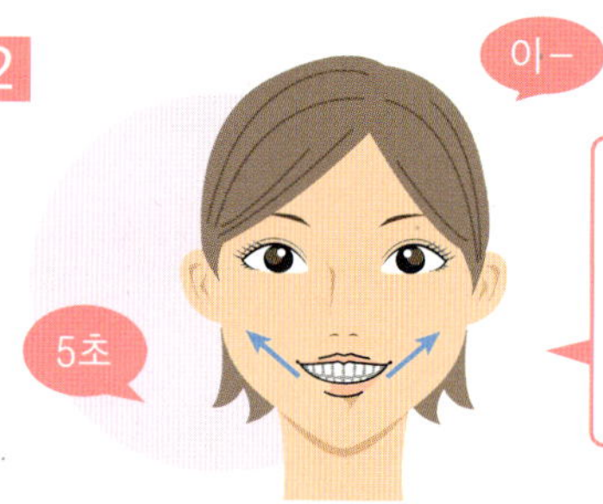

POINT
빰의 근육이 올라가기 어려운 경우에는 손가락을 사용하여 구각부터 빰까지 올린다.

입술을 ‘이–’ 하고 벌리고, 스마일라인을 의식하면서 위 치아가 많이 보이도록서 천천히 빰의 근육을 움직여 빰이 올라가도록 구각을 끌어올려 5초간 유지한다.

3

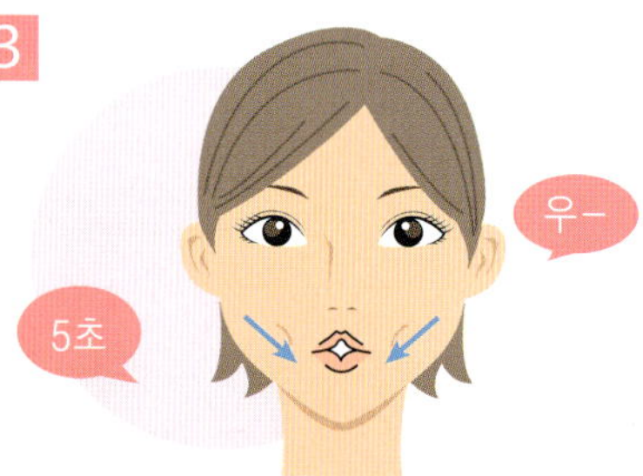

끌어올린 빰을 늘리는 것처럼 입술을 ‘우–’의 형태로 천천히 내밀어 5초간 유지한다.

4

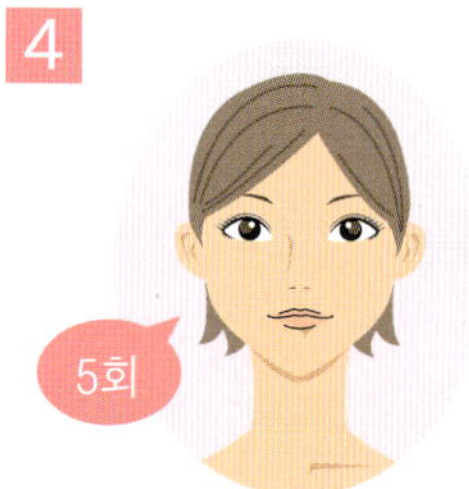

천천히 1로 돌아가 5회 반복한다.

POINT ※ 대협골근을 끌어올려 신전을 반복하는 것으로 웃는 얼굴의 움직임이 유연해지면, 동시에 빰 처짐이 개선되어 팔자주름이 없어지는 것에도 도움이 된다!
※ 빰을 높게 움직여 웃는 얼굴을 만들 수 있게 되면 입뿐만 아니라 눈까지 웃는 표정이 된다!

그림 16-6. 훈련 2.

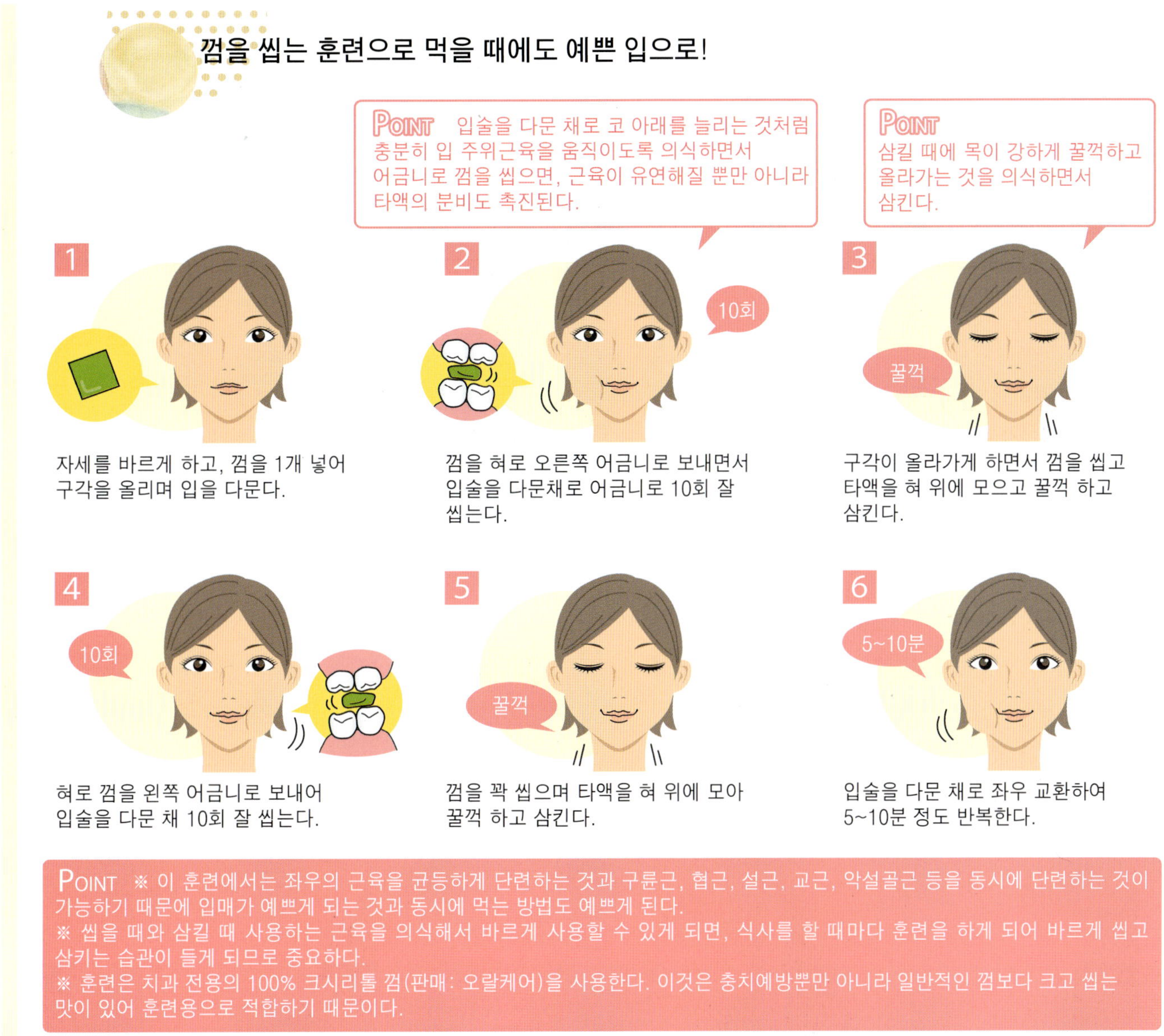
껌을 씹는 훈련으로 먹을 때에도 예쁜 입으로!
POINT 입술을 다문 채로 코 아래를 늘리는 것처럼 충분히 입 주위근육을 움직이도록 의식하면서 어금니로 껌을 씹으면, 근육이 유연해질 뿐만 아니라 타액의 분비도 촉진된다.
POINT 삼킬 때에 목이 강하게 꿀꺽하고 올라가는 것을 의식하면서 삼킨다.
1
자세를 바르게 하고, 껌을 1개 넣어 구각을 올리며 입을 다문다.
2
10회
껌을 혀로 오른쪽 어금니로 보내면서 입술을 다문채로 어금니로 10회 잘 씹는다.
3
꿀꺽
구각이 올라가게 하면서 껌을 씹고 타액을 혀 위에 모으고 꿀꺽 하고 삼킨다.
4
10회
혀로 껌을 왼쪽 어금니로 보내어 입술을 다문 채 10회 잘 씹는다.
5
꿀꺽
껌을 꽉 씹으며 타액을 혀 위에 모아 꿀꺽 하고 삼킨다.
6
5~10분
입술을 다문 채로 좌우 교환하여 5~10분 정도 반복한다.
POINT ※ 이 훈련에서는 좌우의 근육을 균등하게 단련하는 것과 구륜근, 협근, 설근, 교근, 악설골근 등을 동시에 단련하는 것이 가능하기 때문에 입매가 예쁘게 되는 것과 동시에 먹는 방법도 예쁘게 된다.
※ 씹을 때와 삼킬 때 사용하는 근육을 의식해서 바르게 사용할 수 있게 되면, 식사를 할 때마다 훈련을 하게 되어 바르게 씹고 삼키는 습관이 들게 되므로 중요하다.
※ 훈련은 치과 전용의 100% 크시리톨 껌(판매: 오랄케어)을 사용한다. 이것은 충치예방뿐만 아니라 일반적인 껌보다 크고 씹는 맛이 있어 훈련용으로 적합하기 때문이다.

그림 16-7. 훈련 3.

CASE PRESENTATION

증례 8

혀 내미는 습관이 있는 총생을 동반한 개교 성인 여성

증례 개요

환자는 22세의 성인 여성이다. '잘 씹히지 않는다', '사행의 발음이 나쁘다'를 주소로 내원하였다.

초진 시의 안모 소견으로 구순폐쇄 시에 상하의 구순이 이완되어 번전되고, 구륜근 및 이근에는 긴장을 보이며, 구강주위근의 부조화 및 전치의 총생과 전돌에 의한 구순폐쇄부전을 보였다(그림 1a, b).

또한 'E-라인'에 대해 측모는 돌출이었고, 특히 하순이 돌출하였다. 스마일 시에 구각은 거상되지만, 구각하제근에 의해 끌려 내려가 '스마일라인'과 하순의 내측이 일치하지 않았다(그림 1c).

MFT의 검사 소견으로는 저위설 및 혀 내미는 습관을 보이고, 환자의 주소인 '사'행, '타'행의 발음이 안되며, 혀끝소리 발음 시에는 혀의 전방돌출이 현저하여 치간화를 보였다. 섭식의 평가에서는 저작 시에 구순폐쇄를 하지 않고, 또한 약간 치열의 전방위로 저작하고 있어 교근, 협근, 구륜근 등의 움직임이 그다지 보이지 않았다. 연하 시에는 구륜근과 이근 주위에 과도한 긴장을 보였다. 구순폐쇄력의 측정시에는 전치 총생의 문제도 있어 버튼 풀의 유지가 어렵고 측정이 곤란하였다.

교정 진단은 혀 내미는 습관이 있는, 총생을 동반한 개교의 성인 여성 증례로, 4개의 소구치 발치에 의한 멀티브라켓법과 MFT를 하기로 하였다.

초진 시

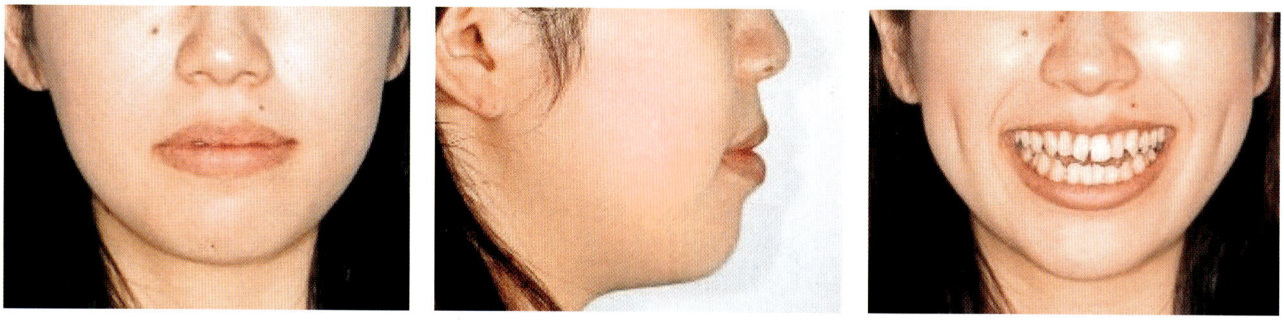

그림 1. a, 정모. b, 측모. c, 스마일.

지도목표와 지도개요

환자가 원하기도 해서 교정장치 장착 전 3개월 정도 훈련부터 시작하였다.

훈련내용은 상순의 신전훈련(립플)과 구강주위근을 내측부터 스트레칭을 하면서 구순력을 단련하는 훈련(139쪽 '훈련 1')을 실시하였다. 또한 구강주위근을 유연하게 만드는 것이 중요하다고 생각하여 구강주위근이 펴지는 것을 의식하면서 하도록 지도하였다. 혀 거상훈련(오픈 앤드 클로즈) 시에는 혀 전체를 거상시키고, 교합 시에 구각을 거상시키는 표정근군을 의식하면서 하도록 지도하였다.

환자의 의식이 높고 협조적이어서 초기 단계부터 습관화 훈련으로 껌 씹는 운동(141쪽 '훈련 3')을 실시하였다. 여기서는 껌을 씹거나 타액을 삼킬 때에 교근, 구륜근, 협근, 설근, 악설골근 등을 의식하면서 훈련하도록 지도하였다.

결과와 고찰

MFT 훈련개시로부터 3개월 후의 상태를 그림 2a~c에 나타내었다. 상순을 신장시켜 입술을 다물 수 있게 되었고 구각도 거상되었다. 구강주위근이 유연해지면서 구순력이 강화되어 구강주위근이 균형 좋게 구순폐쇄를 할 수 있게 되자 입 모양이 변화하였다(그림 2a, b). 스마일에서도 유연하게 구각을 거상시키며 스마일라인을 획득할 수 있었다(그림 2c).

훈련 3개월 후

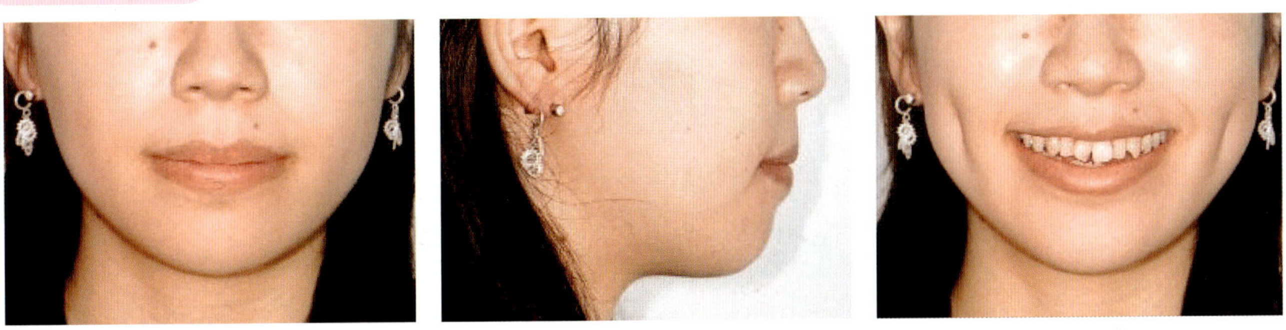

그림 2. a, 정모. b, 측모. c, 스마일.

환자가 훈련의 목적을 정확히 이해하고 훈련해주었기 때문에, 훈련 1개월 후부터 이미 얼굴에 변화가 보였다. 환자 자신이 그것을 실감하고 있었기 때문에 동기부여의 유지·향상으로 이어졌다.

MFT 훈련 3개월 후에 교정치료를 개시하였고, 병행하면서 MFT 훈련을 지속하였다. 동적 교정치료 종료 후 상태는 그림 3a~c와 같이 나타났다. 형태 개선에 동반하여 구순폐쇄 시와 스마일 시의 입은 더욱 유연한 표정으로 개선되었고 정상적인 구강기능이 습관화되었다.

그 후에도 환자의 상태는 안정되어 있다.

동적 치료 종료 후

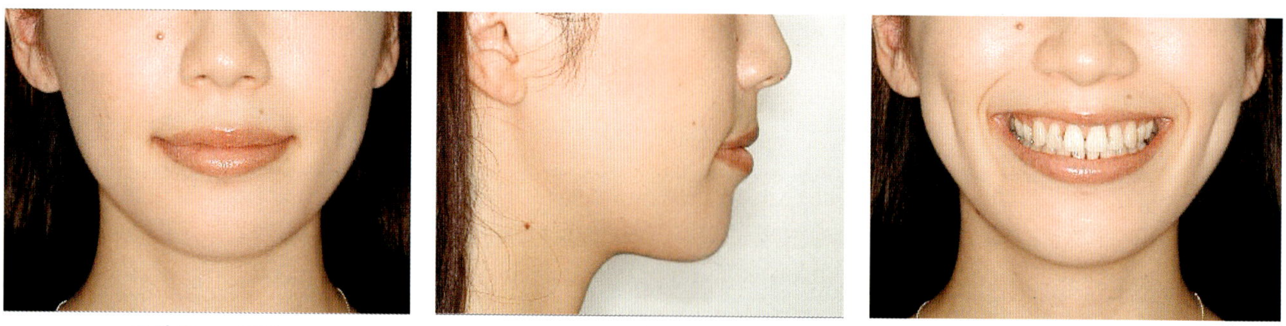

그림 3. a, 정모. b, 측모. c, 스마일.

교정치료 후 재발방지

제 17 장

야마구치 히데하루(Yamaguchi Hideharu)
토쿄, 야마구치 치과·교정치과
치과 의사

교정치료 후의 교합상태

교정치료는 유치열 및 혼합치열 때부터 시작하는 제1기 치료와 영구치열이 되어 시작하는 제2기 치료로 나뉘어 있습니다. 제1기 치료는 상·하악의 성장이 더해져 양쪽 균형을 조정한 후 치아 교체로 교합의 개선을 도모합니다. 제2기 치료에서는 영구치열을 바른 교합상태가 되도록 개선합니다. 이 장에서는 제2기 치료 후의 상태 유지에 대해 생각해보겠습니다.

교정치료를 마칠 무렵에는 환자의 상·하악에 맞는 상태, 즉 각각에 맞는 정상교합이 되어 있습니다. 치열궁이 정돈되고 맞물림도 양호하며, 안모의 균형도 좋은, 조화가 이루어진 상태가 되어 있습니다. 구순폐쇄 시의 측모는 E-라인(esthetic line)을 기준으로 상·하순의 돌출이 경감되고(그림 17-1), 정모에서도 정중선과의 조화를 이룬 형태가 되어 있습니다. 교합은 전치부의 피개 정도가 2~3mm(그림 17-2)로 정상범위 내이고, 구치부는 1치 대 2치 교합(그림 17-3)이며, 교두감합이 양호한 상태가 되어 있습니다.

여기서 치료 후에 평행모형의 채득, 구강 내 사진, 안면사진 등을 촬영하여 치료 전의 것과 비교·검토하여 치료된 것을 환자 및 보호자에게 설명합니다.

그런데 끝난 상태로 방치하면 재발되거나 다른 이상이 나타나는 등 좋지 않은 상태가 되는 경우가 있

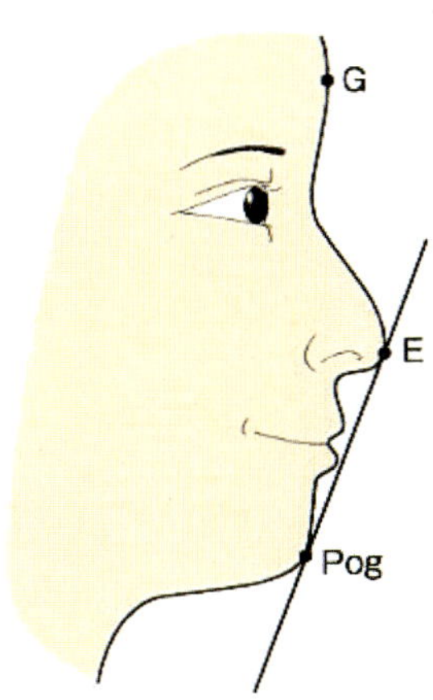

그림 17-1. 측모 형태의 E-라인.

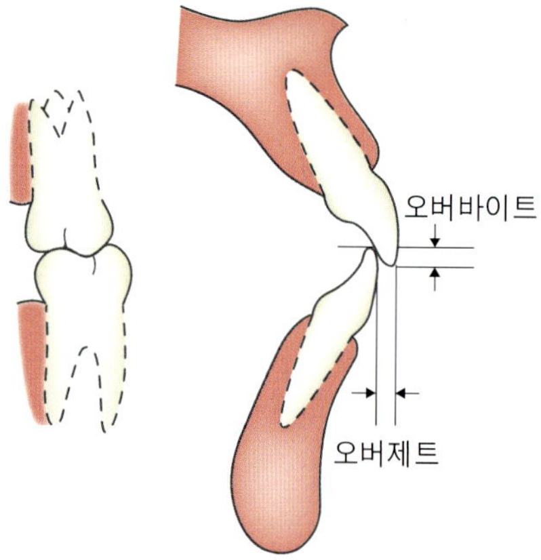

그림 17-2. 전치의 피개.

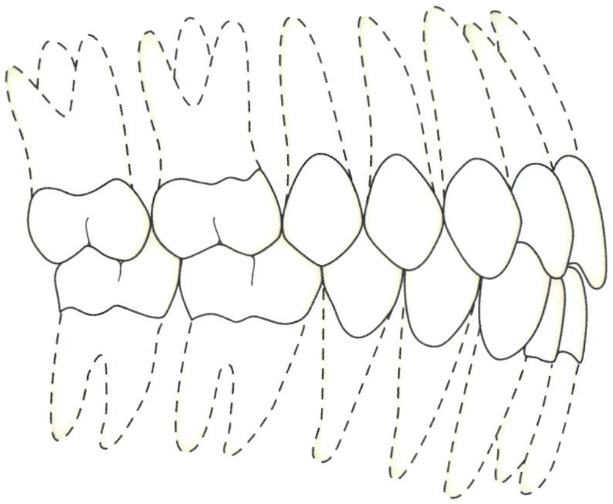

그림 17-3. 교두감합, 1치 대 2치 교합.

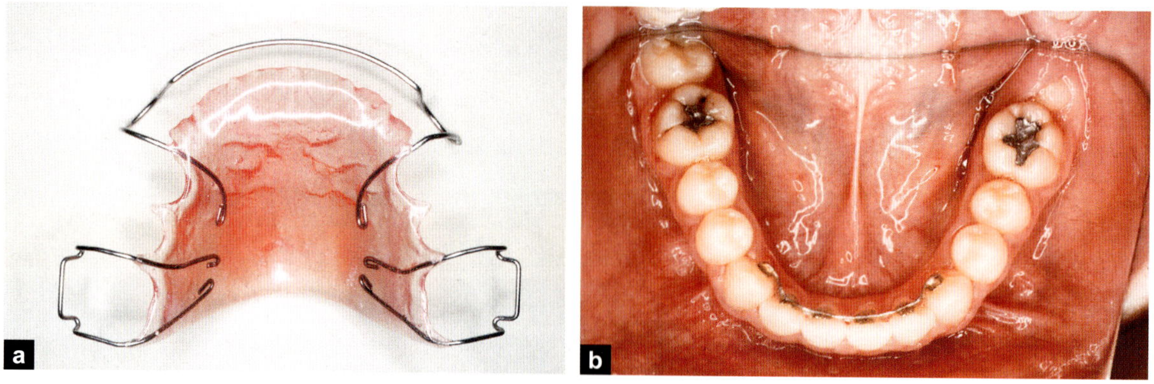

그림 17-4. a, 상악 가철식 리테이너. b, 하악 견치 간 설측 고정식 리테이너.

습니다. 그래서 교정치료 후의 좋은 상태를 유지하기 위해 리테이너(그림 17-4)라는 보정장치를 사용합니다. 또한 교합을 안정시키기 위해서는 교정치료 후의 형태에 구강기능을 순응시킬 필요가 있습니다.

MFT의 필요성

보정에는 기계적 보정과 자연적 보정이 있습니다. 리테이너를 사용하여 안정시키는 방법을 기계적 보정이라고 하고, 구강주위근의 힘을 이용하는 것을 자연적 보정이라고 합니다.

MFT는 자연적 보정을 효과적으로 하게 하는 수단입니다. 그 의미로는 교정치료 후의 기능검사가 매우 중요하고, 하악 안정위의 상태 및 구강 습관을 관찰하여 이상을 보이는 경우에는 생활습관의 개선을 도모합니다. 보정기간이 되어도 기능 상태를 체크하여 일상의 생활습관 중에 비정상적인 상태가 생기지 않았는지를 정기적으로 관찰할 필요가 있습니다.

그리고 혀 습관 등의 비정상적인 상태가 확인되었을 때에는 본인뿐만 아니라 보호자도 협력하도록 하여, 비정상적인 기능이 생기지 않도록 훈련합니다. 올바른 상태를 획득할 수 있다면 비정상적인 기능은 감소하고, 획득된 정상교합을 유지하게 됩니다.

발음

구강기능은 그 형태에 맞게 기능하고 있으므로, 발음·호흡·연하·저작 등 구강기능을 정상화시킬 필요가 있습니다.

발음에는 후두의 발성기관과 구강의 구음기관 및 리듬 등이 관계되고, 구순이나 혀가 움직여 언어로 표현됩니다. 발음을 좋게 하기 위해서는 입술을 바르게 움직이도록 혀를 바른 위치에 두고 명확하게 말하는 것 등을 주의합니다. 발음 시 혀를 내미는 습관이 있는 경우에는 MFT를 지도합니다.

호흡

입술이나 혀의 자세위와 호흡은 밀접한 관련이 있습니다. 비염 등으로 코가 막혀 있으면 구호흡이 되어 안정 시에 입을 벌린 상태가 되기 때문에, 이비인후과에서 치료를 받아 비호흡을 할 수 있게 해야 합니다. 안정 시에 입술을 이개하고 구호흡을 하면 구순이 건조되기 쉬우며 저위설이 되고, 혀가 전방으로 돌출되기 쉬워집니다. 설첨을 스팟에 대고 입술을 가볍게 다문 후, 혀와 입술의 바른 자세위를 의식하며 늘 비호흡을 하도록 합니다.

연하

바른 연하는 음식물을 설배상에 모으고 혀를 구개에 접하면서 음식물을 후방으로 보내 인두 점막에 닿을 때 반사적으로 일어나는 것입니다. 이때 음식이 기관 쪽으로 들어가지 않도록 연구개가 올라가서 비강으로의 통로를 막아 후두 입구를 막습니다. 이에 따라 음식은 인두에서 식도로 차례차례 흘러들어갑니다.

저위설이나 혀 전방돌출 습관이 있다면 연하 시에 하악은 약간 전방으로 밀려나오고, 혀는 상하 전치 사이로 밀려들어가 전치는 접촉하지 않고 구강주위근 특히 이근의 긴장이 보이는 경우가 있습니다.

물을 마실 때 바른 연하는 상·하악의 치아를 가볍게 접촉시키고, 설배상의 물을 후방으로 보내 목을 사용해 연하합니다. 이때 설첨을 스팟에 대고 구순을 가볍게 다물어 긴장하지 않은 상태에서, 혀 후방부에서 인두부로 천천히 보내면서 연하하도록 합니다.

저작

음식은 전치로 한입 베어 좌우 구치로 분쇄한 후, 삼킬 수 있는 크기가 될 때까지 씹어 타액과 섞어 설배상에 모아서 삼킵니다. 환자는 음식을 씹는 부위, 저작하는 힘, 연하 리듬에 차이가 있고, 음식의 기호에도 차이가 있습니다. 교정치료 후 개선된 교합상태로 바르게 저작할 수 있기 위해서는 음식을 사용해 식괴를 형성시킬 때까지 저작을 하고, 연하하는 일련의 운동을 연습합니다. 연하 시에는 구륜근이나 이근이 과긴장하지 않도록 주의합니다.

본래 발음·호흡·연하·저작을 할 때에는 혀나 입술 등 구강주위근의 활발한 움직임이 필요합니다. 이러한 움직임은 유아기 때부터 반복적으로 학습함으로써 서서히 습득되는 것입니다. 성인이 되어도 개선되지 않을지 모르지만, 끈기 있게 반복하여 학습하면 몸에 익히는 것이 가능합니다.

정기 관찰 중의 주의사항

정기 관찰 중에서도 구강 습관의 관찰이 중요합니다. 무언가에 집중하고 있을 때는 무의식적으로 이를 강하게 씹어 클렌칭하고 있거나, 입을 벌리고 있거나, 구순을 구강 내로 빨아들이는 습관, 입술 빠는 습관 등을 하고 있으면 재발되는 일이 있기 때문에 주의를 기울이도록 합니다.

특히 구륜근이 약한 사람에게는 버튼 풀이나 립 디스크 등을 이용하여 입술을 다무는 훈련을 합니다. 입술을 핥는 습관이 있는 경우에는 핥지 못하게 의식시키기 위해 약용 립크림을 바르는 방법도 있습니다. 자연스러운 구순폐쇄와 비호흡을 할 수 있을 때까지 자각을 촉진시키며 훈련합니다. 또한 입술 빠는 습관의 경우에는 전치가 설측으로 경사지게 되어 개교나 반대교합의 원인이 되므로 가능한 빨리 그만두도록 합니다.

정상적인 교합의 유지

정상적인 교합이 유지되기 위해서는 치아 및 치열궁에 가해지는 모든 힘의 조화가 이루어져야 할 필요가 있습니다. 상악 치열궁에는 외측압으로 구륜근이나 협근기능기구에 의한 힘, 내측압으로 혀의 힘, 저작근에 의한 교합력, 그 외의 측방압이나 맹출력이 더해져 있습니다. 이 모든 힘을 교합보전력이라 하고, 구강기능 시 및 습관성 자세위의 힘의 조화를 유도하여 교합을 정상으로 유지하는 것이 중요합니다. 그러기 위해서는 형태를 좋게 하는 것과 함께, MFT 지도로 기능 개선 및 바른 자세위를 획득하고, 생활 속에서 상·하악 관계를 나쁘게 만드는 나쁜 습관, 턱을 괴거나 수면태도 등이 있는 경우에는 본인의 자각을 촉진하여 개선하도록 주의합니다.

이상과 같이 교정치료 후의 안정에는 조화가 이루어진 좋은 형태, 정상적인 기능, 바른 자세위의 균형을 유도함으로써(그림 17-5), 교합보전력을 올바르게 작용시켜 치료 후의 교합상태를 오래 유지하도록 하는 것이 가장 중요합니다.

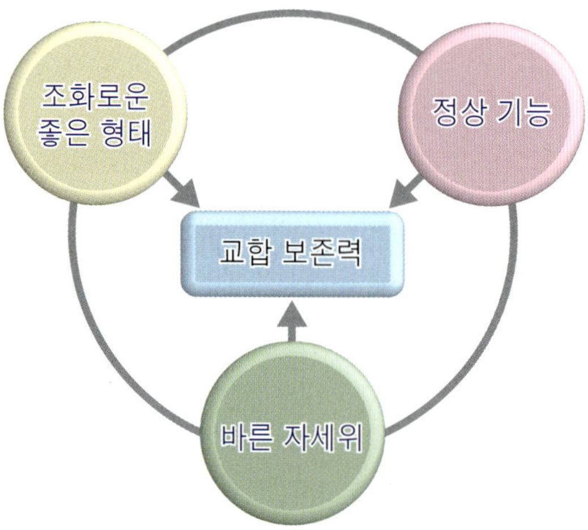

그림 17-5. 교합보전의 유지.

MFT의 동기부여와 지속시키는 방법

제 18 장

하나다 미노리(Hanada Minori)
가나가와현, 오노 교정 클리닉
치과위생사

훈련을 하기로 마음먹었지만 지속되지 않아

여러분은 '다이어트를 시작했지만 실패하였다', '바쁘기 때문에 배우는 것을 그만두었다', '스포츠 짐에 들어갔지만 오래 다니지 못하였다' 등의 경험이 없습니까? 하기로 마음먹었는데 지속되지 않았던 경험은 누구나 한 가지 정도는 있지 않을까요?

치과위생사는 일상에서 임상 중에 구강 위생지도를 실시하지만, 플라크 컨트롤을 바르게 유지하지 못하는 환자와 만나는 경우가 있습니다. MFT 훈련에 관해서도 마찬가지입니다.

이 장에서는 MFT의 지도 대상인 많은 저연령 환자들이 MFT를 지속하지 못하는 원인과 그 해결책, 그리고 환자의 동기부여에 도움이 되는 대책에 대해서 소개하겠습니다.

훈련을 지속하지 못하는 환자들의 대응법

자신의 행동을 엄격하게 조절하는 것은 성인이라도 어렵습니다. 더욱이 아이들은 한층 더 어렵고, 편안한 쪽으로 흐르기 쉽습니다. MFT의 필요성을 인식하고 훈련을 시작하는 성인과는 달리, 보호자가 데리고 오는 아이에게는 처음부터 '시켜서 하는 느낌'이 있습니다. 아이들은 구강 습관을 자기 자신의 문제로 이해하지 못하는 경우가 많습니다.

"평생 지속하는 기술"(어치브먼트 출판)[44]이라는 책의 필자는 자신의 일을 재미있다고 느끼고 지속하는 이유를, "가장 중요한 것은 '주체성'입니다. '자신이 나서서' 해봐야지라고 생각하고 열심히 했을 때 작은 성취감을 맛볼 수 있거나 주위 사람들에게 격려나 감사하다는 말을 듣기도 합니다. 이것이 지속시키는 에너지원이 됩니다."라고 말합니다. MFT에 대해서도 마찬가지로 "본인이 하고자 하는 마음이 있으면 결과를 낼 수 있다"는 것입니다. 지도자는 환자의 기분에 따라 성격과 생활환경에 맞추어 무리 없이 연습할 수 있도록 연구하고 격려하고 용기를 북돋아줌으로써, 환자 스스로 의지를 가지고 노력하도록 하는 것이 필요합니다.

훈련을 지속할 수 없는 원인

MFT의 훈련을 지속할 수 없는 원인에 대하여 환자, 보호자, 지도자, 병원 환경이라는 4가지 관점에서 생각해보겠습니다.

그림 18-1과 같이 훈련을 지속할 수 없는 원인을 정리해보면, 환자의 문제는 본인의 의욕에 관계되는 것이 많은 것 같습니다. 환자는 연습을 하지 않으면 안 된다는 것을 머리로는 이해하고 있어도 결국 귀찮아서 연습을 미루는 경향이 있습니다. 이것을 반복하다 보면 의욕이 없어져서 계속할 수 없게 되는 것입니다.

보호자의 문제는 지도자에게 맡기기 때문에 가정에서 연습에 관여하지 않는 등 협력적이지 않은, 또는 협력이 부족한 것입니다.

지도자의 문제는 지식과 기술의 부족이나 지도방법을 연구하지 않는 것이 큰 원인입니다.

병원 측의 문제는 지도 장소나 시간의 확보가 충분하지 않거나, 원장이 스태프의 기술이나 지식을 배우는 것에 협력적이지 않다는 것 등이 있습니다.

MFT가 지속되지 않는 이유는 환자만의 문제가 아니라 보호자, 지도자, 병원 환경 등 4가지 요인이 영향을 주는 것으로 생각됩니다. 이러한 요인을 하나씩 개별적으로 보는 것만이 아니라 서로 관련해서 생각할 필요가 있습니다.

성공한 지도사례를 돌이켜보면, 아이의 성격이나 협력도에 문제가 있어 지도 중에 의욕이 없어져도, 어머니가 열심히 지원하거나 지도계획을 재검토하여 회복하면 더 좋은 결과를 얻는 경우를 많이 경험하고 있습니다.

환자의 문제

- 학원 등으로 바빠서 시간이 없다.
- 연습에 집중할 수 없다.
- 게임 등 노는 일을 우선한다.
- 부모에게 반항적이다.
- 의지가 약하다, 미루는 성격이다.
- 부모가 하라고 해서 한다.

지도자의 문제

- 지도자의 지식과 기술이 부족하다.
- 환자와 신뢰 관계를 얻을 수 없다.
- 원 패턴의 지도(연습이 즐겁지 않다).
- 달성 후 목표를 환자가 이미지화할 수 없다.

보호자의 문제

- 지도자에게만 맡긴다.
- 바빠서 아이와 지내는 시간이 적다.
- MFT에 비판적인 가족이 있다.
- MFT의 필요성을 이해하지 못한다.

병원 측의 문제

- 연습에 집중할 수 있는 환경이 아니다.
- 충분한 지도 시간을 가질 수 없다 .
- 연수회 등에 참가시키고 있지 않다.
- 치과위생사에게 맡겨버린다.

그림 18-1. 훈련을 지속할 수 없는 원인.

어떻게 하면 해결될까

그림 18-2와 같이 4가지 관점에서 해결책을 생각하면 무엇이 부족한지도 알 수 있을 것이라고 생각합니다. 우선 환자가 하고 싶은 마음을 가지게 하기 위해서는 '연습을 즐겁게 해서 질리지 않게', '성취감을 느끼게' 등이 필요합니다.

보호자는 '집에서의 감독자가 되어준다', '노력했을 때에 아이를 칭찬하고 용기를 북돋운다' 등의 지원을 합니다.

지도자는 '연습이 즐겁게 진행될 수 있도록 연구한다', 환자가 연습을 싫어하지 않고 즐겁게 내원할 수 있도록 '좋은 분위기를 만든다' 등이 중요합니다. 매뉴얼화된 획일적인 지도로는 환자들도 열심히 연습할 것 같지 않습니다. 지도자는 환자에게 '열심히 하면 가능하다(결과가 보일 것 같다)', 'MFT는 효과가 있을 것 같다'라는 마음을 끌어내기 위해 연구가 필요합니다. 환자가 자신감을 갖도록 하기 위해서 연습을 계속하게끔 동기부여와 연결시키는 것이 중요합니다. 또한 MFT에 대해 원장의 이해를 얻어 지도하기 쉬운 환경을 만들어주는 것이 필요합니다.

MFT를 부드럽게 진행시켜나가려면 환자에게도 최종 목표의 이미지를 심어줄 필요가 있습니다. MFT의 최종 목표는 올바른 혀와 입술의 자세위, 바른 연하 패턴의 획득에 의해 치열·교합을 유지하는 것입니다. 이 목표의 달성까지가 너무 멀게 느껴져 끝이 보이지 않으면 의욕이 없어지는 원인이 됩니다. 목표에 도달할 때까지 단계적으로 작은 목표를 세워 환자에게 성취감을 느끼게 합니다. 그리고 연습에 의한 노력의 성과는 환자와 보호자의 눈으로 보고 알 수 있는 형태로 피드백하면 되겠습니다. 치열·교합이 개선되는 사진이나 먹는 방법 또는 말하는 방법의 개선을 확인할 수 있는 동영상, 기능평가 등의 매체를 사용하여 성과를 보여주는 것은 MFT를 계속하는 동기부여의 큰 힘이 된다고 생각합니다.

환자에 대하여

- 치열 개선 및 입매가 예뻐진 자신을 이미지화해본다.
- 연습을 잊지 않도록 하루의 행동 패턴을 정한다.
- 달성 시의 포상을 정한다.
- 작은 목표로 성취감을 맛보게 한다.

보호자에 대하여

- MFT를 이해하고, 아이와 이인삼각으로 목표를 향한다.
- 격려하고 연습을 계속하도록 지원한다.
- 가정에서의 노력을 칭찬한다.
- 연습하고 있는지, 바르게 하는지를 감독한다.

지도자에 대하여

- 노는 것처럼 훈련을 즐겁게 할 수 있도록 연구한다.
- 협력도에 맞추어 무리 없는 목표를 설정한다.
- 지도기술 향상을 위해서 연구한다.
- 소통 능력을 높인다.

병원 환경의 개선

- 원장을 포함한 스태프도 MFT에 대한 이해를 높일 수 있도록 한다.
- 지도에 집중할 수 있는 환경을 만든다.
- 연수회나 학회 참가에 협력한다.
- Dr과 DH가 팀 의료로 MFT를 진행한다.

그림 18-2. 훈련을 지속하게 하는 해결책.

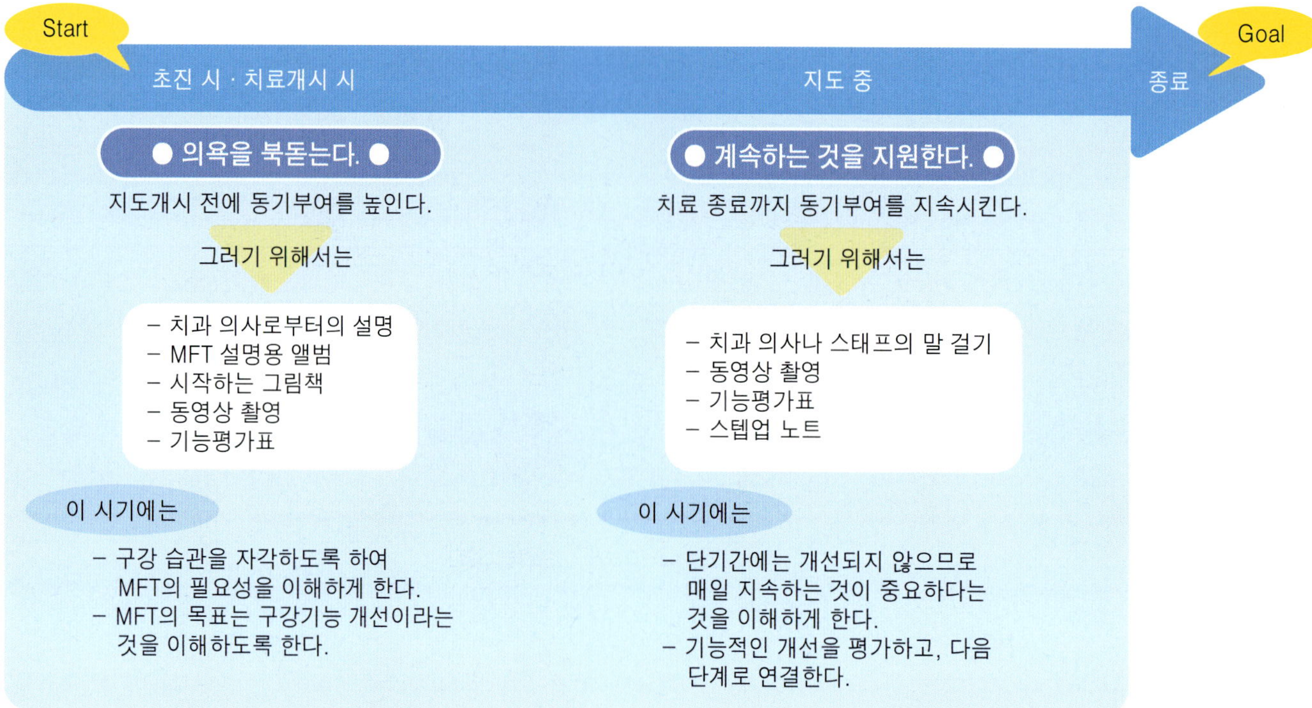

그림 18-3. 지도 전의 의욕을 북돋우는 동기부여와 지도 중에 지속하도록 지원하는 동기부여.

동기부여를 위한 매체의 연구

교정치과에 내원하는 환자와 보호자 들은 부정교합이 주소인 경우가 많습니다. 하지만 그 원인을 구강 습관이라고 자각하는 경우는 드물고, MFT라는 지도법이나 혀 습관이라는 말을 처음으로 듣는 경우가 대부분입니다.

따라서 MFT가 필요한 환자에게 설명용 매체를 이용하여 구강 습관이나 치열·교합에 미치는 영향 등을 설명합니다. 그리고 촬영한 동영상을 보여주며 무엇이 문제인가를 지적합니다. 더욱이 그것이 개선된다면 어떤 점이 좋은지를 설명합니다. 환자나 보호자가 MFT의 필요성을 충분히 이해해 치료하고 싶은 마음이 들게 되는 것이 중요합니다. MFT를 개시하는 데에 동기부여를 확실히 하여 환자에게 '의욕을 끌어내는', '지속하는 것을 지지하는' 것이 MFT를 성공시키는 데 가장 중요한 핵심입니다(그림 18-3).

이하에서는 동기부여를 위해 본 의원에서 사용하고 있는 매체에 대해 소개하겠습니다.

1. MFT 설명용 앨범(그림 18-4).

본 의원에서 제작한 MFT 설명용 앨범에는, 여러 가지 구강 습관이나 혀 내미는 습관으로 인한 치열·교합의 영향을 확인할 수 있는 사진들이 있습니다. 더욱이 '정상적인 연하와 잘못된 연하 패턴', '교정치료와의 관계', '구강 습관의 지도 예' 등이 포함되어 있습니다. 우선은 구강 습관의 원인이나 영향에 대해 잘 알게 하는 것이 중요합니다. 이때 사진이나 일러스트 등 시각적으로 호소할 수 있는 매체가 효과적이으로 이러한 것을 초진 시나 지도개시 시에 사용합니다.

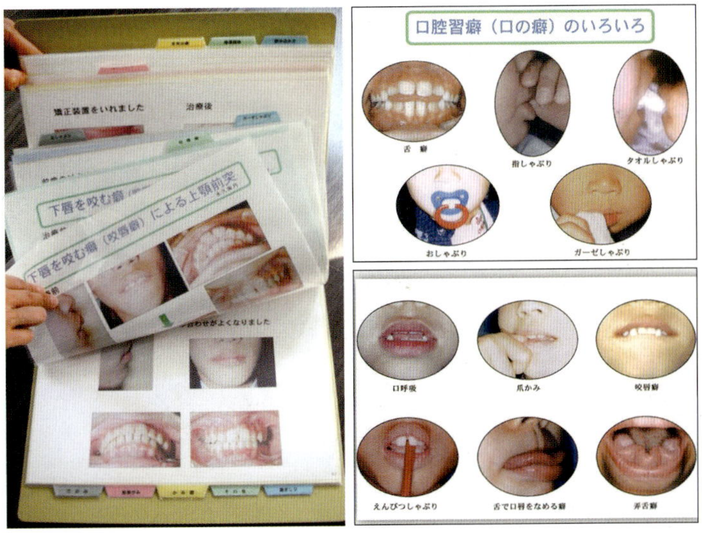

그림 18-4. MFT 설명용 앨범.

2. 시작하는 그림책

저연령 환자인 아이들에게는 MFT에 조금이라도 흥미를 가질 수 있도록 눈으로 보고 손으로 만져보면서 즐겁게 깨우쳐주는 "시작하는 그림책"을 사용합니다. 그림 18-5는 설압과 구순압이 치열·교합 및 입의 돌출에도 영향을 미친다는 것을 알 수 있도록 움직일 수 있게 되어 있습니다. 베이스에 자석 시트를 붙이고 그 위에 입술·혀·치아 등의 형태로 잘라낸 마그넷을 만듭니다. 환자의 치열·교합 상태에 맞추어 지도자가 마그넷을 손가락으로 움직이며 설명할 수 있습니다.

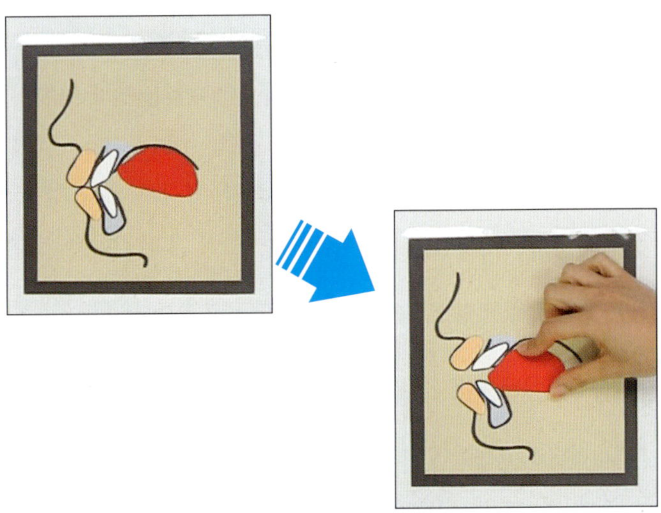

그림 18-5. 설압·구순압에 의한 입의 돌출과 치열에 대한 영향을 알게 도와주는 "시작하는 그림책"의 1페이지.

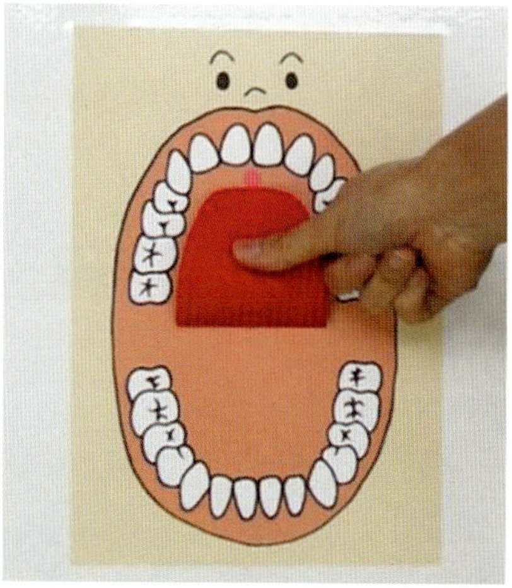

그림 18-6. 혀의 바른 위치를 인식시키는 "시작하는 그림책"의 1페이지.

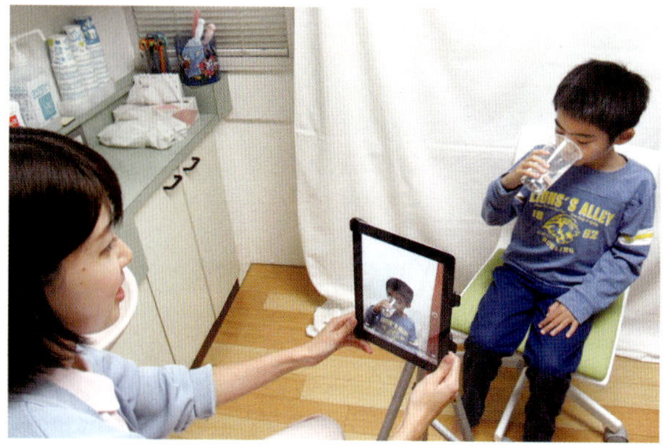

그림 18-7. 태블릿 PC를 이용한 동영상 촬영.

이 밖에도 펠트 천으로 만든 혀를 손으로 움직이며 바른 혀의 위치를 인식하게 하는 페이지(그림 18-6)와, 어린이의 얼굴 일러스트의 입 부분에 붙은 파스너를 닫으면서 구순폐쇄를 인식하게 하는 페이지가 있습니다. 본 의원에서 제작한 "시작하는 그림책"은 아이가 재미있게 깨우칠 수 있도록 알려주고 있습니다.

3. 동영상 촬영(그림 18-7)

저작·연하 패턴, 발음 시 혀나 입의 움직임, 자세와 표정 등을 동적으로 기록합니다. 기록한 동영상을 환자에게 보여줌으로써 무엇이 문제인지를 깨닫게 하고, 환자와 보호자가 MFT의 필요성을 이해할 수 있게 도와줍니다. 환자 스스로 먹는 모습이나 말하는 입을 동영상을 통해 객관시함으로써 환자가 구강 습관을 치료하고 싶게 하는 큰 동기부여가 됩니다.

지도개시 전, 지도 중, 지도 종료 후에 촬영하여 훈련의 성과를 확인하거나 새로운 목표 설정에 도움이 됩니다.

4. 기능평가표(그림 18-8~18-10)

환자의 구강주위근의 기능이 어느 정도인지 알아보기 위해 본원에서의 평가기준을 만들고, 객관적인 구강기능 평가를 실시합니다.

평가기준으로서 훈련의 목적을 '혀의 컨트롤', '혀를 거상하는 힘', '저작력', '저작과 연하', '혀 측방부의 컨트롤', '구륜근과 습관화' 등 6개 항목으로 분류하고, 항목마다 5단계로 평가하여 레이더 차트에 기록합니다. 지도개시 전, 지도 중, 지도 종료 후에 총괄하여 평가를 실시함으로써 환자의 구강기능 상태나 MFT의 효과가 명확하게 나타납니다. 또한 환자의 동기부여가 저하된 경우에는 기능평가를 함으로써 MFT의 효과가 눈에 보이기 때문에 '좀 더 힘내자'라는 동기부여로 연결됩니다.

목적별 분류의 평가기준

혀의 컨트롤	1	거의 혀가 움직이지 않음 또는 불수의적으로 움직임
	2	설첨을 구각에 대는 것이 가능함
	3	설첨을 상순 중앙에 대는 것이 가능함
	4	설첨으로 상순을 따라 핥는 것이 가능함
	5	일정한 속도로 상순을 따라 핥는 것이 가능함
혀를 거상하는 힘	1	설첨을 구개에 붙일 수 있음
	2	설첨을 스팟에 위치시킬 수 있음
	3	설전방을 거상하여 혀로 찰 수 있음
	4	설소대를 늘려 혀를 구개에 붙일 수 있음
	5	혀 전체를 거상한 채로 정지할 수 있음
저작근	1	손으로 만져도 거의 움직임을 느낄 수 없음
	2	손으로 만지면 교근의 움직임이 느껴지지만, 측두근은 움직임이 없음
	3	손으로 만지면 교근, 측두근의 움직임을 느낄 수 있음
	4	손으로 만지면 교근, 측두근의 강한 움직임을 느낄 수 있음
	5	손으로 만지지 않아도 움직이는 것이 보여서 알 수 있음
저작과 연하 (씹는 방법과 삼키는 방법)	1	바르게 저작할 수 없고, 연하 시에 혀가 돌출함
	2	바른 슬러프 스왈로 가능
	3	바른 서킹 스왈로 가능
	4	바른 스낵 프랙티스(사과) 가능
	5	바른 저작, 연하 가능
혀 측방부의 컨트롤	1	설첨을 뾰족하게 할 수 없음
	2	설첨을 뾰족하게 할 수 있음
	3	일정한 속도로 팻 텅 스키니 텅을 할 수 있음
	4	설첨으로 스틱을 누르면 강한 저항을 느낄 수 있음
	5	바른 서킹 가능
구륜근과 습관 (입술의 힘과 혀 · 입술의 위치)	1	언제나 입을 벌리고 있어 설배가 보임
	2	입을 벌리는 경우가 많아 혀가 보임
	3	의식하면 입술을 다물고, 혀를 구개에 붙일 수 있음
	4	언제나 구순폐쇄가 가능하며, 혀를 구개에 붙일 수 있음
	5	취침 중에도 입술을 다물고, 혀는 구개에 거상되어 있음

그림 18-8. 목적별 분류의 평가기준(참고문헌[10]에서 인용 · 수정)

눈으로 보고 알 수 있는 기능평가표

이름:

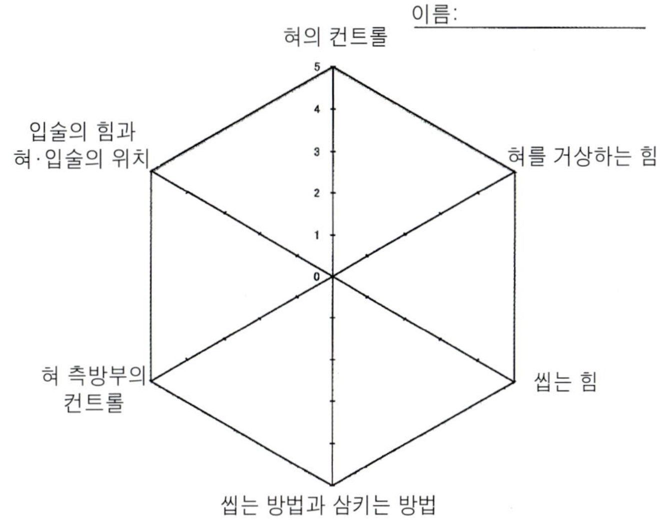

목적별 분류	평가연월일			비고
혀의 컨트롤				
혀를 거상하는 힘				
씹는 힘				
씹는 방법과 삼키는 방법				
혀 측방부의 컨트롤				
입술의 힘과 혀 · 입술의 위치				

그림 18-9. 기능평가표.

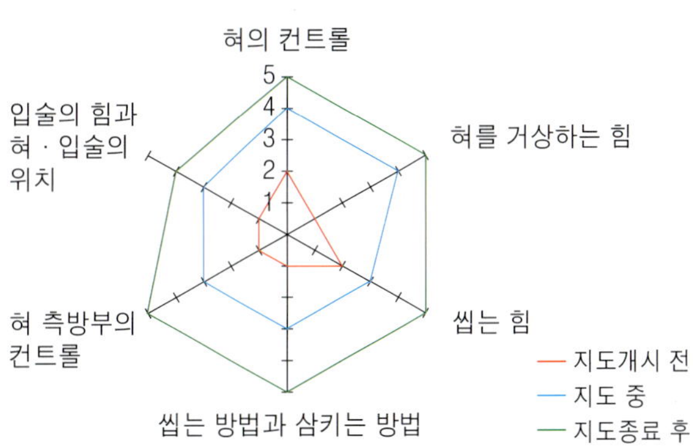

그림 18-10. 지도개시 전(적), 지도 중(청), 지도종료 후(녹)의 구강기능평가를 기능평가표에 적는다.

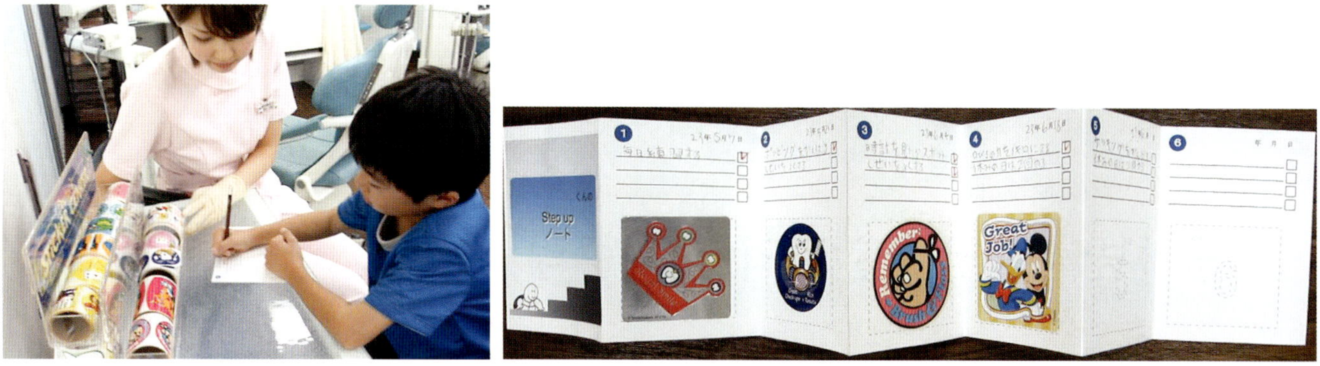

그림 18-11. 좌: 환자 자신의 손으로 스텝업 노트에 목표를 적는다. 우: 스텝업 노트를 펼친 것. 목표를 달성하면 스티커를 붙인다.

5. 스텝업 노트(그림 18-11)

스텝업 노트는 연습을 매일 계속하지 못하는 환자에게 사용합니다. MFT 지도 후의 목표를 기입합니다. 다음 내원 시에 달성하였다면 좋아하는 스티커를 붙일 수 있습니다. 목표는 '1일 1회 연습한다', '거울을 보면서 연습한다' 등 열심히 하면 달성할 수 있는 것을 지도자와 함께 정합니다. 이와 같이 목표를 달성하는 것이 훈련을 계속하는 원동력이 됩니다. 스텝업 노트를 펼치면 자신의 목표가 달성되고 스텝업 하는 것을 한눈에 알 수 있어 성취감을 맛볼 수 있습니다.

♣

최근 "지속하는 습관", "지속하는 기술"이라는 동기부여의 책들이 많이 출판되었습니다. 이것은 많은 사람들에게 '지속하는 것'이 어렵다는 것을 말해줍니다.

'지속하기'는 간단하지 않습니다. 지도자, 환자, 보호자, 병원 측이 소통하여 협력하는 마음이 중요합니다. 환자가 흥미 있어 하는 것을 찾아내어 그것을 화제로 하면 환자들이 마음을 열게 되어, 매회의 내원을 즐겁게 하는 데에 효과적입니다. 또한 이번에 소개한 것 같은, 손으로 직접 만든 매체는 치과 의료진이 생각하는 것 이상으로 환자나 보호자에게 흥미를 가져다줍니다. MFT를 성공적으로 이끌기 위해서 치과 의사나 치과위생사 들이 각각의 환자에게 맞추어 '지속하고 싶다'고 느끼게 하기 위해 연구하는 것이 필요하다고 생각합니다.

CASE PRESENTATION

증례 9

동기부여가 낮은 환자의 성공 증례

증례 개요

환아는 초진 시 연령이 8세 6개월인 남자아이이다. 전치의 맞물림이 신경 쓰여 본 의원에서 검진하였다. 구강 습관으로는 전방돌출형의 혀 내미는 습관, 저위설, 구순폐쇄부전을 보였다. 전치부의 상태는 개교로 OJ는 +3.5mm, OB는 −4.0mm, 구치관계는 angle 1급이었다(그림 1).

그림 2는 초진 시의 구강기능평가 결과이다. 혀를 거상하는 힘은 어느 정도 있지만, 혀의 컨트롤이 나쁘고, 저작과 연하에 문제가 있었다. 구체적으로 저작 시에 입술을 벌린 채 전방으로 '짭짭' 소리를 내며 씹고, 연하 시에는 혀가 전방으로 돌출하는 상태를 보인다.

MFT 질문표 결과에서 어머니는 예전에 본 의원에서 교정치료와 MFT 지도를 받아본 적이 있었기 때문에 구강 습관에 대한 지식이 있어 지도에 적극적이었다. 그러나 환아 본인은 혀 내미는 습관이나 개교 상태에 대해 인식하지 못하고, 어머니가 설득해서 본 의원에 왔다고 하였다. 어머니는 환아가 쉽게 지겨워하는 성격이고, 주5일 학원에 다녀 집에 오는 시간이 늦어지기 때문에, "매일 연습하는 시간을 확보할 수 있을지 어떨지 걱정"이라고 하였다. 또한 어머니는 전업주부로 임신 5개월이었다.

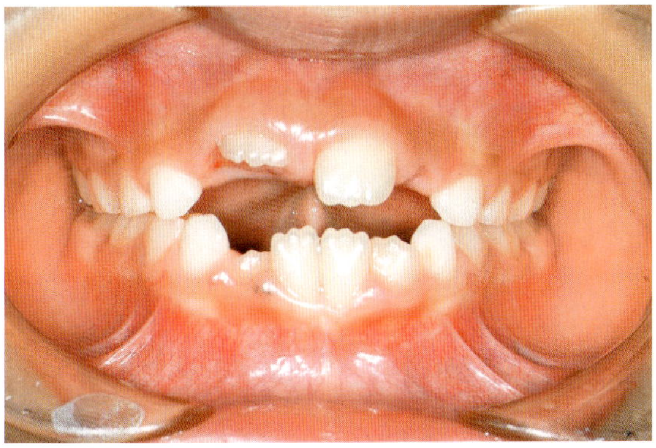

그림 1. 초진 시, 8세 6개월의 남자아이.

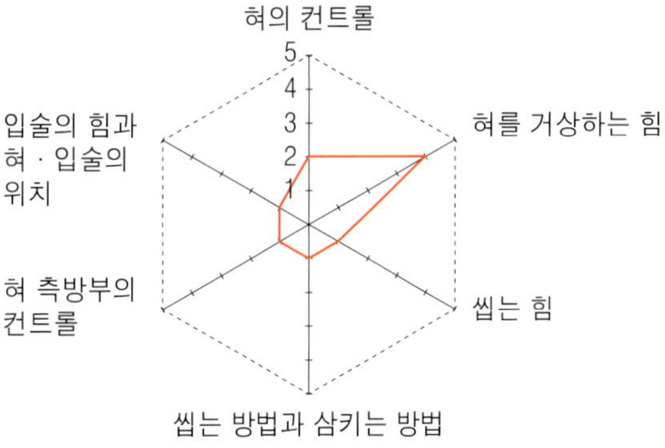

그림 2. 초진 시의 기능평가표.

지도개요

어머니에 대한 질문 및 답변을 고려하여 MFT 지원계획을 세웠다(그림 3). 혀 습관을 신경 쓰지 않는다는 문제점으로부터 환아의 의지를 끌어내기 위해, 지도개시 전에 촬영한 영상으로 자신이 먹는 모습이나 대화하는 상태를 객관적으로 보게 하였다. 거기서 무엇이 치열에 악영향을 미치고 있는가를 스스로 확인하게 하였다.

싫증을 잘 내는 성격 때문에 게임 감각으로 끝까지 훈련을 계속할 수 있도록 스텝업 노트를 사용하였다(155쪽 참조).

배우는 것이 많아 매일의 생활 리듬이 불규칙하기 때문에 타임스케줄을 기입하고, 요일마다 연습시간을 정해놓고 어머니가 알려주도록 하였다. 또한 어머니가 임신 5개월이었기 때문에 MFT의 지도개시 시기를 늦추는 것도 검토하였지만, 어머니가 빨리 시작하고 싶다고 하여 지도를 개시하게 되었다.

- 지도개시 3개월 후: 환아는 스텝업 노트에 스티커를 붙이는 것을 즐기며 매일매일 연습을 계속하였다. 그러나 훈련개시 3개월 후부터는 연습을 게을리하기 시작하였다.
  그래서 기능평가표(그림 4)와 동영상 촬영을 다시 하였다. 초진 시부터의 변화를 시각적으로 본인이 확인함으로써 의욕을 되찾고 후반의 훈련을 다시 할 수 있었다.
- 지도개시 6개월 후: 어머니의 출산에 의해 생활환경이 바뀌어 지도계획을 재검토하였다(그림 5). 어머니의 출산 후에는 할아버지와 같이 내원하였기 때문에 할아버지에게 협력 및 진행에 대해 설명하였다. 할아버지와 같이 살지 않았기 때문에 연습은 본인 혼자서 하기 위해 1회의 연습 수를 줄이고, 연습내용의 녹음도 평소보다 자세하게 지시하는 등 연구하여 환아의 부담을 적게 하였다.

결과

MFT 훈련의 후반, 내원 간격이 길어져 지도의 진행이 늦어지게 되었지만 마지막까지 계속하였고, 지도개시부터 10개월 후에 워크북을 이용한 지도를 종료하였다(그림 6).

지도기간 중에는 어머니의 출산이라는 생활환경의 변화가 있어 어머니가 훈련을 계속하기가 어렵다고 생각한 적도 있지만, '가족과 스태프의 지원으로 본인이 잘할 수 있었다'고 하였다. 본인도 지도 전의 동영상으로 본 자신의 먹는 모습에 충격을 받았기 때문에, 개선 후의 동영상을 보고 연습을 열심히 해서 다행이라고 만족해하였다.

지도경과는 구강 내 사진에 의한 형태개선의 경과와 함께 기능평가표 차트의 넓이에 따라 혀의 힘이 생기고, 저작·연하 기능의 문제점이 개선된 경과를 확인할 수 있었다(그림 7).

그림 8은 지도 종료로부터 1년 후의 구강 내 사진이다. 혀의 상태가 안정되어 있지만 계속 훈련을 하도록 하였고, 정기적으로 경과 관찰을 실시하였다.

MFT는 환자의 의지가 중요하다. 그러나 본인이 의욕이 없어도 보호자의 협력이나 담당자의 지도방법의 연구, 격려에 의해 충분히 회복할 수 있다. 확실히 이 증례는 본인의 의욕을 끌어내어 의지를 지속시킨 좋은 예라고 생각한다.

문제점	지도내용
• 혀 습관을 신경 쓰지 않는다. • 동기부여가 낮다.	• 식사하는 동영상을 보여준다. • "시작하는 그림책"을 활용한다.
• 잘 질리는 성격이다.	• 스텝업 노트를 활용한다.
• 배우는 것이 많고, 시간이 별로 없다.	• 생활 패턴을 확인한다. • 어머니가 알려준다.
• 어머니가 임신 중이다.	• 지도개시 시기를 상담한다.

그림 3. 어머니의 답변을 고려한 MFT 지도계획.

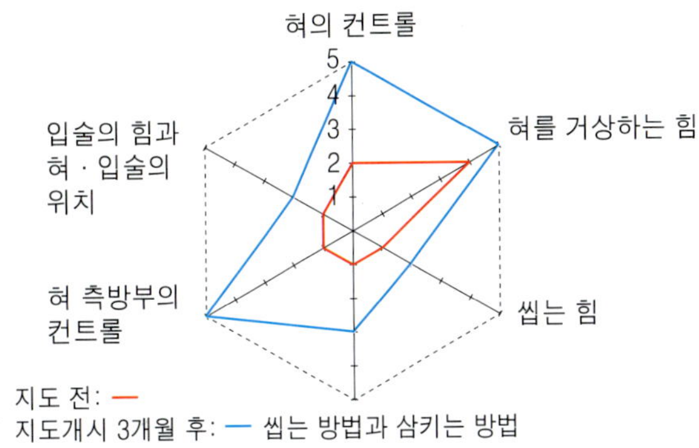

그림 4. 지도개시 3개월 후의 기능평가표.

문제점	지도내용
• 어머니가 도와주지 못한다.	• 할아버지가 도와주도록 한다. • 치과 의사, 치과위생사가 할아버지에게 설명한다.
• 자택에서 혼자 훈련한다.	• 1회 지도의 수를 적게 한다. • 훈련의 내용을 자세하게 녹음한다. • 스텝업 노트를 계속해서 사용한다.

그림 5. 어머니의 출산 후 MFT 지도계획을 조정하였다.

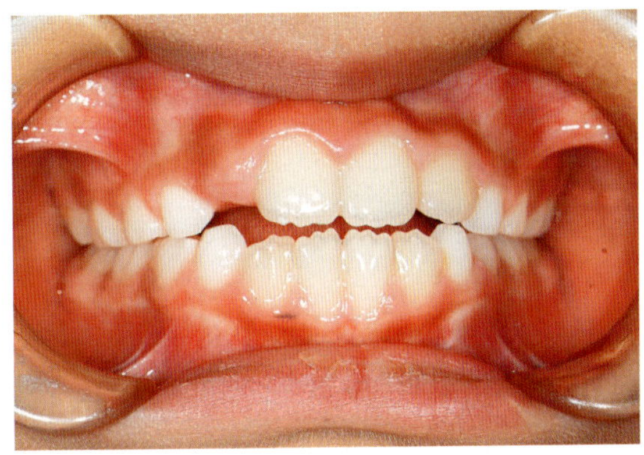

그림 6. MFT 지도개시 10개월 후(훈련 종료).

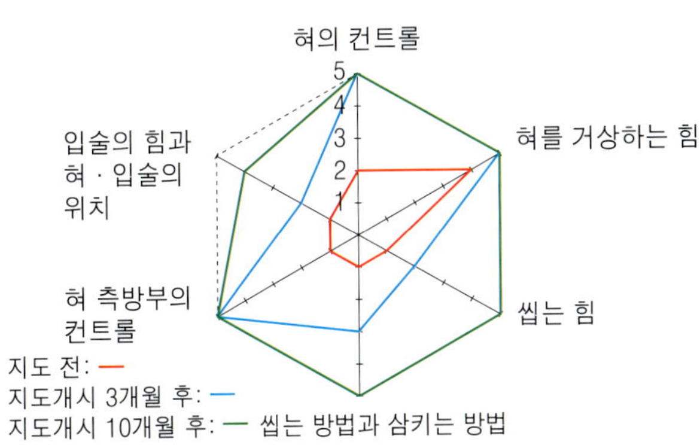

그림 7. 지도개시 10개월 후의 기능평가표.

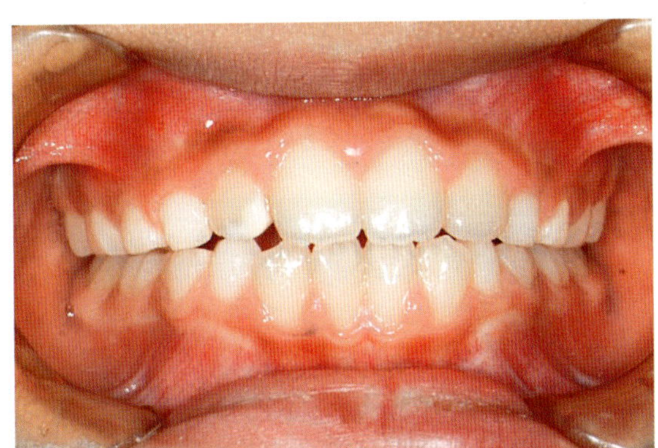

그림 8. 지도 종료 1년 후.

MFT, 어떻게 배울까

제 19 장

사토 카오리(Sato Kaori)
쇼와대학 치과병원
치과위생사

이 장에서는 MFT를 어떻게 배우면 좋은가에 대해 소개하겠습니다.

치과위생사 양성기관의 교육

치과위생사를 양성하는 학교 교과서로 "저작장애 교합 이상 2 치과교정"(의치약 출판)[45], "치과교정학"(퀸데센스 출판)[46]이 출판되어 있습니다. 필자는 학창시절 수업으로 MFT에 대해 배우지 않았지만, 현재 교정치과의 교과서에는 MFT의 개요부터 지도법의 소개까지 게재되어 있습니다. 이것은 구강기능 개선에 치과위생사가 종사할 것을 기대하고 있기 때문이라고 생각합니다. 최근의 교과서를 사용해서 배운 치과위생사는 학창시절에 MFT의 기초지식을 배울 수 있습니다. 그러나 교과서에 실려 있다고 해도 환자 지도를 할 수 있을 정도로 충분한 MFT 교육을 받지 못하는 것이 현실입니다(그림 19-1).

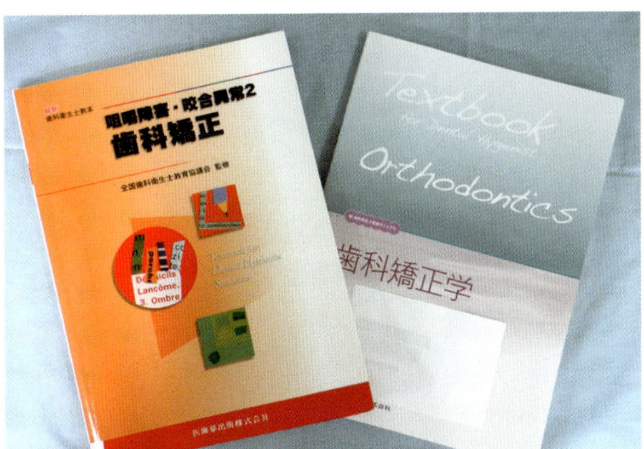

그림 19-1. 치과위생사 양성 학교의 교과서(좌: 의치약 출판, 우: 퀸데센스 출판)

각 미디어로부터 정보 수집

현재 MFT에 관한 많은 서적뿐만 아니라 손가락 빨기 등의 구강 습관에 관련된 책도 출판되어 있습니다. 기초지식이나 지도내용, 지도진행 방법 등을 지도자의 수준에 따라 선택하면 좋을 것입니다.

최근 몇 년간 일반인을 대상으로 한 건강잡지, 여성지, 그리고 치과위생사 전문지 등에 구순 훈련 및 씹는 훈련, 안티에이징을 위한 표정근 훈련, 저위설의 거상훈련 등이 게재되어 있습니다. 이것은 건강의식의 고조나 초고령 사회의 도래와 함께 구강기능에 대한 관심이 높아지고 있는 것을 상징한다고 생각합니다.

또한 텔레비전 프로그램에서 구강기능을 개선하기 위한 여러 가지 훈련법이 소개되는 일도 많아졌습니다. 비만 등에 의한 생활습관병과 같이 많은 사람들이 연하 등의 구강기능이 약해진 것을 인식하게 되었습니다. 일반인들에게도 MFT의 필요성을 널리 알리기 위해서는 환자가 어떠한 것에 관심이 있는지, 또는 어떤 정보를 입수하고 있는지를 치과위생사들이 알아둘 필요가 있습니다. 필자는 집에 있는 블루레이 디스크 레코더의 녹화기능을 활용해 키워드를 등록해두어 텔레비전에서 정보를 수집하는 데 유용하게 쓰고 있습니다.

환자의 동영상에서 배우다

MFT 지도를 받는 환자에 대해서는 초진 시 자료채득의 하나로 안정 시, 저작·연하 시, 발음 시의 모습을 동영상으로 기록하고 있습니다. 이 동영상은 지도 전후의 자료로서뿐만 아니라 신인 교육의 매체나 원내의 증례검토회에서 교육용 매체로 활용할 수 있습니다. 동영상을 통해서 구강안면 기능장애의 특징이나 기능 시의 움직임을 배울 수 있습니다. MFT에서는 구순이나 혀의 기능 시의 움직임을 관찰할 필요가 있기 때문에 동영상 촬영은 중요합니다. 환자 및 가족들이 지켜봐주거나 동기부여로도 활용합니다.

원내 교육에서 배우다

교육방법은 크게 나누면 단기간의 초기연수로 교육하는 '채용 시 교육형', 즉석에서 가르치면서 바로 실무에 쓰는 '즉시 교육형', 차근차근 천천히 교육하는 '계획 교육형' 등 3가지 형태가 있습니다. MFT를 원내에서 교육하려면 계획을 세우고 차근차근 천천히 하는 '계획 교육형'이 적당하다고 생각합니다. 구체적인 예로서 요코하마시 오노 교정클리닉의 스태프가 받는 교육 시스템에 대해서 소개하겠습니다.

• 교육 예 1: 오노 교정 클리닉

오노 교정 클리닉에서는 졸업 후 바로 취직한 1년 차의 치과위생사는 3개월간 교정치료의 기초와 원내 업무를 배우는 초기 연수가 있습니다. 치과 의사나 선배 치과위생사의 평가·확인 후, 1년간 교정치과의원에서 업무를 배웁니다. 1년 차의 MFT는 선배의 지도 모습을 보고 MFT라는 것이 어떤 지도인지를 배웁니다.

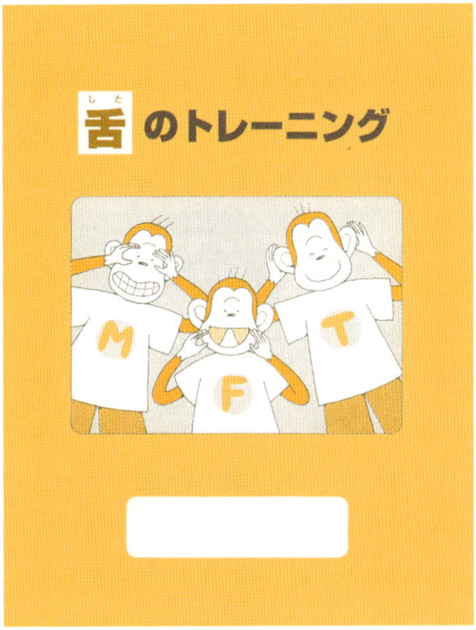

그림 19-2. 워크북 "혀의 훈련"(와카바 출판).

2년 차는 MFT의 초기 연수로서 스스로 환자가 되어 MFT의 지도법을 배웁니다. 자신이 가정에서 복습하는 것으로 환자의 어려움이나 습득과정을 체감할 수 있습니다. 워크북(그림 19-2)의 훈련 8까지 끝낸 뒤, 선배 치과위생사가 동석한 가운데 서서히 1명의 환자를 담당합니다.

그 후 Zickefoose 선생의 강습회에서 바른 지식과 기술을 재확인하여, MFT 지도자로서 독립한 후에도 치과 의사나 선배에게 지도의 요소를 확인받으면서 경험을 쌓아가게 됩니다. 이것은 한 의원에서의 예이지만, 미리 MFT의 첫걸음에 대해서 교육을 받은 후에 강습회를 수강하는 편이 이해가 수월할 수 있습니다.

MFT를 성공시키기 위해서는, 지도자가 되는 치과위생사가 천천히 배울 시간이 필요하다는 것을 알 수 있습니다(그림 19-3).

• 교육 예 2: 쇼와대학 치과병원

또 하나의 예로서 필자가 근무하고 있는 대학병원의 신인교육 커리큘럼을 소개합니다.

1년 차에 각 과의 외래 연수 외에 MFT의 기초교육을 추가하여 교육하고 있습니다. 주된 내용은 MFT의 목적, 혀 내미는 습관의 원인·종류·영향, 정상연하와 이상연하, 검사의 내용이나 훈련 방법의 실제 등입니다. 강의가 중심이지만 매회 몇 가지 훈련을 하면서 MFT를 체험하고, 다양한 과로 배치되는 치과위생사가 넓고 얕게 MFT를 알 수 있는 기회를 만들었습니다.

신인교육의 스타일은 가르침을 받은 사람이 가르치는 입장으로 바뀌는 '지붕기와 방식'을 채용하였습니다. 이것을 반복함으로써 지식이 깊어져 기술을 습득할 수 있습니다. 교육담당자는 MFT의 경험이 적어도 가르치는 입장으로서 스스로 이해를 깊게 할 필요가 있습니다. 그래서 이 방식은 다른 사람에게 가르치는 것의 어려움을 체험하고 자신의 레벨업을 위한 좋은 기회가 되고, 동기부여를 높이는 효과도 있습니다.

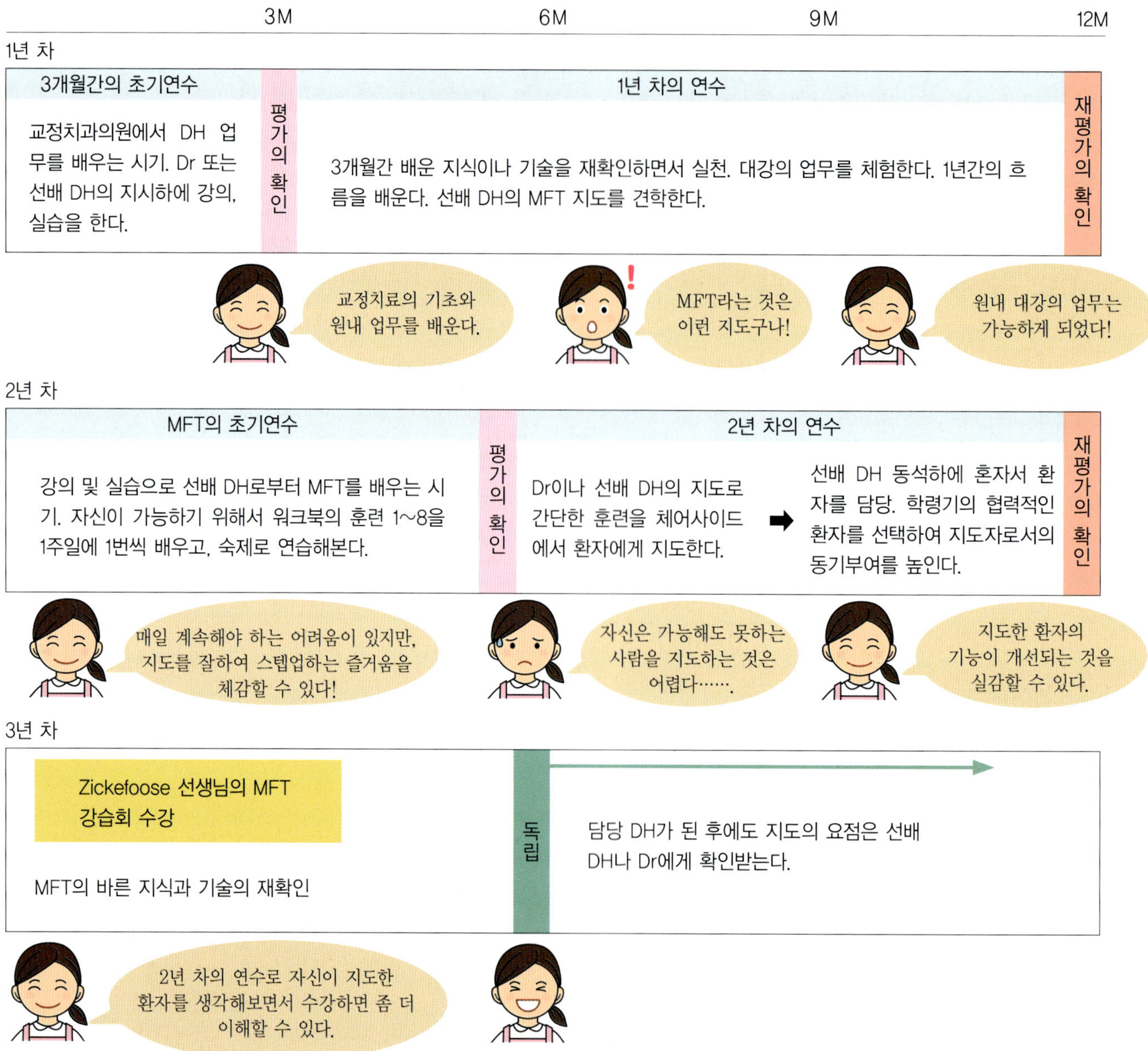

그림 19-3. 오노 교정 클리닉 스태프가 받는 교육 시스템. MFT 지도자가 되기 위해 천천히 배우는 코스.

2년 차 이후는 희망하는 사람들을 모아 실제 지도에 필요한 검사와 훈련 방법을 중심으로 교육하고, 임상에서 베테랑의 치과위생사와 팀을 이루어 MFT 지도를 경험합니다(그림 19-4).

학회나 강습회에서 배우다

2000년 발족한 일본 구강근기능요법연구회는 2013년에 학회로 승격되었습니다. 이 학회는 MFT에 관심이 있는 치과 의사나 치과위생사가 참가하여, 지식이나 기술의 향상을 도모하는 장이 되고 있습니다. 예년 도내에서 개최되어 학술대회 참가자의 70~80%는 치과위생사입니다. 매년 참가인원은 증가세로 2015년 10월에 열린 학술대회에는 치과 의사, 치과위생사, 그 외 직종을 합쳐 520여 명이 참가하였습니다.

학술대회는 교육강연, 특강, 심포지엄, 일반 구연, 포스터 발표 등 다채로운 내용으로 구성되어 있습니다. 점심시간에 개최되는 라운드테이블 디스커션에서는 임상적으로 의문점이 있었던 문제를 제안하여 각 테이블에서 활발한 의견교환을 합니다(그림 19-5). 10명 정도의 소수 인원으로 행해지기 때문에 다른 치과에서 일하는 치과위생사와 직접 의견교환이 가능하기 때문에 매우 자극적이고 활기찬 연수의 장이 되고 있습니다.

또 일본교정치과학회나 일본소아치과학회, 그 외의 학술대회에서도 스태프 프로그램으로 MFT가 기획되어 구연 발표나 포스터 발표가 많아지고 있습니다.

MFT의 바른 지식과 기술을 배우기 위해서는 강습회를 수강할 것을 권합니다. 미국의 근기능요법사인 Zickefoose 선생님에 의한 MFT 강습회는 일본 구강근기능요법학회의 학회장인 야마구치 히데하루 선생님, 전 회장인 오노 토시히데 선생님이 어드바이저로 협력하고 있는 강습회입니다. 기초지식뿐만이 아니라 훈련의 실습이 있어 실천에 도움이 되는 강습회입니다.

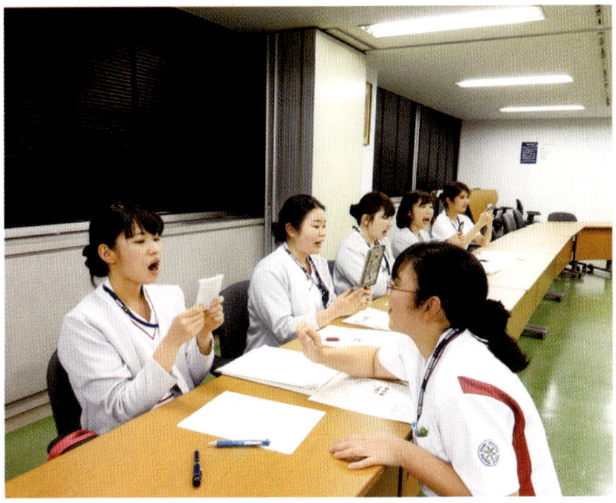

그림 19-4. 쇼와대학 치과병원의 원내 교육 모습.

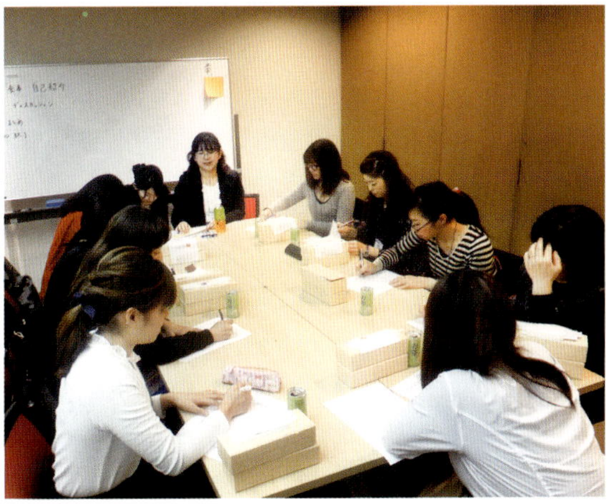

그림 19-5. 학술대회, 라운드테이블 디스커션의 모습.

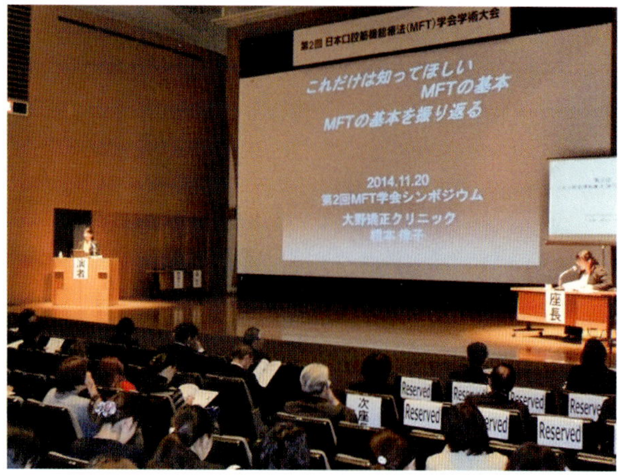

그림 19-6. 학술대회, 심포지엄의 모습.

이러한 학회나 강습회에 참가하는 것은 MFT의 자기 연수의 장으로서 의미가 있고, 타 의원의 정보를 얻을 수 있는 좋은 기회도 될 것입니다(그림 19-6).

♣

치과위생사 업무의 하나로서 MFT에 대한 요구가 커지고 있습니다. 우선은 MFT에 흥미를 가지고 환자들과 접할 때 다양한 각도에서 구강기능, 구강주위근을 관찰해보기 바랍니다. 이 장이 MFT를 배우는 계기가 되었으면 하는 바람입니다.

MFT를 배우는 사람들에게 자주 듣는 질문에 나는 이렇게 대답합니다.

오노 토시히데(Ohno Toshihide)
가나가와현, 오노 교정 클리닉
치과 의사

하시모토 리츠코(Hashimoto Ritsuko)
가나가와현, 오노 교정 클리닉
치과위생사

Q&A

Q 환자나 보호자의 협력을 얻어서 MFT를 성공으로 이끌기 위해서는 어떻게 하는 것이 좋습니까?

A

치과 의사에 의한 진단 및 사전 설명, 담당 치과위생사의 동기부여는 MFT 성공을 좌우한다고 해도 과언이 아닙니다. MFT를 도입한 치과의원 중에는 치과 의사는 거의 관여하지 않고 "MFT는 치과위생사에게 맡긴다"는 경우도 적지 않습니다만, 지도개시 시 치과 의사의 진단과 환자나 보호자에 대한 설명은 매우 중요합니다.

지도개시 전의 상담에서 '무엇을 위해 MFT를 하는 것인가', '어떤 것을 목표로 하는가', 그 결과 '어떤 일을 기대할 수 있는가' 등을 설명하고, 잘 이해하게 하는 것이 필요합니다. 그리고 환자의 노력뿐만 아니라 가정에서 보호자의 협력이 얻어진다면 좋은 결과를 기대할 수 있다는 것을 말하고 싶습니다.

지도자는 담당제가 좋은 것 같습니다. 다년간의 구강 위생 지도와 마찬가지로 항상 똑같은 치과위생사가 담당함으로써 지도 중의 기능적·형태적 변화를 알아내기 쉽고, 환자와의 신뢰 관계도 쌓아 올릴 수 있어 지도가 순조롭게 진행되기 때문입니다.

지도 중에 환자가 의욕을 잃을 수 있습니다만, 보호자가 열심히 지도하고 협력적이면 좋은 결과를 얻을 수도 있습니다. 지도자는 환자와 보호자의 생활환경이나 성격을 고려하여 지도를 계속하기 위한 지원이나 연구를 해야 합니다.

(149쪽 참조).

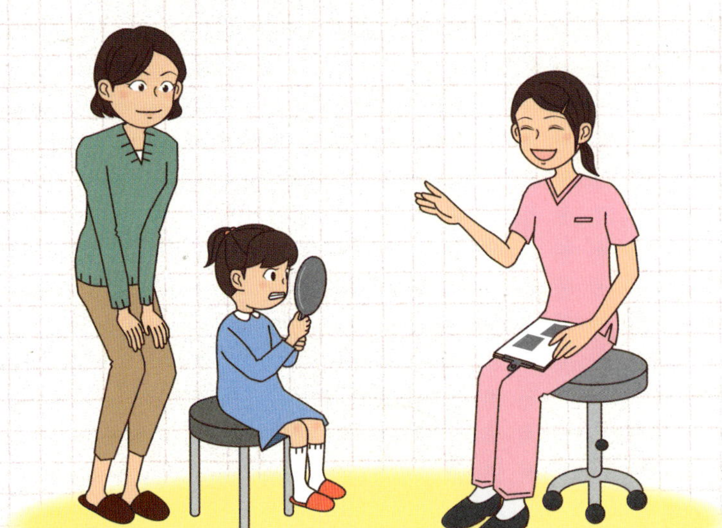

Q&A

MFT 개시를 위한 상담을 할 때에는 어떤 설명을 해야 할까요?

MFT가 필요한 환자의 공통점은 기능적으로 부조화를 만들고 있는 혀나 구강주위근 등 구강 환경의 조화를 이루기 위한 '기능훈련'이 필요하다는 것입니다.

그러나 그 환자에게 MFT가 '구강기능의 육성이나 회복'을 위한 것인지, '발음개선'을 위한 것인지, 또는 '교정치료를 순조롭게 진행하고 재발을 방지'하기 위한 것인지, '보철물의 안정유지'를 위한 것인지 등 지도의 목적에 따라 상담할 때 설명하는 방법도 달라야 할 것입니다.

저작·연하·발음·호흡 등 기능 시에 혀나 입술이 올바르게 기능하여 환자의 문제를 해결하기 위해서 MFT가 필요하다는 것을 이 책을 참고로 설명하면 좋을 것 같습니다. 환자나 보호자의 이해를 높이기 위해서는 상담할 때에 성공 증례의 사진이나 동영상을 보여주는 것이 유효합니다. 그 결과, 환자와 보호자의 동기부여가 높아져 협력을 얻기가 수월합니다.

구강안면근기능장애는 어떻게 진단하나요?

교정치과에서는 자료를 기초로 치과 의사가 기능과 형태를 진단합니다. 교정치료의 자료(구강 내 사진, 스터디 모델, 두부 X선규격사진, 파노라마 X선사진) 외에 문진표를 이용해 구강근기능의 상태를 조사합니다. 또한 저작·연하·발음·호흡 등 기능 시의 '움직임'을 녹화한 후에 관찰하고 자료를 분석하여 종합적으로 진단합니다(119쪽 참조).

이러한 자료채득이 곤란한 경우에도 동영상의 기록은 필요합니다. 동영상은 정지화면보다 임팩트가 있어 알아채기 어려운 혀나 입술의 움직임을 지적하거나, 환자나 보호자가 객관적으로 볼 수 있습니다. 또한 기능 시 구강주위근의 동영상은 진단·평가·동기부여 등의 수단으로 사용할 수도 있습니다.

체어사이드에서 할 수 있는 간단한 체크 방법으로는 술자가 환자의 아랫입술을 눌러 내리면서 연하 시 혀의 움직임을 확인할 수 있습니다. 또한 일상 상태에서는 구강안면근기능의 징조 체크리스트(21쪽 참조)를 활용하여 환자와 함께 확인하는 것도 좋습니다.

아이들의 혀 내미는 습관이나 저위설 등의 구강 습관을 놔두면 어떤 영향이 있습니까?

구강 습관을 방치하면 부정교합이라는 형태적인 문제뿐 아니라 결과적으로 씹고, 삼키고, 말하고, 호흡하는 구강기능 전반에 영향을 미치는 경우가 있습니다.

'기능과 형태'는 '원인과 결과'이며 서로 영향을 주고받기 때문입니다. 유치열기나 혼합치열기의 단계에서 손가락 빨기나 혀 내미는 습관 등 구강 습관을 없애면 그 영향이 최소한으로 줄어드는 것을 기대할 수 있습니다. 구강 습관의 조기 접근은 구강기능이 형태의 성장발육에 악영향을 미치는 사이클을 끊어 정상적인 방향으로 되돌리는 것이 가능해집니다.

몇 달간 훈련하여 혀 및 구강주위근육은 강화되더라도 일상에서 혀와 입술의 자세위는 개선되지 않습니다.

MFT 개시 전에 이비인후과 질환의 유무를 확인했습니까? 환자에 따라서는 계절성 코 질환이 있는 경우가 흔하므로 확인해볼 필요가 있습니다.

비호흡이 안 되면 혀를 내리고 입을 벌린 채로 구호흡을 할 수밖에 없습니다(저위설). 알레르기비염이나 편도비대 등 이비인후과 질환이 있는 경우는 이비인후과 의사와의 협진이 필수적입니다.

또한 현저한 상악 전돌, 상·하악 전돌 등 전치가 전돌되어 있으면 형태적으로 구순폐쇄가 어려워지고, 습관적으로 구호흡을 하게 되는 경우가 있습니다. 이러한 부정교합이 원인인 구순폐쇄부전에서는 입술을 쉽게 다물기 위해서 교정치료에 의한 전치를 후퇴시키는 형태 개선이 필요합니다.

정상인으로 위와 같은 문제가 없고 일상생활에서 혀나 구순의 자세위가 습관이 되지 않는 경우에는 구강기능을 평가한 후에 습관화를 목적으로 한 훈련을 계속합니다.

안정 시의 혀나 입술의 자세위는 본인의 동기부여에 의해서 크게 좌우됩니다. 지도자는 환자의 동기부여를 유지할 수 있도록 연구를 계속해야 합니다.

Q&A

Q

A

신체의 자세와 구강 습관과의 관계에 대해서 가르쳐주세요.

바른 자세의 머리 부분은 목의 근육으로 전후좌우의 균형을 유지하고 있습니다. 구호흡이나 저위설인 사람은 하악을 앞으로 내밀고, 머리가 앞으로 기울어진 경우가 많고, 신체의 균형이 좋지 않은 경우가 많습니다.

안정된 자세는 먹는 기능, 구음 기능이나 학습 또는 비호흡 획득을 위해 필요한 요소이기 때문입니다. 훈련 중에는 물론 일상생활에서도 바른 신체 자세를 가지도록 지도합니다.

Zickefoose 선생님에 의하면, 미국에서는 환자의 신체 자세를 고칠 때에는 이학요법사에게 맡긴다고 합니다. 일본에서 치과 의사들이 지도할 때 제안할 수 있는 것은 어떤 것이 있을까요?

일상생활에서 주의해야 할 것은 다음과 같습니다.

적절한 높이의 식탁, 발이 바닥에 닿을 수 있는 높이의 의자를 준비한다.	➡	너무 높은 의자로 인해 다리가 떠 있으면 자세가 안정되지 않아 바른 연하와 저작을 하기 어렵다.
TV를 보면서 식사하지 않도록 한다.	➡	정면에 TV가 있으면 그 방향으로 얼굴을 돌려서 씹기 때문에 편저작을 하기 쉽다. '하면서 먹는' 것은 식사에 집중할 수 없고 잘 씹지 않게 된다.
성장에 따른 공부 책상 높이를 선택한다.	➡	낮은 책상은 자세를 앞으로 기울게 한다.
턱을 괴거나 수면 습관에 주의한다.	➡	하악의 편위, 턱변형증의 원인이 된다.
게임이나 스마트폰 이용 시 주의한다.	➡	게임이나 스마트폰을 이용할 때 자세가 앞으로 기울어지기 쉽다.

그 밖에도 일상생활에서 좋은 자세를 유지하기 위해서는 주의가 필요합니다. 환자에게 설명하여 바른 자세를 유지하게 합시다.

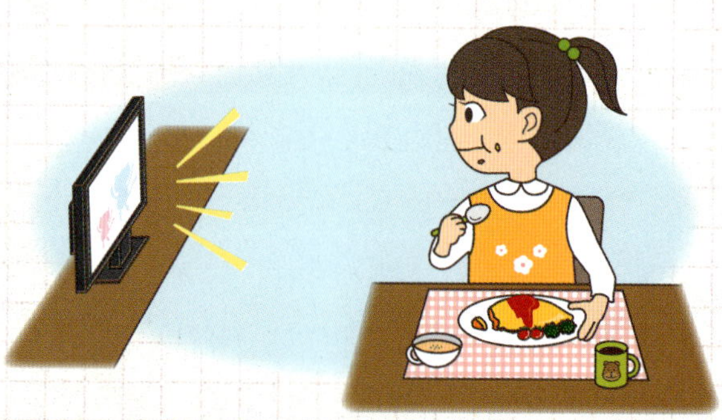

지도 환경을 정비하고 싶지만, 어떤 배려가 필요할까요?

지도는 치과용 유닛 체어가 없어도 작은 공간에 책상과 의자가 2개 있다면 실시할 수 있습니다.

칸막이가 없는 진료실 같은 곳에서는 칸막이를 만드는 것도 좋을 것입니다. 다만 동영상 촬영이나 음성 녹음을 할 때는 가능한 잡음이 없는 상담실 등 개인실이 이상적입니다.

동영상 촬영을 위한 비디오는 의원 측에서 준비합니다. 최근에는 녹화·재생 기능이 있는 태블릿 컴퓨터 등을 사용해 녹화할 수 있게 되어, 공간을 갖추지 않아도 움직일 수 있어 편리합니다.

지도내용의 녹음은 가정에서 사용하기 때문에 보이스레코더를 지참하거나 환자 또는 지도자의 스마트폰의 녹음기능을 이용합니다.

원장의 협력이나 지도자의 실력 향상과 같은 원내의 MFT에 대한 이해나 환경조성 등이 모두 꼭 필요합니다.

MFT의 훈련에는 많은 종류가 있겠지만, 구체적으로 어떤 것들이 있습니까?

50가지 이상의 훈련들이 있는데, 목적별로 크게 나누면 혀의 컨트롤, 거상하는 힘, 혀 측방부의 컨트롤, 저작·연하 방법, 저작근의 힘, 구륜근의 힘, 습관화 등이 있습니다. 그중에서 대표적인 훈련을 소개합니다.

- 스팟 포지션: 스팟의 위치를 정확히 기억하기 위한 훈련. 스틱을 스팟에 대고 다음에는 스틱을 빼고 설첨을 스팟에 붙인다. 이때 설첨을 둥글게 하지 않고 고정할 수 있게 한다.
- 포핑: 혀를 거상하는 근육을 붙이는 운동. 설첨을 스팟에 대고 혀 전체를 구개에 빨아올리고 입을 크게 벌려 설소대를 가능한 한 늘려 '딱' 하고 소리를 낸다.
- 바이트: 저작근 훈련. 뺨(교근 부근)에 손가락을 올려 두고 강하게 씹어 교근의 긴장을 확인한다. 측두근 전복 및 측두근 후복의 긴장을 확인한다.
- 슬러프 스왈로: 연하 훈련. 설첨을 스팟에 붙이고 상악 견치 후방에 빨대를 두어 교합시켜서 한다. 구각 부근에서 스프레이로 물을 주입하고, 물을 단숨에 들이마신다. 좌우 교대로 반복한다.

Q&A

대표적인 훈련

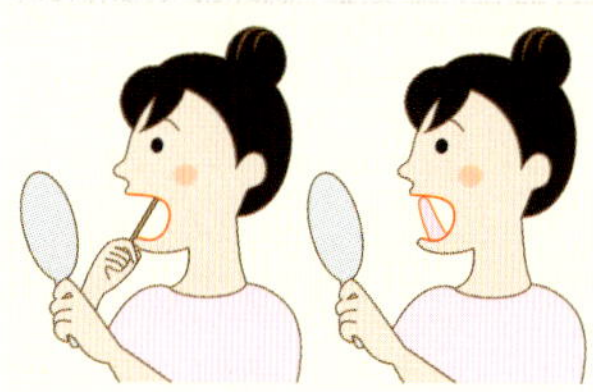
스팟 포지션

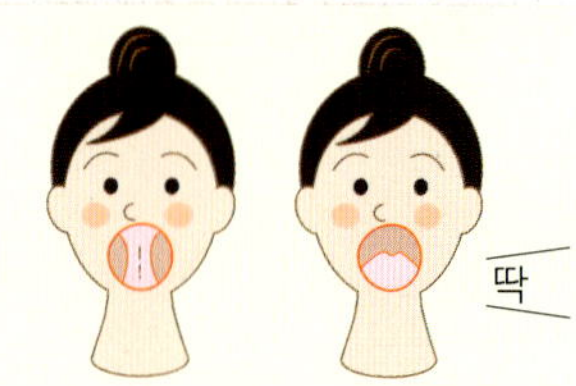

포핑

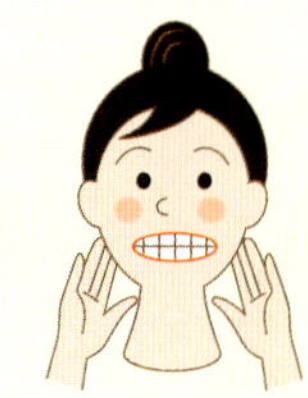
바이트

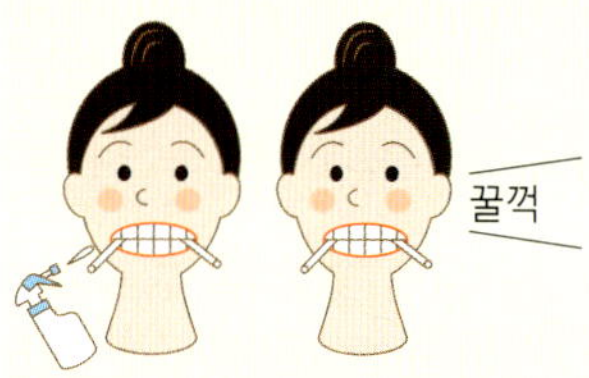

슬러프 스왈로

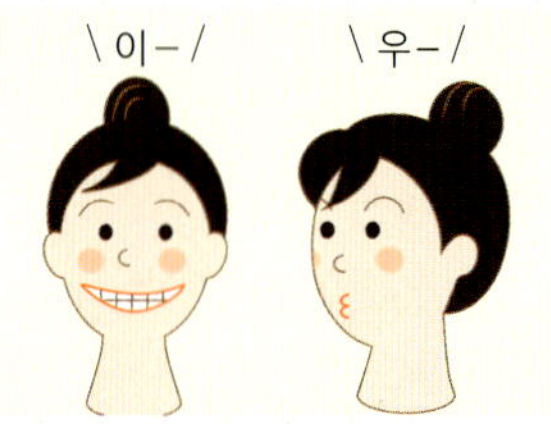

이-, 우-

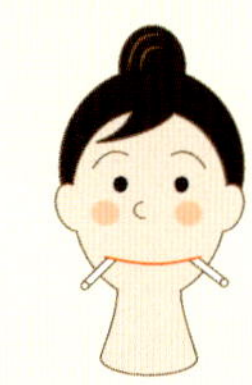
포스처

- 이-, 우-: 구순 훈련. 입을 가능한 한 옆으로 벌리고 '이-', 입을 가능한 한 조여서 '우-' 한다.
- 포스처: 안정 시 혀의 자세위를 기억하는 훈련. 설첨을 스팟에 붙이고 상악 견치 후방에 빨대를 두어 교합하고 입술을 다문다.

훈련 방법이나 횟수, 자세한 프로그램은 "MFT입문", "MFT임상"(와카바 출판)을 참고해주세요.

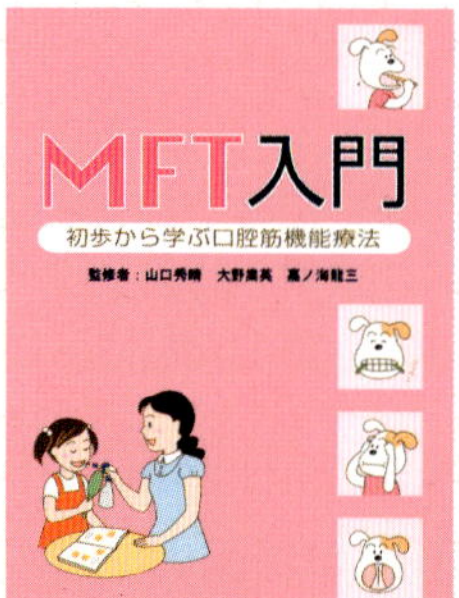

▲ "MFT입문"(와카바 출판)

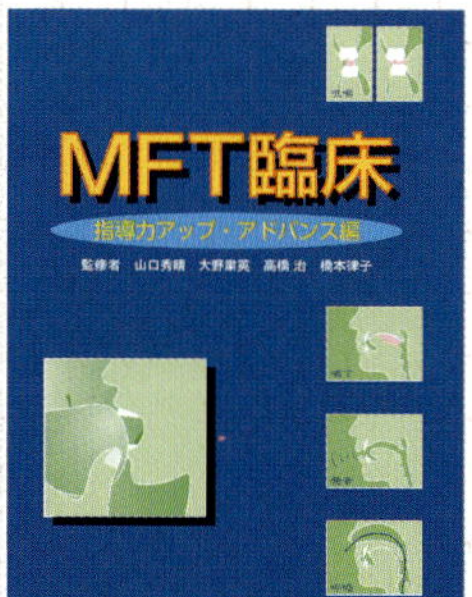

▲ "MFT임상"(와카바 출판)

하악 전돌 환자의 저위설이 좀처럼 개선되지 않습니다.

저위설은 하악 전돌 증례에 크게 관여하고 있습니다. 많은 하악 전돌 환자들은 하악 하연 경사도가 급한 하이앵글인 경우로서 형태적인 영향으로 혀가 저위에 있습니다.

성인의 하악 전돌 증례에서는 저위설 때문에 하악 치열의 폭과 길이가 커져 있습니다. 반면, 혀가 거상되지 않기 때문에 상악 치열은 좁아지고 결과적으로 교차교합이 되기 쉬운 경향이 있습니다.

이러한 환경에서 MFT만으로는 저위설의 개선이 어려울 것입니다.

교정치과에서는 하악 전돌의 형태개선과 함께 MFT를 지도하여 저위설 개선을 도모하지만, 습관화는 좀처럼 어렵습니다.

또한 구강외과에서는 현저한 하악 전돌(악변형증)의 외과적 교정치료 시에는 수술 전부터 바른 혀 위치의 획득과 수술 후의 안정을 위해 MFT를 활용하고 있습니다. MFT는 수술에 의한 악위의 극적인 형태 변화에 기능이 적응하기 위한 중요한 훈련입니다.

학령기의 손가락 빨기로 상악 치열이 현저하게 협착되어 구개에 혀가 들어가지 않습니다.

상악 치열이 협착된 원인인 손가락 빨기를 그만하는 것이 우선입니다.

보통 손가락 빨기를 그만둔 후 구강근주위근의 부조화를 개선하기 위해 MFT를 개시합니다. 협착된 치열에 의해 바른 훈련을 할 수 없는 경우는 상악 치열을 확대한 후 MFT를 개시하는 경우도 있습니다.

MFT로 기능개선을 한 후에 교정치료에 의한 형태개선을 하거나 동시에 진행하는 것이 일반적이지만, 현저한 형태 이상이 있는 경우에는 교정치료를 우선시하는 경우도 있습니다.

Q&A

Q 웃었을 때 구각 높이의 좌우 차나 잇몸이 보이는 것을 개선하기 위해 입술 훈련이 유효한가요?

A

좌우의 구각 높이가 다르고 좌우 비대칭인 경우, 립 훈련에 의해 구륜근의 좌우 균형을 좋게 함으로써 대칭적인 스마일라인을 확보하는 것이 가능합니다(135쪽 참조).

또 웃었을 때에 상악의 잇몸이 많이 보이는 상태를 거미스마일이라고 합니다. 구륜근을 단련하고 스스로 입을 벌리는 방법을 컨트롤할 수 있게 되면 예쁜 스마일라인을 만들 수 있게 됩니다. 거미스마일은 형태적 원인에 의한 것이므로, 아무 생각 없이 크게 웃을 때 잇몸이 보일지도 모르지만 립 훈련과 본인이 조심하는 것으로 달라질 것입니다.

Q 워크북을 사용한 프로그램이 종료된 후에 어떻게 관리하면 좋을까요?

A

교정치료와 MFT를 병용하는 경우, 언제까지 MFT를 관리할지는 보정기간 종료까지로 생각해도 좋을 것 같습니다. 그동안 훈련을 계속하는 것이 아니라 프로그램 종료 후에는 매일 무리 없이 가정에서 계속할 수 있는 훈련을 선택합니다.

예를 들어, 저위설의 환자에게는 오픈 앤 클로즈, 구순폐쇄부전의 환자에게는 입술 훈련 등 환자에게 맞는 훈련을 선택하여 정기적으로 구강기능 상태를 관찰합니다. 필요에 따라 습관화를 촉진하는 훈련을 추가하면서 몇 개월에 1번씩 정기 관찰을 합니다.

혀 내미는 습관이 있는 환자의 보호자가 혀 짧은 소리의 발음을 걱정하고 있습니다.

혀 내미는 습관으로 인하여 전치가 개교되면 혀를 전방으로 내밀어 혀 짧은 발음 '치간화구음'이 되기 쉽습니다. 이것은 저위설과 혀 돌출, 전치부의 개교라는 구강 내 환경이 영향을 미치기 때문입니다. 이 때문에 MFT에 의해 혀의 자세위가 개선되면 연하 시와 발음 시에 상하 전치 간에 혀가 돌출하지 않게 되고, 혼합치열기의 치성 개교증상이 개선됨으로써 혀 짧은 발음이 개선되기도 합니다.

MFT는 발음개선 훈련은 아니지만, 혀와 입술의 근육 강화와 부드러운 움직임으로 인해 발음개선에 도움이 되는 것은 확실합니다. 혀 내미는 습관의 환자는 치과에서 MFT로 구강주위근의 부조화가 개선된 후에도 발음이 신경 쓰이는 경우에는 언어청각사의 도움이 필요합니다(55쪽 참조).

해빗 브레이커를 사용하는 경우, 어느 시기에 사용하는 것이 좋을까요?

소아치과 및 교정치과에서는 혀 내미는 습관의 환자가 가철식 또는 고정식 해빗 브레이커(habit breaker : 혀 돌출 방지의 펜스가 붙어 있는 장치)를 이용하는 경우가 많은 것 같습니다. 이전에 필자도 MFT를 지도하지 않고 해빗 브레이커를 장착하여 혀 내미는 습관에 의한 혀의 압력에 의해, 치열이 전체적으로 밀려나와 전돌이 되어버린 쓰라린 경험이 있습니다.

Zickefoose 선생님은 해빗 브레이커를 사용하는 경우, MFT로 혀의 자세위 및 연하 기능을 개선한 후 장착하는 것을 권유합니다. 비유하자면, '날뛰는 말을 울타리 안에 가둔다'는 것이 아니라 '교육을 하여 있을 곳을 알려준다'는 겁니다. MFT를 혀의 자세위나 연하 기능을 습관화할 목적으로 사용하는 것이 권장되고 있습니다.

해빗 브레이커를 장착하면 말하기 어렵다는 등의 이유로 학교에서 장착을 꺼리는 아이들이 많지만, 혀 위치의 습관화가 목적이라면 귀가 후부터 취침 중에 가철식 해빗 브레이커를 장착하는 것도 하나의 방법입니다.

혀 내미는 습관이 있는 환자에게 MFT를 지도하지 않고, 해빗 브레이커를 병용하여 교정치료로 부정교합이 개선된다 해도 원인이 된 혀 내미는 습관이 제거되지 않는다면 재발 위험이 높아집니다.

Q&A

Q 학령기가 되어도 손가락 빠는 습관을 멈추지 않는 어린이의 지도방법을 알려주세요.

A

건강상태가 좋고 정신발달과 생활환경에 문제가 없으며 본인과 가족의 협력을 얻을 수 있다면, 유아기의 손가락 빨기와 같은 지도방법으로 좋을 것입니다(89쪽 참조).

하지만 일상적으로 '친구들과 잘 어울리지 못한다', '학교에 적응을 잘 하지 못한다', '가정환경에 걱정스러운 점이 있다', '손톱 깨물기나 탈모와 같은 자기상해 습관이 있다' 등 정신·환경·건강에 문제가 되는 경우에는 손가락 빠는 습관을 없애는 훈련을 하기 전에 보호자와 이야기를 할 필요가 있습니다.

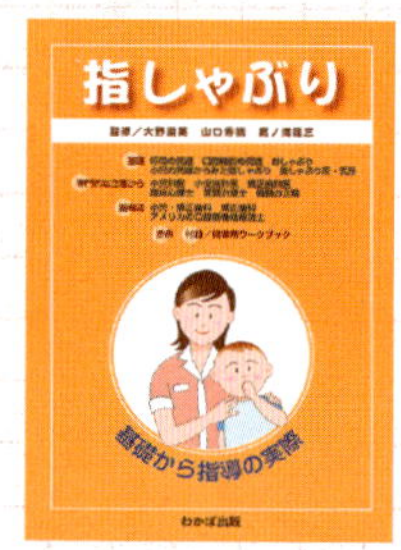

▲ "손가락 빨기–기초부터 지도의 실제"(와카바 출판)

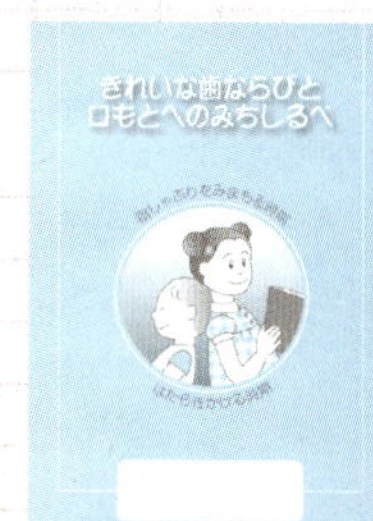
▲ 워크북 "예쁜 치열과 입을 갖는 방법"(와카바 출판)

손가락 빠는 습관이 좋지 않으니까 무리해서 그만두게 하는 것이 아니라, 생활환경을 체크하고 배경에 있는 불안요소를 제거하는 것이 중요합니다.

치과위생사가 손가락 빠는 습관의 지도를 하는 경우는 "손가락 빨기–기초부터 지도의 실제"(와카바 출판) 등으로 기초지식을 배울 것을 권합니다.

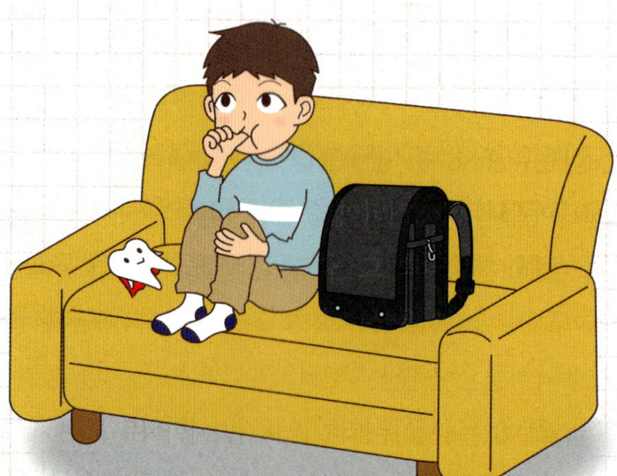

어린이의 먹는 방법을 신경 쓰고 있는 보호자에게 어떤 조언을 하는 것이 좋을까요?

'짭짭' 소리를 내며 먹거나, 많이 흘리면서 먹는 것을 보호자가 신경 쓰는 경우가 많습니다. 그 외에 '좋지 않은 식사습관'으로는 거의 씹지 않고 통째로 삼키거나, 먹는 것이 너무 빠르거나 너무 늦거나, 입에 한가득 넣는 것 등이 있습니다. 이러한 식사습관으로는 먹는 기능이 바르게 작용하지 않는다는 것을 알려주면 좋겠습니다.

씹지 않고 삼키는 어린이는 구치로 저작하지 않는 경우가 많습니다.

또한 편식이 많은 아이들 중에는 일정한 음식의 형태를 싫어하기도 하지만, 이것은 음식을 잘 씹어 삼킬 수 없는 것이 원인인 경우도 적지 않습니다(예를 들면, 곤약이나 버섯류, 해초류 등을 어금니로 잘 으깨는 것을 할 수 없고, 혀로 보낼 수 없기 때문인 경우가 있습니다).

이러한 아이들은 아래와 같이 먹는 기능이 올바르게 작용할 수 있으면, '좋지 않은 식사습관'이 해결될 것입니다.

- 먹을 때 한입의 양을 전치로 깨물어 베어낸다.
- 저작 시에 입술을 다물고 구치부로 씹어 으깬다.
- 연하 시에 구치를 교합하고 혀를 거상하여 삼킨다.

MFT로 혀나 구순 등 구강주위근의 기초적인 훈련과 함께 저작·연하 훈련을 하면 먹는 기능을 바르게 할 수 있습니다(23쪽 참조).

다만, 우식이나 치아 교체기 또는 부정교합에 의해 저작하기 어려운 경우도 있으므로 상황을 주의 깊게 관찰해야 합니다.

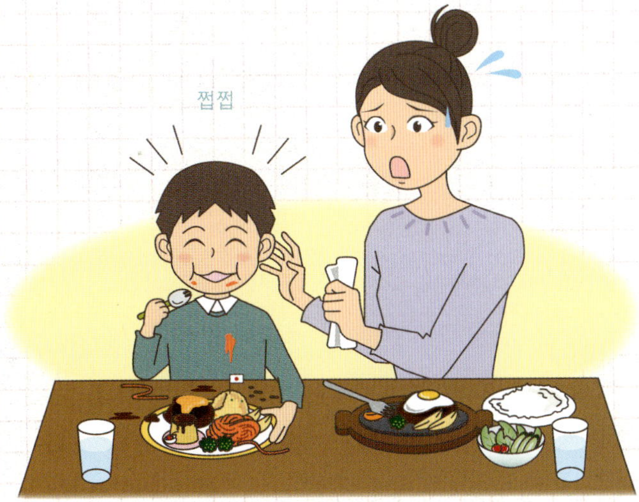

참고문헌

1) 向井美恵, 他；口腔機能への気づきと支援、ライフステージごとの機能を守り育てる. 医歯薬出版, 東京, 2014.
2) 山口秀晴, 大野粛英, 嘉ノ海龍三（監修）：MFT入門　初歩から学ぶ口腔筋機能療法. わかば出版, 東京, 2007.
3) 大野粛英, 大野由希粛：形態から機能へのパラダイムシフト. 日本歯科評論, 東京, 73(9)：2013.
4) 大島伸一：転換期での歯科医療　専門職能団体の役割・使命. 日本歯科医師会雑誌, 65(1)：26-33, 2013.
5) 柳川忠廣：国民への広報作戦. 日本歯科医師会雑誌, 65(1)：52-56, 2013.
6) Zickefoose, W. E.: Technique of Orofacial Myofunctional Therapy-Basic Course Manual. OMT Material, 2002.
7) 大野粛英, 山口史絵, 橋本律子, 他：口腔習癖への対応　口腔筋機能療法を中心に. 日本歯科評論, 790：84-90, 2008.
8) 大野粛英, 橋本律子, 他：MFTの視点と考え方. デンタルハイジーン, 30(2)：136-143, 2010.
9) 橋本律子：MFT(筋機能療法)を取り入れた矯正治療　歯科衛生士によるMFTの実際. 東京矯歯誌, 20(1)：46-55, 2010.
10) 山口秀晴, 大野粛英, 高橋 治, 橋本律子, 他：MFT臨床　指導力アップ・アドバンス編, わかば出版, 東京, 2012.
11) 橋本律子, 土屋さやか, 花田三典：MFTで治療効果アップ　MFTを始めるための基礎知識. 日本歯科評論, 851：41-48, 2013.
12) 高橋 治, 高橋未哉子：口腔筋機能療法 MFTの実際 上巻 MFTの基礎と臨床例. クインテッセンス出版, 東京, 2012.
13) 高橋未哉子, 高橋 治：口腔筋機能療法 MFTの実際 下巻 口腔機能の診査とレッスンの進め方. クインテッセンス出版, 東京, 2012.
14) 高橋未哉子, 高橋 治：したのくせ　MFT(口腔筋機能療法)ワークブック. クインテッセンス出版, 東京, 2012.
15) T.Kitahara: 姿勢反射の発達. Brain and Nerve, 29:10, 1029-1044, 1977.
16) Y.Ishiwata: Human jaw-tongue reflex as revealed by intraoral surface recording. Journal of Oral Rehabilitation, 24(11): 857-862, 1997.
17) Morimoto, T. et al.: Reflex activation of extrinsic tongue muscles by jaw closing muscle proprioceptors. Jpn. J. Physiol. 29: 461-471,1978.
18) 石渡靖夫：下顎舌反射誘発に関する側頭筋の固有受容器. 口病誌, 55: 460-470, 1988.
19) William R. Proffit, 高田健治：プロフィトの現代歯科矯正学. クインテッセンス出版, 東京, 2004.
20) S.Takahashi: Effect of changes in the breathing mode and body position on tongue pressure with respiratory-related oscillations. American Journal of Orthodontics and Dentofacial Orthopedics. 115: 239-246, 1999.
21) Takahashi, S. et al.: Modulation of masticatory muscle activity by tongue position. Angle Orthod, 75: 35-39, 2004.
22) Ogawa, T. et al.: Enhanced stretch reflex excitability of the soleus muscle in experienced swimmers. Eur J Appl. Physiol, 105: 199-205, 2009.
23) 宇野 彰(編)：ことばとこころの発達と障害. 永井書店, 大阪, 2007：142-151.
24) 阿部雅子：構音障害の臨床－基礎知識と実践マニュアル－改訂第2版. 金原出版, 東京, 2008.
25) 能登谷晶子(編)：ことばの障害と相談室. エスコアール, 千葉, 2012.
26) 加藤正子, 竹下圭子, 大伴 潔(編)：特別支援教育における構音障害のある子どもの理解と支援. 学苑社, 東京, 2012.
27) 奥 猛志, 他(編)：DHstyle増刊号　子どものお口のスペシャリストになろう. 94-97, 2012.
28) 大久保文雄(編)：こどもの口唇裂・口蓋裂の治療とケア. メディカ出版, 大阪, 2014：44-58..
29) 日本口腔筋機能療法(編)：やさしくわかるMFT. わかば出版, 東京, 2014.
30) 今井一彰：免疫を高めて病気を治す口の体操「あいうべ」. マキノ出版, 東京, 2008.
31) 大野粛英, 吉田康子, 他：マイオファンクショナル・セラピーの臨床. 日本歯科出版, 東京, 1986.
32) 三輪康子, 大野粛英, 他：ゆびしゃぶりやめられるかな. わかば出版, 東京, 1989.
33) 大野粛英, 山口秀晴, 嘉ノ海龍三(監修)：指しゃぶり. わかば出版, 東京, 2004.
34) 上田 実：別冊 医学のあゆみ　知っておきたい口腔からみた全身疾患の知識. 医歯薬出版, 東京, 1999.
35) 大野粛英, 山口秀晴(監修)：Mr.&Mrs.Zickefoose MFTコース　Q&A口腔筋機能療法. ミツバオーソサプライ, 東京, 2000：11-13.
36) 森下 格：障がい者の矯正歯科治療　障害別治療目標の設定と治療対応. 東京臨床出版, 大阪, 2009.
37) 石野由美子, 山下夕香里：舌小帯短縮症の重症度と機能障害について　舌の随意運動機能, 構音機能, 摂食機能についての定量的評価の試み. 日本口腔科学会誌, 50：26-34, 2001.
38) 河井 聡：一般歯科診療におけるMFTの実際①　歯周治療へのMFTの応用. 日本歯科評論, 73(9)：2013.
39) 河井 聡：MFTの重要性を実感した開咬症例. 歯界展望, 115(3)：507-514, 2010.
40) 石野由美子：愛され笑顔をつくる口元エクササイズ「若返り！モデルスマイル塾」. 小学館, 東京, 2007.
41) 石野由美子：表情筋訓練を取り入れたMFT　モデルスマイルエクササイズ. 東北矯正歯科学会誌, 18：31-33, 2010.
42) 石野由美子：歯科臨床におけるMFTの活用　口腔機能と表情の変化. MFT研究会会誌, 1：21-23, 2012.
43) 石野由美子：口腔リハビリテーションとしてのMFTの活用　表情筋訓練を取り入れた取り組み. 第71回日本矯正歯科学会大会「スタッフ&ドクターシンポジウム」, 松本, 2013.
44) 青木仁志：一生続ける技術. アチーブメント出版, 東京, 2011.
45) 全国歯科衛生士教育協議会(監修)：咀嚼障害・咬合異常2 歯科矯正. 医歯薬出版, 東京, 2011.
46) 葛西一貴, 新井一仁, 須田直人, 三浦廣行(編)：矯正歯科学. クインテッセンス出版, 東京, 2015.
47) 高津茂樹, 植木清直, 大野粛英, 橋本佳潤：スタッフが変わる本 第2巻. クインテッセンス出版, 東京, 1999.
48) 大野粛英, 岡田順子, 橋本律子, 入江牧子：舌のトレーニング. わかば出版, 東京, 1998.